中华传统医学

刘宝厚

诊治肾脏病经验

LIU BAOHOU ZHENZHI SHENZANGBING JINGYAN

【刘宝厚 编著】

甘肃科学技术出版社

图书在版编目(CIP)数据

刘宝厚诊治肾脏病经验 / 刘宝厚编著. -- 兰州 : 甘肃
科学技术出版社, 2008.10 (2021.8重印)
ISBN 978-7-5424-1233-1

Ⅰ.①刘… Ⅱ.①刘… Ⅲ.①肾病(中医)－中医学临床－经
验－中国－现代 Ⅳ.①R256.5

中国版本图书馆CIP数据核字(2008)第162244号

刘宝厚诊治肾脏病经验

刘宝厚　编著

责任编辑　陈学祥
封面设计　陈妮娜

出　　版　甘肃科学技术出版社
社　　址　兰州市读者大道568号　730030
网　　址　www.gskejipress.com
电　　话　0931-8125103(编辑部)　0931-8773237(发行部)
京东官方旗舰店　https://mall.jd.com/index-655807.html

发　　行　甘肃科学技术出版社　　印　　刷　三河市华东印刷有限公司
开　　本　850毫米×1168毫米 1/32　印　张　11.625 插　页 2 字　数 291千
版　　次　2008年10月第1版
印　　次　2021年8月第2次印刷
印　　数　2001~2750
书　　号　ISBN 978-7-5424-1233-1　定　价　68.00元

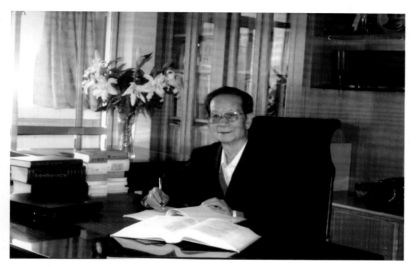

作者近照

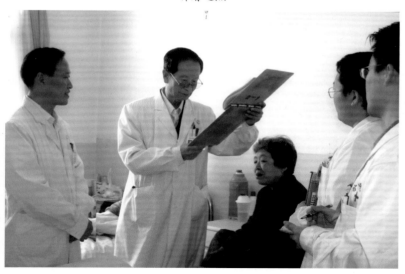

甘肃中医学院附属医院肾病中心查房照

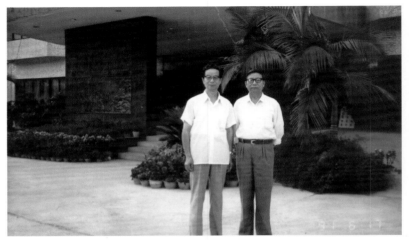

1991年与中国中医研究院教授、全国著名中医肾病专家时振声教授合影于广州

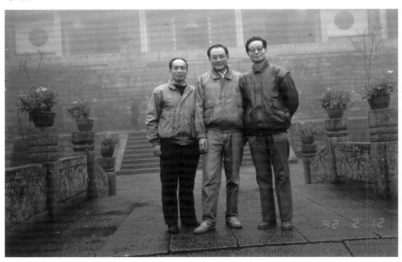

1992年与中山医科大学第一附院肾内科教授、著名肾脏病专家叶任高、许乃贵合影于成都

刘宝厚教授

大医精诚

黄罴斌

序

　　肾脏疾病是21世纪全人类面临的公共健康的主要疾病之一。由于近年来细胞生物学、分子生物学和免疫介导科学的飞速进步，对肾脏疾病的认识也有了进一步的了解，治疗上也有不少新的进展；中西医结合治疗方法在这一领域也起到了很大的作用，在预防和治疗方面都有不少贡献，丰富了肾脏病学的临床诊疗技术和理论知识。

　　刘宝厚教授是我国著名的肾脏病学家，从医五十余年，在中西医结合治疗肾脏疾病方面，积累了丰富的临床经验。宝厚教授作风朴实，医疗上多有建树，我与他相知数十年，对他的医疗风格和科学精神深有所知。近期他撰写的《刘宝厚诊治肾脏病经验》一书，对41种肾脏病作了较系统的论述，反映了宝厚教授的学术思想和治疗经验，是一部很好的案头参考用书。近日宝厚教授来京参加国家基本药物遴选会议，相见甚以为慰。今宝厚教授索序于我，应命以为序。

中国科学院院士
中华医学会老年医学学会主任委员
2008年2月于北京

前　　言

　　余从医五十年，从事中西医结合肾脏病专业三十余载，退休之后，别无他求，潜心致力于悬壶济世，治病救人，带徒授教，甘为人梯。近十余年来，年诊治肾脏病患者五六千人次，指导抢救重危病人，积累了大量临床资料，丰富了临床经验。1999年协助甘肃中医学院附属医院及兰州市第二人民医院分别成立了省、市中西医结合肾病治疗中心，现已发展为省、市级重点学科，并带徒三批，为发展中西医结合肾病事业和培养专业人才，奉献余生。

　　肾脏病中西医结合是在传承和突出中医特色的基础上，汲取了现代医学的长处，特别是诊断学（包括病理诊断学）方面的长处，实行中西医双重诊断；在治疗上取长补短，采取中西药有机结合，充分发挥中西医结合临床医学的独特优势，创最佳疗效，为患者服务。

　　本书是在长期带徒授课、查房随述、专题讲座以及发表论文等资料的基础上，经补充修改，编写成书，是一部诊断与治疗肾脏病的临床经验专著。全书分基础篇和临床篇两大部分。基础篇重点阐述了作者诊治肾脏病的思路和方法，中医"肾"的内涵，肾脏病的中医辨证论治要领，中医常用治法和方药以及常见临床表现等。临床篇介绍了常见肾脏病41种病种的病因病机、病理改变、诊断要点、临床分类、中西药有机结合的治疗方法以及作者的临证经验。

前言

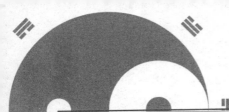

　　本书的特点是：①临床实用性强，内容深入浅出，中医、西医都能看得懂、用得上，甚至一些医学爱好者也能看得懂、用得上；②突出了中西医双重诊断，中西药有机结合的思路与方法；③反映了中西医学的最新进展；④简明扼要，层次分明。

　　本书出版承甘肃省卫生厅李存文副厅长、甘肃省中医管理局鄢卫东局长以及甘肃中医学院附属医院院长李应东教授的大力支持，戴恩来博士、马鸿斌主任医师、李永新副主任医师及薛国忠主治医师参与校对工作，在此深表感谢！

　　本书可供中医和西医在临床工作中查阅和参考，也可供医学爱好者以及肾脏病患者阅读之用。在我垂暮之年，能为社会尽其所能，做一点贡献，是我最大的心愿。由于个人才疏学浅，差错之处，在所难免，还望同道多加指教！

刘宝厚于兰州大学第二医院

2008年元月1日

目　录

上篇　基　础　篇

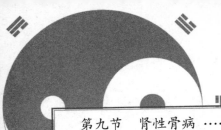

刘宝厚诊治肾脏病经验

上篇

基础篇

第一章　肾脏病中西医结合的思路与方法

任何一门科学的发展必须顺应时代的发展，才会有强大的生命力，否则就会落后，甚至被时代所淘汰。我认为发展中医不仅要继承和发扬中医的特色，而且还要具有时代的特色。中西医结合的发展离不开中医，而中医的发展也需要中西医结合。中西医结合是中医发展史上一支最有生命力的学派，它是在传承和突出中医特色的基础上，汲取了现代医学的长处，特别是诊断学（包括病理诊断学）方面的长处，实行中西医双重诊断；在治疗上取长补短，采取中西药有机结合，充分发挥中西医结合临床医学的独特优势，创最佳疗效。我从医50年，从事中西医结合肾脏病专业已30余载，深知在肾脏病专业中实行中西医结合的必要性和优越性。下面谈一点我对肾脏病中西医结合的思路与方法。

一、中西医结合的历史与现状

中西医结合渊源已久，始于明清之际的思想家、哲学家、自然科学家和医学家方以智（1611—1671）。他在接受明末西方传入的科学知识的同时，也接受了西方医学知识。他在《物理小识》（1653年）中设"人身类"、"医药门"等，收集了当时有关生理、病理、药理方面的中西医学知识。如《物理小识·人身类》中既有中医脏腑气血之基本理论，又有西医解剖学之描述。体现了方以智的中西医汇通思想。所著《医学会通》是我国第一

部论述中西医汇通之专著。清·康熙皇帝40岁时（1694年）得了疟疾，中医药未能治愈，耶稣会士洪若翰、刘应进上金鸡纳霜（奎宁），康熙服后很灵验，病好后召见洪若翰、刘应等，并在西安门内赏赐房屋。在宫中设立实验室，试制药品。提倡种痘，以防天花，并命耶稣会士巴多明将西洋《人体解剖学》书籍翻译成满文、汉文。到了清·乾隆年间，医学家王清任（1768—1831），主张医学理论必须与医疗实践相结合，重视尸体解剖。他利用当时瘟疹疫痢的流行，小儿死亡很多的机会，不畏艰辛，不避污秽，亲自到义冢中去剖视尸体，观察人体内脏形态和结构，并详细地记载了主动脉、颈动脉、锁骨下动脉等十多条血管的走向，绘制出25幅人体脏腑图。治病重视调理气血，善用活血化瘀法治疗疾病，有独特的疗效。清·光绪年间，唐容川（1862—1918）主张中西医学要取长补短，致力于中西医汇通，著《中西医汇通医书五种》。同期的张锡纯（1860—1933）亦主张中西医汇通，著《医学衷中参西录》30卷，其中有不少中西医结合治疗疾病的事例，其典型代表为"石膏阿司匹林汤"。创用阿司匹林与中药玄参、沙参等配伍治疗肺结核发热；用麻黄汤治疗外感风寒证时，若服药后一个半小时仍不发汗者，可服用西药阿司匹林以助发汗。主张中西医汇通的医学家还有很多，如恽铁樵、蔡小香、周雪樵、杨则民等。以上仅仅是中西医结合的雏形，但也经历了350年的历史。

新中国成立后，党和政府特别重视中医药事业的发展，1997年，《中共中央、国务院关于卫生改革与发展决定》中明确指出："中西医要加强团结，互相学习，取长补短，共同提高，促进中西医结合"。2003年国务院颁布施行的《中华人民共和国中医药条例》第三条中明确指出："国家保护、扶持、发展中医药事业，实行中西医并重的方针，鼓励中西医相互学习、相互补充、共同提高，推动中医、西医两种医学体系的有机结合，全面发展我国中医药事业。"第四条提出："发展中医药事业应当遵循继承与创新相结合的原则，保持和发扬中医药特色和优势，积极利用现代科学技术，促进中医药理论和实际的发展，推进中医药现代化。"中共中央、国务院的《决定》和我国《中医药条例》为中医和中西医结合事业的发展指出了正确的方向，是我们和中央保持高度一致的思想基础，我们对中医和中西医结合事业的认识，应该统一到《决定》和《条例》这个基础上来。

目前，我国有相当规模的中西医结合医疗机构56所，其中三级甲等中西医结合医院14家；中西医结合医务人员3172人，其中正高职称294人，副高职称789人；学科带头人197人，博士后5人，博士45人，硕士282人，中西医结合执业医师664人；中西医结合病房1609个，床位10 501张，重点学科94个。初步具备一支中西医结合医学临床队伍。全国有23所中西医结合研究所、医院，这些机构在近10年内取得的中西医结合科研成果有305项，其中国家级16项，省部级105项，市局级184项。由陈可冀、李连达两院士强强联手，完成的"血瘀证与活血化瘀研究"，获得国家科技进步一等奖，为新中国成立以来中医、中西医结合医学领域的最高奖项。全国有7所中医药院校开办了七年制中西医结合教育，9所医学院校开办了本科层次的中西医结合教育。全国有中西医结合博士后流动站3个，中西医结合博士、硕士学位一级学科授权点6个，基础医学博士授权点3个，临床医学博士授权点9个，中西医结合硕士授权点61个。培养出中西医结合硕士、博士研究生几千人。造就了一批国内外著名的中西医结合优秀科学家、专家和教授，如邝安堃教授、季钟朴教授、陈可冀院士、陈竺院士、沈自尹院士、吴咸中院士、李连达院士、黎磊石院士等。涌现出一批中西医结合各学科学术带头人，如骨科专家尚天裕，眼科专家唐由之，急救医学专家王今达，内科专家王宝恩、谢竹藩、廖家桢等，血液病专家张之南，肾脏病专家叶任高，消化病专家危北海等等。中西医结合事业发展到今天，也将近有半个世纪了。

二、实行中西医双重诊断，中西药有机结合

中医受历史条件所限，病名大多以症状命名，而辨证论治才是中医临床医学的真正精髓。辨证是中医诊断学，论治是中医治疗学。证候是中医学术体系中特有的概念，是中医辨证论治的主要依据。辨证的过程，是以中医学的阴阳、脏腑、经络、病因、病机等基本理论为指导，通过望、闻、问、切四诊所搜集的病史、症状、体征等，进行综合分析，辨明疾病的病变性质、病变部位以及邪正双方盛衰状况，做出最后的诊断，这是中医的特色。若把辨证论治和现代医学的诊断学结合起来，即先用现代医学的诊断手段和方法，明确是什么病，然后按中医辨证的方法辨明是什么证（也即什么证型），施行"病证结合"的诊断模式，这样才能了解患者的整体状态，明确疾病的病因、病机、严重程度和预后，选择中西药在治疗上的各自优势，取长补短，进行中西药有机结合的治疗，才是最好的诊疗方法。肾脏病亦不例外，如以血尿来说，首先按血尿的诊断程序，明确病因，若是肾脏肿瘤引起的血尿，应尽早采取手术治疗，以免延误病情；若是肾小球性血尿，则可采用中医辨证论治，每能收到满意的效果。

三、中西医结合的关键在于找准"结合点"，标准是能否提高疗效

中西医结合治疗肾脏病的方法不是全篇一律的，而是要根据疾病当前中西医在治疗上的最新进展，取长补短，确定最佳治疗方案。所以说关键在于找准"结合点"，标准是能否提高疗效。譬如慢性肾炎的治疗，当前西医除对症治疗外，尚无有效的治疗药物，一般不主张采用糖皮质激素和细胞毒药物。而中医中药治

疗本病有一定的优势。但首先必须要把慢性肾炎辨证论治的规律规范化，使中医证型客观化。因此我从20世纪70年代中期开始，通过130例慢性肾炎的临床观察，结合13项实验室指标，对慢性肾炎的中医辨证分型规律作了深入的探讨〔中西医结合杂志，1991，6：366~367〕，最后提出的四个本证（肺肾气虚、脾肾阳虚、肝肾阴虚、气阴两虚）和五个标证（风邪、水湿、湿热、血瘀、湿浊）相结合的辨证分型方案〔慢性肾炎中医辨证分型、诊断、疗效评定标准.陕西中医，1988.9（1）：封底〕，1985年南京第二次全国中医肾病学术会议上采纳修订为全国试行方案，并由卫生部收入《中药新药临床研究指导原则》，对指导慢性肾炎的诊治起到了良好的效应。笔者于1982~1986年对符合慢性肾炎诊断标准的130例患者，采用上述中医辨证分型方案进行治疗，结果：完全缓解59例（45.4%），基本缓解34例（26.2%），好转21例（16.1%），无效16例（12.3%）。治疗前肾功能有不同程度损害者61例，其中I期37例，Ⅱ期24例，治疗后有38例患者有不同程度的改善，其中有21例恢复到正常〔中医杂志.1986，（9）：22〕。

对肾病综合征的治疗，我采取中西药有机结合分阶段治疗的方法，即：第一阶段是大剂量激素首始治疗阶段，病人服用大剂量激素后常出现阴虚火旺的症候，如兴奋失眠、怕热多汗、满月脸、手足心热、口干咽燥、血压升高、舌红少津、脉数等，就应配合中医滋阴降火法治疗（如生地30g，玄参15g，知母15g，丹皮12g，地骨皮15g，益母草30g，地龙15g等），既能拮抗外源性激素的反馈抑制作用，减轻激素的副作用，又能提高患者对激素的敏感性。第二阶段是激素减量治疗阶段，患者常由阴虚火旺转变为气阴两虚证，表现出疲乏无力、腰酸腿软、头晕耳鸣、手足心热、口干咽燥、舌淡苔薄，脉细微数等，此时需配合采用益气养阴法治疗（如黄芪30~60g，太子参15g，生地20g，当归20g，女贞子15g，旱莲草15g，莪术15g等），既可防止激素撤减综合征，又可防止复发。第三阶段是激素维持治疗阶段，此阶段激素已接近人体生理剂量，患者逐渐出现脾肾气（阳）虚症候，如疲乏无力、腰酸腿软、食欲欠佳、少气懒言、怕冷甚至畏寒肢冷、舌苔白、脉沉细等，应配合采用补肾健脾的中药治疗（如红景天15g，锁阳15g，淫羊霍15g，益母草15g等），可巩固疗效，以防复发。在三个治疗阶段中均加入活血化瘀药物，对提高疗效大有好处。1991~1994年我对符合原发性肾病综合征诊断的132例患者随机分为两组，对照组54例采用标准疗程的激素治疗，治疗组76例采用激素+中药分阶段治疗。结果：经8个月治疗后，治疗组和对照组的完全缓解率+显著缓解率分别为65.4%和37.0%，总有效率分别为88.5%和59.3%，提示，中西医结合分阶段治疗可明显提高临床疗效。同时对减轻激素的副作用和减少复发，治疗组明显优于对照组〔中国中西医结合杂志，1994，14（11）：658〕。本文为国外刊物《INDEX MEDICUS》所收录。1997~1999年我又采取同样的方法，对106例符合难治性肾病综合征诊断标准的106例患者，随机分为单纯西药对照组（激素+CTX）和西药+中药分阶段治疗组，疗程12个月，随访2年，结果：治疗组和对照组的总缓解率分别为94.64%和64.0%，提示中西医结合分阶段治疗，不仅能提高近期疗效，而且能提高远期疗效，对减少复发和减轻激素、细胞毒药物的副作用也有良好的效果〔中国中西医结合肾病杂志，2000，1（1）：28〕。所以，肾脏病的中西医结合一定要找准结合点，采取中西药有机结合的治疗方法，取长补短，才能取得最佳疗效。

四、掌握中医辨证论治的逻辑思维和方法

（一）标本兼治，扶正祛邪

慢性肾小球疾病的中医病机基本上是本虚标实，本虚主要表

现在肺脾肝肾四脏不同程度的虚损，其中以脾肾虚损尤为突出，是形成这类疾病的主要病机。标实是指一些致病因素和病理产物，如风、寒、湿、热、血瘀和湿浊，其中以风邪、血瘀、湿热的危害最大，往往是病变持续发展、迁延不愈和肾功能进行性减退的重要因素。因此，治疗这类疾病务必辨明标本虚实的孰轻孰重，采取标本兼治、扶正祛邪或祛邪安正的治法，或急则治标的治疗方法。我个人在治疗中较重视祛邪，因为邪去正自安，所以多采取祛邪为主，兼以扶正的治法，其临床疗效较以扶正为主的治法效果要好。

（二）瘀血不去，肾气难复

我曾通过184例急性肾炎、慢性肾炎、肾病综合征和慢性肾衰竭患者的血液流变学测定，并与健康人作对照观察，结果：全部患者均呈高血黏综合征，只是程度轻重不等，以肾病综合征最重，其次为慢性肾炎、慢性肾衰竭、急性肾炎〔中国中西医结合杂志，1994，14（11）：658~660〕。上海瑞金医院对158例肾病综合征、慢性肾炎、慢性肾衰竭患者分别进行了血小板功能、凝血和抗凝血方面的检查，结果：三组肾小球疾病均存在血液高凝状态，但程度不同，以肾病综合征最显著。上述资料足以表明，血瘀在肾小球疾病病程中，自始至终均有存在，只是程度不等，因此，治疗上一定要加用活血化瘀药物，以改善肾脏微循环，恢复肾脏生理功能。中医把肾脏的这种功能称之为"肾气"，所以说"瘀血不去，肾气难复"。临床上常用的活血化瘀药有：赤芍药、当归、川芎、红花、桃仁、丹参、益母草、泽兰叶、水蛭、三七、莪术等，但我常用益母草、泽兰叶、三七、水蛭、莪术等，因为这些药物既化瘀又利水，颇符合肾小球疾病之病理，故几乎是治疗慢性肾小球疾病处方中的必备之品。另一方面，为了澄清血瘀之源流，消除相干因素，必须兼顾本虚病机，配伍用药。如气虚者，配以黄芪、党参；阳虚者，配以锁阳、巴戟天；阴虚

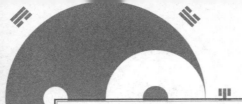

者，配以生地、知母、女贞子、旱莲草；血虚者，配以当归、鸡血藤、鹿角胶。

（三）湿热不除，蛋白难消

我曾通过574例慢性肾炎和肾病综合征的临床资料，对本证和标证的关系作了分析〔肾脏病的中医药研究新进展.上海中医药大学出版社，2004，12~13〕，发现在365例慢性肾炎中有湿热证者209例，占57.26%；209例肾病综合征中有湿热证者147例，占70.33%，足见湿热证的发生率很高。湿热有上焦湿热，常见于急性咽炎、扁桃体炎、上呼吸道感染以及皮肤疔疮疖肿等；中焦湿热多见于急慢性胃肠炎、胆囊炎等；下焦湿热，常见于尿路感染、前列腺炎、盆腔炎等。总之，肾脏病患者体内若有感染病灶存在，临床上就有湿热证的表现，治疗必须根据湿热的轻重缓急，采取标本兼治，或急则治标的方法，彻底清除湿热，才能收到好的疗效。否则湿热留恋或湿热未净，过早应用温补之品，就会造成闭门留寇之弊，导致患者长时间蛋白尿难消。笔者于2001~2002年对符合慢性肾炎诊断，中医辨证为湿热证的128例患者随机分为两组，治疗组98例，采用具有清热利湿，活血通络功效的肾复康Ⅰ号颗粒（白花蛇舌草30g，半枝莲30g，青风藤15g，益母草30g，白茅根30g，龙葵15g，莪术15g等），每次1包（5g），每日3次，水蛭粉4.5g，装入胶囊，分3次冲服。对照组30例，采用肾炎四味片，每次8片，每日3次，口服。疗程8周。结果：治疗组98例，总有效率88.8%，缓解率70.4%；对照组30例，总有效率76.7%，缓解率46.7%，两组疗效有显著性差异（P<0.05，0.01），治疗组明显高于对照组。治疗组治疗前有肾功能损害者32例（占32.7%），治疗后BUN、Scr均有明显下降（P<0.05）。对照组9例（占30%），治疗后BUN、Scr虽有下降，但无统计学差异。提示肾复康Ⅰ号颗粒尚有改善肾功能的作用〔中国中西医结合肾病杂志，2004，5（10）：583〕。

总之，我认为，肾脏病的中西医结合研究，重点应放在常见病、多发病及疑难危重病的防治上，特别是现代医学目前尚无有效治疗的病种上，采取中西医双重诊断，中西药有机结合的方法，创造出经得起临床重复的、疗效最佳的治疗方法和药物，一切基础研究和临床研究都必须围绕这一目标而开展工作。

上篇　基础篇

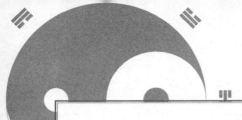

第二章　中医肾的内涵

　　中医学中的人体五脏，从人体解剖学来看，除脾脏外其余四脏与现代医学中的心、肺、肝、肾等器官完全相符，只不过是一种初级的大体解剖常识，它的主要内容是按中医理论，阐述了五脏的生理功能、病理变化以及脏与脏、脏与腑之间的相互关系，形成了藏象学说。藏象学说是在我国历代医家对人体解剖知识的初步认识、长期观察和医疗实践的基础上，在阴阳五行学说指导下，概括而成的理论，是中医学理论体系中极其重要的组成部分。因此要运用中药治疗人体五脏的疾病，首先必须要了解中医五脏的生理功能、病理变化和脏腑之间的相互关系，才能做到辨证论治。肾在中医脏腑学说中占有重要的地位，其功能之广泛，作用之特殊，有主宰生命之概念，故历代医学家称"肾为先天之本"、"生命之根"。

第一节　肾的解剖部位及生理功能

　　早在2000多年前，中医就认识到，肾左右各一，位于腰部，如《素问·脉要精微论》说"腰者肾之府"。《难经·四十二难》更明言："肾有两枚，重一斤一两。"至明代·赵献可著《医贯》中描述较详，他在《内经十二官论》中说："肾有二，精所舍也，生于脊膂十四椎下，两旁各一寸五分，形如豇豆相并，而曲附于脊，外有黄脂包裹，里白外黑，各有带二条，上条系于心包，下条过屏翳穴后趋脊骨。"说明，古代对肾的形态、位置等大体解剖已经有了初步的认识，虽观察不够精细，难免有些差误，但亦可看出肾的概貌。

"肾"是我国传统医学藏象学说中的一个重要部分，它不仅是指肾的实质脏器肾脏的功能，更重要的则是概括了人体一大系统的某些生理功能及其相关的病理变化。肾的生理功能极为广泛，作用特殊，它包括了肾阴、肾阳两个方面的功能。肾阴对人体各脏腑组织起着濡润、滋养的作用，为人体阴液的根本；肾阳对人体各脏腑组织起着温煦和推动的作用，为人体阳气之根本。肾阴和肾阳都是以肾藏的精气为物质基础的，精属阴，气属阳，所以也把肾精归属于肾阴，肾气归属于肾阳。肾的精气与人体的生长、发育、生殖功能有密切关系。肾阴和肾阳在人体内相互滋生，相互制约，共同发挥调节人体水液代谢、促进人体生长、发育和生殖功能、壮骨、生髓、化血、充脑、润泽须发、开窍于耳及二阴等生理功能。

近年来，我国学者对"肾"的本质进行了一系列实验研究工作，初步认为肾的生理功能除了包括泌尿生殖系统的功能外，与神经、内分泌、免疫等系统均有密切关系。中医学中的肾和现代医学神经、内分泌、免疫网络的调节整合功能有密切关系，肾虚患者在神经、内分泌、免疫网络等多个环节上存在功能的失调或亚临床病变，而中医补肾治疗能改善这些功能异常。为揭示"肾"的奥妙取得了若干进展。

一、肾精、肾阴和肾阳的概念

肾有贮藏精的功能，精是构成人体的基本物质，也是人体各种机能活动的物质基础。《灵枢·经脉篇》说："人始生，先成精。"《素问·金匮真言论》也说："夫精者，身之本也。"足见精在人体中是非常重要的物质。肾脏所藏之精包括先天之精和后

上篇 基础篇

天之精两部分。先天之精禀受于父母，是构成生命的原始物质，具有促进人体生长、发育和生殖的功能。正如《灵枢·决气篇》所说的："两神相搏，合而成形，常先身生，是为精。"这种精因其具有繁殖后代的作用，故又称为"生殖之精"。后天之精来源于饮食物所化生的精微物质，通过心脉输布于全身，以营养脏腑、组织、五官、百骸，维持人体生命活动，促进人体的生长、发育，因为这种精是各脏腑产生功能必不可少的营养物质，故又称为"脏腑之精"。先天之精和后天之精是相互依赖，相互为用的，先天之精的充沛，必须得到后天之精的不断充养，而后天之精的化生，又必须依赖先天之精活力的资助。二者相辅相成，共同发挥促进人体生长、发育和生殖的功能。

肾所藏之精，称为肾精，肾精所产生的功能，称为肾气，肾精与肾气互为体用，故常将二者合称为肾之精气。肾精属于阴，肾气属于阳，故肾阴又称"元阴"、"真阴"、"真水"；肾阳又称"元阳"、"真阳"、"真火"。实际上肾阴和肾阳概括了肾脏生理功能的两个方面。肾的功能活动必须要有肾精这种物质作为基础才能发挥作用，没有肾精这种物质，就无从产生功能活动，而功能活动又是化生肾精必不可少的动力。故肾精充足，肾气就旺盛；肾精不足，肾气也随之而衰减。所以古人认为肾为五脏之本，肾阴为人体阴液之源，肾阳为人体阳气之根，肾阴和肾阳又都是以肾藏的精为物质基础的，二者在人体内相互依存，相互制约，形成一种对立的动态平衡，以维持人体正常的生理活动。正如《素问·生气通天论》所说："阴平阳秘，精神乃治。阴阳离决，精气乃绝。"所以当机体的这一阴阳对立统一关系，一旦由于某种原因遭到破坏时，体内便产生阴阳偏胜、偏衰的病理状态，临床上就会出现肾阴虚、肾阳虚或阴阳两虚的一系列症候。

二、促进人体生长、发育和生殖功能

人的生殖能力、生长、发育和衰老过程均与肾脏精气的盛衰有密切关系。人从幼年开始，由于肾的精气逐渐充盛，便产生了更换乳齿等生理变化，发育到了青春期，由于肾的精气进一步旺盛，体内便产生了一种"天癸"的物质，在它的作用下，男子就能产生精子，并能排精而可以育子，女性就能出现月经周期，并能排卵而可以妊娠。所以说"天癸"的产生，标志着男女性功能发育成熟，并有生殖能力。到了青壮年时期，是肾的精气最旺盛阶段，故也是生殖功能最强盛时期。进入老年，肾的精气逐渐衰减，性机能和生殖能力也随之减退，进而丧失，形体也就逐渐衰老。这种生长、发育而至衰老的过程，从年龄上讲，男女是有一些差异的，一般女子较男子发育成熟稍早，衰老也较早。《内经》对人体的这种生理规律和肾之间的关系，作了精辟的论述，如《素问·上古天真论》说："女子七岁，肾气盛，齿更发长；二七而天癸至，任脉通，太冲脉盛，月事以时下，故有子；三七肾气平均，故真牙生而长极；四七筋骨坚，发长极，身体盛壮；五七阳明脉衰，面皆焦，发始堕；六七三阳脉衰于上，面皆焦，发始白；七七任脉虚，太冲脉衰少，天癸竭，地道不同，故形坏而无子也。丈夫八岁，肾气实，发长齿更；二八肾气盛，天癸至，精气溢泻，阴阳和，故能有子；三八肾气平均，筋骨劲强，故真牙生而长极；四八筋骨隆盛，肌肉满壮；五八肾气衰，发堕齿槁；六八阳气衰竭于上，面焦，发鬓斑白；七八肝气衰，筋不能动，天癸竭，精少，肾脏衰，形体皆极；八八则齿发去。肾者主水，受五脏六腑之精而藏之，故五脏盛，乃能泻。今五脏皆衰，筋骨解惰，天癸尽矣。故发鬓白，身体重，行步不正而无子耳。"由此可见，性功能的成熟和衰退，人体的生长、发育和衰老，乃是肾气由盛而衰的结果。说明这个肾气是代表了人体内促

上篇 基础篇

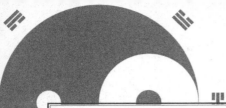

使生长和发育的具体物质。而"天癸"又是直接与性功能和生殖功能的成熟有密切关系的一种物质。

三、调节水液代谢

肾主水液，是指肾脏有主持和调节人体水液代谢的功能，《素问·逆调论》说："肾者水脏，主津液。"肾的这一功能，主要是靠肾中阳气的作用来实现。人体水液代谢包括两个方面：一是将从饮食物中所化生的津液（指人体正常水液），输送到全身去，以发挥补充血液容量和滋润五脏六腑、组织器官的作用；二是把各脏腑组织利用后的多余水分（包括机体的代谢产物），变为汗和尿液排出体外。这两个方面的作用，都必须在肾阳所产生的"气化"功能作用下才能完成。

肾中阳气主持和调节人体水液代谢的主要方式是"升清降浊"。进入人体的水液通过胃的受纳，脾的运化，肺的宣降，三焦的通调，肾的气化，使清者上升于肺，输布于全身，以滋养脏腑、组织和器官，这个过程叫做"升清"；机体利用后的废物再经过肺的肃降，下注而归于肾，再经过肾的气化，使浊中之清者，升腾回流而发挥其营养作用，其浊中之浊者下注膀胱而排出体外，这个过程叫做"降浊"。如此循环，以维持人体水液代谢的动态平衡。《素问·经脉别论》中说："饮入于胃，游溢精气，上输于脾，脾气散精，上归于肺，通调水道，下输膀胱，水精四布，五液并行。"正是古人对人体水液代谢的精辟论述。

人体水液代谢是一个比较复杂的过程，是由多脏腑相互协调配合而进行的，除了肺、脾、肾、三焦、胃、肠、膀胱之外，与肝气的疏泄，心气的推动，也有一定的关系，但其中以肺、脾、肾三脏关系最大。三脏之中又以肾的作用更为重要，因为肾中的阳气具有气化作用，它能升清降浊，以调节体内水液的输布和排泄。同时肾中阳气为一身阳气之根，脾的运化，肺的宣降，三焦的通调，膀胱的开合，无不依赖肾中阳气的作用，才能发挥正常的功能，所以，肾在维持人体水液代谢方面起着主导作用。

四、壮骨、生髓、充脑

人体骨、骨髓和脑的生成和功能，都与肾有密切的关系。骨的生成有赖于肾脏精气的濡养。《素问·宣明五气篇》说："肾主骨"。《素问·六节脏象论》也说："肾者主蛰，封藏之本，精之处也，其华在发，其充在骨。"说明肾具有促进骨骼生长、发育的功能。《素问·阴阳应象大论》说："肾生骨髓"。说明肾有促使骨髓生长的功能。骨中有髓，髓上通于脑，脑为髓的汇聚之处。故《灵枢·海论》说："脑为髓之海"。说明髓和脑的营养来源，都是由肾之精气所充养。因此，肾精充足，骨髓则生化有源，骨骼得髓之滋养，则坚韧有力，耐久立，耐劳作。髓足脑海也充盈，人多聪敏而多智慧，思维敏捷，正如《灵枢·海论》所说："髓海有余，则轻劲多力，自过其度。"《素问·灵兰秘典论》也说："肾者作强之官，伎巧出焉。"说明人的精力充沛和聪敏智慧，均与肾脏精气的盛衰有密切关系。

血液的生成，其物质基础也是"精"，此精包括水谷精微和肾精。血液的生成与脾肾的功能密切相关，饮食物经过脾的运化，吸收其中的精微，与肾中之精气，共同滋养骨髓以生血。所以，精与血是相互滋生的，精足则血旺，血旺则发茂而光泽。故有"发为血之余"之说。

五、肾与耳的关系

耳是听觉器官，听觉功能主要依赖肾中精气的充养，听觉功能的灵敏与失聪，与肾脏精气的盛衰有密切联系，《素问·阴阳应象大论》中提到肾"在窍为耳"。《灵枢·脉度》也说："肾气通于耳，肾和则耳能闻五音矣。"王清任《医林改错》解释说：

上篇 基础篇

"两耳通脑，所听之声归于脑。"这就说明，肾的精气充盈，脑海得养，听觉才能灵敏。如果肾的精气虚衰，脑海失养，耳失其养，则听力减退，出现耳鸣、耳聋等症。老年人由于肾中精气的自然虚衰，故多见听力减退。故说"肾开窍于耳。"所以临床上常常把耳的听觉变化，作为推断肾之精气盛衰的一个指标。

第二节 命门学说

"命门"一词最早见于《灵枢·根结》，其说："太阳根于至阴，结于命门，命门者目也。"可见它所说的命门，是指眼睛和睛明穴。将命门作为内在脏腑功能提出则始于《难经》，如《三十六难》中说："肾两者，非皆肾也，在左者为肾，右者为命门。"自《难经》之后，在汉、晋、隋、唐、宋历代医书中，很少提到命门的作用，只提到"肾气"的功能。直到明代，命门学说为医家所重视，其代表人物首推孙一奎（1522—1619），他认为命门为两肾之间的动气，人的生命活动，有赖于肾间动气的维护和推动，所以他治疗疾病非常重视维护肾间之动气。赵献可（1537—1644）明确提出，命门属火，位在两肾之间，亦即"两肾间动气"，是人身生命的原动力，并形象地把人体譬作为"走马灯"，将命门之火譬作为"走马灯"中的火，火旺则灯转动迅速，火微则转动缓慢，火熄则寂然不动。他虽强调命门之火，但也认为"阴阳互为其根"，阴精亏耗不仅表现为阴虚，而且每多出现阳虚之证。这与同时代医学家张景岳（1563—1640）所见相同。概括起来命门的主要功能有以下五个方面：①为人身阳气之根，是生命活动的动力，对人体各脏腑的生理功能，起着温煦和推动的作用；②主持和调节人体水液代谢；③能温运脾阳，促进脾对营养物质的消化、吸收与运输；④有促进人体生长、发育和生殖功能的作用；⑤有摄纳肺气，参与人体呼吸生理的功能。总之，命门学说主要是阐述肾中阳气的功能，它与"肾阳"的功能基本一致，提出命门学说旨在强调肾阳的作用。

第三节　肾的病理变化

肾阴、肾阳在人体内相互依存、相互制约，形成一种对立的动态平衡，以维持人体正常的生理活动。当机体的这一阴阳对立统一态势一旦遭到破坏，体内便产生阴阳偏盛偏衰的病理变化，临床上就会出现肾阴虚、肾阳虚、肾阴阳两虚、肾气不固、肾虚水泛等一系列证候。

一、肾阴（精）虚

是指肾阴亏虚，肾精不足，或阴虚火旺，导致虚热内扰所出现的证候。

证候：形体羸瘦，腰膝酸软，头晕耳鸣，视力减退，失眠健忘，口干咽燥，五心烦热，潮热盗汗，颧红，舌红苔少而干，脉细数。

分析：此证多由久病伤肾，或失血耗液，或急性热病后，或过服温燥劫阴之品，或情志内伤等耗伤肾之精液所致。肾精为人体生长、发育之物质基础，肾精亏虚，不能充养五脏、生髓、充骨、养脑，故形体羸瘦，腰膝酸软，头晕耳鸣，视力减退，健忘；肾阴不足，虚热内生，故见颧红，五心烦热，失眠多梦，口干咽燥；舌红苔少而干，脉细数，均为阴虚之象。

二、肾阳虚

是指肾脏阳气虚衰所表现的证候。

证候：精神疲惫，腰膝酸软，形寒肢冷，尤以下肢为甚，头昏耳鸣，尿少，面浮肢肿，阳痿、早泄，女子宫寒不孕，面色苍

上篇　基础篇

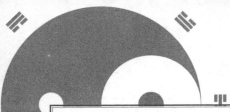

白，舌淡胖嫩，脉沉弱。

　　分析：多因素体阳虚，年高肾亏，或久病及肾，耗伤肾阳所致。肾阳为人身阳气之根，是生命活动的动力，对人体各脏腑的生理活动，起着温煦和推动的作用；腰为肾之府，肾主骨，生髓，上通于脑，开窍于耳。肾阳虚则精神疲惫，腰膝酸软，头昏耳鸣；阳气不能温煦肌肤，故形寒肢冷；阳气不足，阴寒盛于下，故下肢发冷更明显；阳气不足，气血亏损，故面色苍白；肾主性和生殖功能，肾阳不足，性功能和生殖功能减退，故阳痿、早泄，女子宫寒不孕；肾阳有主持和调节人体水液代谢的功能，肾阳不足，膀胱气化功能障碍，故尿少，面浮肢肿；舌淡胖，脉沉弱，均为阳虚之象。

三、肾气不固

　　是指肾气亏虚，固摄无权所表现的证候。

　　证候：腰酸腿软，眩晕健忘，小便频数清长，或遗尿，或小便失禁或余沥不尽，夜尿多，遗精早泄，舌淡苔白，脉沉弱。

　　分析：多由年高肾气虚弱，或虽年幼但先天不足，或久病伤肾，致肾气亏损，失其封藏固摄的功能所致。肾气不固，膀胱失约，不能贮藏津液，故见小便频数清长，遗尿，小便失禁，尿后余沥不尽。夜间为阴盛阳衰之时，肾气虚，则阴寒甚，故夜间尿多。肾失封藏，精关不固，故滑精，早泄。腰酸腿软，舌淡苔白，脉沉弱，均为肾气不足之象。

四、肾虚水泛

　　是指肾阳虚不能调节水液，水湿泛滥表现的证候。

　　证候：全身水肿，下肢尤甚，按之没指，腹胀满，小便短少，形寒肢冷，或见心悸气短，喘咳痰鸣，舌淡胖嫩有齿印，苔白滑，脉沉细。

分析：此证多由水湿内侵，或素体虚弱，肾气亏虚，或久病及肾，导致肾阳虚弱，不能温化水液，以致水湿泛滥所致。肾主水，水液的输化有赖于肾阳的蒸化和开阖作用，肾气虚弱，膀胱不能气化津液，故小便不利而尿少；肾阳虚衰不能化气行水，水溢于肌肤，停于胸腹，故全身水肿，胸腹胀满；水液不能蒸腾气化，势必趋下，故下肢尤甚；若水气凌心肺，致心阳受阻，肺失肃降，则见心悸气短，喘咳痰鸣；肾阳虚，不能温煦肢体，则形寒肢冷。舌淡胖嫩有齿印，苔白滑，脉沉细，均为阳虚水停之象。

五、肾精不足

是指肾精亏损，反映为生殖生长机能低下所表现的证候。

证候：男子精少不育，女子闭经不孕，性功能减退，小儿发育迟缓，身材矮小，智力和动作迟钝，囟门迟闭，骨骼痿软，足痿无力，舌质淡红，苔白，脉沉细。

分析：多因禀赋不足，先天元气不充，或后天失养，或久病不愈等所致。肾精不足，即一般所称的肾虚，它与肾阳虚和肾阴虚的不同之处，是仅有虚象，而没有明显的虚寒或虚热现象。

肾精亏少，肾气不足，则性功能减退，男子精少不育，女子闭经不孕；精亏则髓少，髓少不能充骨养脑，骨骼失充，脑髓空虚，该小儿可见五迟（立迟、行迟、发迟、语迟、齿迟）、五软（头软、项软、手足软、肌软、口软），成人则见未老先衰现象以及足痿无力等。

六、肾不纳气

是指肾气虚衰，气不归元所表现的证候。

证候：久病咳喘，呼多吸少，气不得续，动则喘息益甚，自汗神疲，声音低怯，腰酸腿软，舌淡，苔白，脉沉细无力。

分析：多由久病咳喘，肺虚及肾，或年老体弱，肾气虚衰，

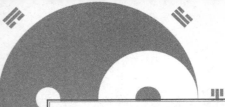

或劳伤肾气所致。本证实际上是肺肾气虚的一种综合表现。

肺主呼气，肾主纳气，肺为气之主，肾为气之根，肾气虚，下元不固，气失摄纳，故呼多吸少，气不得续，气短喘促；动则耗气，肾气益虚，故动则喘息益甚；久病伤阴，或素体阴虚，则可兼见颧红心烦，咽干口燥，舌红苔少，脉细数等肾气阴两虚之候。若肾气益虚极，导致肾阳衰微，则可见喘息加剧，冷汗淋漓，肢冷面青，脉浮大无根等阳气欲脱之候。

七、肾阴阳两虚

即肾阴虚+肾阳虚。

证候：精神疲惫，腰酸腿软，既怕冷又怕热，脱发，耳鸣，牙齿松动，记忆力减退，性功能低下，闭经，舌淡，苔白，脉沉细无力。

分析：由于肾阴虚和肾阳虚的本质都是肾的精气不足，同时二者之间又存在着相互依存、相互制约的联系，亦即"阴阳互根"的关系。因此肾阴虚到一定程度时可以累及肾阳，而肾阳虚到一定程度时，亦可伤及肾阴，形成阴损及阳或阳损及阴的肾阴阳两虚证。临床上常常可以看到，肾虚的人往往会出现一系列未老先衰症状，如精神疲惫、腰酸腿软，既怕冷又怕热，脱发、耳鸣、牙齿松动、记忆力减退、性功能低下、闭经等症。

第四节　肾与其他脏腑的关系

人体是一个统一的有机整体，是由若干脏腑、经络、组织和器官所组成。各脏腑、组织、器官之间，通过经络的联结作用，建立了不可分割的密切联系。中医学的脏象学说，不但系统地阐述了脏腑各自的生理功能，而且认为这些生理功能的正常进行，是脏腑之间相互依赖、相互配合、相互制约的结果。脏与脏，脏与腑之间在生理功能上互相联系、协作，在病理上又互相影响、传变，构成了一个有机的整体。

一、肾与心的关系

肾与心的关系，主要是水火互济、阴阳互根的关系。心位居上焦，属火，以阳为主，其性易动，主神志，主血脉；肾位居下焦，属水，以阴为主，其性喜静，主藏神，主水。在生理状态下，心阳下降于肾，以资助肾阳，心肾之阳共同温煦肾阴，使肾水不寒；肾阴上济于心，以资助心阴，心肾之阴共同抑制心阳，使心阳不亢。这样心肾之阴阳，上下、水火之间，保持着相互制约、相互依赖的生理平衡。古代医家把这种心火下降，肾水上济的关系叫做"心肾相交"或"水火既济"。在病理情况下，若心阳衰微，心火不能下温肾水，以致水寒不化，上凌于心，可出现心慌气短、水肿、不能平卧等"水气凌心"的证候。若肾水不足，不能上济心阴，或肾阳不足，不能蒸化肾水，上济于心阴，皆可导致心阳独亢，出现心悸、怔忡、心烦、失眠、健忘、耳鸣等证候。心火独亢于上，还可出现口舌生疮、口干少津、五心烦热等"阴虚火旺"的证候。

心主血，肾藏精，精血之间又能互相滋生。所以，肾精亏损与心血不足亦常互为因果。肾藏精、生髓、充脑，脑为精髓所汇聚的元神之府。肾精亏损，则"髓海空虚"，便可出现神疲、健忘、眩晕、失眠、耳鸣、多梦等症。心主血脉而藏神，心血不足，亦常出现神疲、健忘、心悸、失眠、多梦等心神失常之症状。这就充分说明了心血和肾精在病理上互相影响的关系。

二、肾与肺的关系

肾与肺的关系，主要表现在水液代谢和呼吸功能两个方面。肺主气，具有通调水道之功能，故为"水之上源"。肾主开阖，

上篇　基础篇

通过气化作用于膀胱。人体的水液代谢是一个多脏腑共同完成的复杂过程。进入人体的水液，通过胃的受纳，脾的运化，肺的宣降，三焦的通调，肾的气化，使清者上升于肺，输布于全身，以滋养脏腑、组织、器官。浊者经过肺的肃降，下流而归于肾，再经过肾的气化，使浊中之清者，升腾回流于肺，再次输布于全身，浊中之浊者下注膀胱而排出体外。如此循环，以维持人体水液代谢的动态平衡。

在呼吸功能方面，肺主呼气，肾主纳气，二者共同完成呼吸的出入升降运动。人体的呼吸功能虽为肺所主，但吸入之气，必须下纳于肾，才能保持呼吸均匀，气道通畅，故有"肺为气之主，肾为气之根"和"肺主呼气，肾主纳气"之说，说明肾也参与了人体的呼吸生理。肾的纳气功能主要是靠肾中阳气的作用，吸入之气，经过肺的肃降，才能使之下纳于肾，二者相互协同以维持人体气机的出入升降功能。当肾中阳气充足，肺得其温养才能气道通畅，呼吸匀调，气体出纳正常。若肾阳不足，摄纳无权，气便不得归元而上逆，就会出现呼多吸少，动则气喘，呼吸困难等症。中医学中的这一"肺肾相关理论"，在防治慢性阻塞性肺疾病上确有一定的指导意义，并收到了良好的效果。国内许多学者对慢性支气管炎、阻塞性肺气肿和支气管哮喘，采取"发作时治肺，缓解时治肾"的治疗方法，使这些疾病的远期疗效显著地提高。这一事实也说明"肾主纳气"是构成人体呼吸生理的重要一环。

三、肾与脾的关系

肾为先天之本，脾为后天之本。脾的健运，须借助于肾阳的温煦作用，故有"脾阳根于肾阳"之说。肾主藏精，其精有先后天之分。先天之精禀受于父母，后天之精来自于饮食物，经过脾的健运化生而生成。故《素问·上古天真论》中说："肾者主水，受五脏六腑之精而藏之。"这里所说的"五脏六腑之精",即是后天之精。也就是说,肾所藏的先天之精,必须依赖脾所化生的后天之精的滋养,才能不断得以补充和成熟。因此,在生理功能上,肾与脾是相互资助、相互促进的。在病理上亦常互相波及。若肾阳不足,不能温煦脾阳,可见腹部冷痛、下利清谷或五更泄泻、水肿等症。若脾阳久虚,进而可损及肾阳,除出现脾阳虚的上述症状外,还可见畏寒肢冷、腰酸腿软或腰部冷痛,或见阳痿、早泄、遗精等症。临床上见到以上两种情况,可统称为"脾肾阳虚"证。

四、肾与肝的关系

肝藏血,肾藏精,肝血与肾精是相互滋养,相互滋生的。《张氏医通》说:"气不耗,归精于肾而为精;精不泄,归精于肝而化清血。"肝血充盛,血可化为精,肾精充盛,精也可化为血。故有"精血同源"之论。肝阴须依赖肾阴的滋养,肝的功能才能正常。肝肾同位于下焦,同具有相火,故有"肝肾同源"的说法。在病理上,肝肾二脏的病变常互相影响。如肾精亏虚,可导致肝阴不足;肝阴不足,亦可引起肾精亏损。再如肾阴不足,可引起肝阴不足而导致肝阳偏亢;肝火太盛,亦可下灼肾阴,导致肾阴不足,凡此种种均为临床所常见。

五、肾与膀胱的关系

肾与膀胱有经脉互相络属,互为表里。膀胱的贮尿和排尿功能,依赖于肾的气化功能。肾气充足,则固摄有权,膀胱开阖有度,排尿功能才能正常。如果肾气不足,气化失常,固摄无权,则膀胱开阖失度,可出现小便不利或失禁、遗尿、尿频等症。故在临床上见到尿液潴留和排泄失常的病症,除膀胱本身外,多与肾气虚弱有关。老年人的尿失禁,亦多由肾气衰弱所引起。

上篇 基础篇

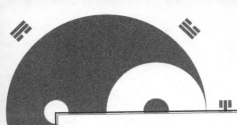

第三章　肾脏病中医辨证纲要

　　辨证，即是分析、辨别疾病当前的临床表现属哪一种证候，亦即证型，是中医学认识疾病和诊断疾病的主要方法。证是证候的简称，它不同于一般的症状或某些症候群，而是中医学术体系中特有的概念，是中医辨证论治的主要临床根据。辨证的过程，是以中医学的脏腑、经络、病因、病机等基本理论为依据，通过望、闻、问、切四诊所取得的病史、症状、体征等资料，进行综合分析，判断疾病的病因、病变的部位、病变的性质以及正邪双方盛衰状况，从而做出诊断的过程，也是认识疾病的过程。

　　辨证的方法有多种，在八纲辨证的基础上，凡属外感热性病，常用六经辨证、卫气营血辨证或三焦辨证等方法；若属内伤性疾病，如内科、儿科、妇科等的所谓杂病，则常用脏腑辨证，并结合标本缓急，进行辨证论治。

第一节　中医内科基本证候

一、证候分类

（一）生理性证候

　　亦称人体体质，这种证候的形成多由于先天遗传或后天营养失调所造成。这类人可以有各种不同的证候，但经现代医学检查，发现不了任何疾病（可能目前科学技术尚不能查出），姑且将其称为生理性证候。

1. 正常体质

表现精神饱满，气色红润，语音有力，步态矫健，很少生病。

2. 阴虚体质

表现形体消瘦，性情急躁，易于失眠，手足心发热，口干舌燥，喜凉怕热，面颊潮红或偏红，舌红少苔，脉细数。

3. 阳虚体质

表现精神欠佳，喜静懒言，畏寒肢冷，喜热怕冷，夜尿清长，面色苍白，舌质胖嫩，脉沉细无力。

4. 气虚体质

表现疲乏无力，不耐劳累，语音低微，动则出虚汗，易于感冒，面色苍白，舌质淡嫩，脉沉细无力。

5. 痰湿体质

表现身体肥胖，肢体困重，不耐劳累，头昏脑涨，易困嗜睡，面色萎黄，舌胖苔厚，脉象濡滑。

6. 湿热体质

面部和鼻尖油光发亮，容易生长粉刺、疖肿，口中有臭味。舌苔黄厚腻，脉多滑数。

7. 气郁体质

表现多愁善感，性格内向，忧郁脆弱，脉多沉细。

8. 血瘀体质

表现口唇色暗，面色晦暗，眼眶黧黑，肌肤甲错，舌质暗红，有瘀点或瘀斑，脉象沉涩。

9. 过敏体质

此种人对尘埃、花粉、蚊虫叮咬以及对某些食物和药物过敏。皮肤划痕征阳性。

（二）病理性证候

即产生疾病之后所出现的临床证候，可表现为虚证，也可出现实证，或虚实夹杂证。

1. 虚证

（1）阴虚：阴虚证是机体阴液亏损所出现的证候。主要临床表现是：午后潮热，盗汗，颧红，咽干，手足心热，小便短黄，舌红少苔，脉细数。

（2）阳虚：阳虚是机体阳气不足出现的证候。主要临床表现是：形寒肢冷，面色㿠白，神疲乏力，自汗，口淡不渴，尿清长，大便稀溏，舌淡苔白，脉弱。

（3）气虚：气虚是指全身或某一脏腑机能减退而出现的证候。主要临床表现是：面白无华，少气懒言，语声低微，疲倦乏力，自汗，动则诸证加剧，舌淡，脉虚弱。

（4）血虚：血虚是指血液不足，不能濡养脏腑、经脉、组织、器官而出现的证候。主要临床表现是：面色苍白或萎黄，唇色淡白，头晕眼花，心悸失眠，手足麻木，妇女月经量少，或闭经，舌质淡，脉细无力。

2. 实证

实证是指邪气过盛、脏腑功能活动亢盛所表现的证候。实证的形成，一是外感六淫邪气侵犯人体，二是由于脏腑功能失调，以致痰饮、水湿、瘀血等病理产物停微留在体内所致。由于邪气的性质及所在部位的不同，因此临床表现亦不一样。一般常见有发热，形体壮实，声高气粗，精神烦躁，胸胁脘腹胀满，疼痛拒按，大便秘结或热痢下重，小便短赤，苔厚腻，脉实有力等。

3. 虚实夹杂

虚证和实证同时出现，即虚实夹杂。虚实夹杂的证候，有的以实证为主而夹有虚证；有的以虚证为主而夹有实证；亦有虚实并重。如肾病综合征患者，可见全身水肿，腹部膨隆，二便不利的实象，但又有疲乏无力，食欲不振，腰酸腿软的虚象，这便是虚实夹杂。

（三）药物性证候

即应用某种药物后所出现的证候。最常见的是应用糖皮质激素后出现的阴虚或阴虚火旺证候。长期服用温燥劫阴之品，耗伤肾阴出现肾阴虚证候。过服苦寒伤阳之品，伤及脾胃出现脾胃虚寒证候。

二、本虚证候

（一）定性诊断

1. 阳虚

主证：形寒肢冷，面色㿠白，疲乏无力，口淡不渴，尿清长，大便稀溏，舌淡苔白，脉细弱。

分析：阳虚证是肌体阳气虚衰的表现。阳气不足，脏腑功能衰减，故呈现一派虚寒证候。所谓"阳虚生外寒"。

2. 阴虚

主证：口干咽燥，五心烦热，烦躁失眠，潮热盗汗，尿黄便干，舌质红，少苔，脉细数。

分析：阴虚不能制阳，则虚热内生，故见五心烦热，烦躁失眠，潮热盗汗；热伤津液，故口干咽燥，尿黄便干；舌质红，少苔，脉细数，皆虚热之候。所谓"阴虚生内热"。

3. 气虚

主证：神疲体倦，少气懒言，食欲不振，头晕目眩，自汗，易感冒，舌质淡，苔薄白，脉虚无力。

分析：中医学认为，气是人体内不断运动着的具有很强活力的精微物质，是构成人体和维持人体生命活动的最基本物质。有推动血的运行，防御外邪的侵入，有固摄血液、汗液、尿液的作用和行气化的功能。肺主气，司呼吸，肺气虚则少气懒言；脾主

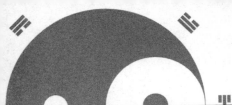

肌肉、四肢，脾气虚则神疲体倦；脾主运化水谷精微，脾虚则食欲不振；气虚不能营于上，则头晕目眩；肺主皮毛，肺气虚则卫气弱，腠理不固，故自汗，易感冒；舌质淡，苔薄白，脉虚无力，皆气虚之候。

4. 血虚

主证：面色苍白或萎黄，唇色淡白，头晕眼花，心悸失眠，常伴有短气疲乏，舌质淡白，脉细弱。

分析：血虚是指血液不足，不能濡养脏腑、经脉、组织、器官而出现的证候，血虚的病证常与心、肝、脾三脏的功能有密切关系。血虚不能上荣，故面色苍白或萎黄，唇色淡白，头晕眼花；阴血不足，心神失养，神不内敛，血不养心，故心悸失眠；血虚常会影响到全身机能的衰退，因此，常出现短气疲乏的见证；舌质淡白，脉细弱，是血虚之象。

(二) 定位诊断

1. 肾虚

主证：腰酸腿软，头晕耳鸣，发白早脱，牙齿松动，阳痿遗精，月经不调。

分析：腰为肾之府，肾主骨，生髓，充脑，肾精不足，必见腰酸腿软，头晕耳鸣；齿为骨之余，故牙齿松动；发为血之余，故发白早脱；肾主生殖，肾虚则阳痿、遗精，月经不调。

2. 脾虚

主证：腹胀便溏，食欲不振，疲乏无力，面色少华，肢体浮肿。

分析：脾主运化，脾虚则运化失常，故食欲不振；水湿不化，故肢体浮肿；水湿流注肠中，故腹胀便溏；脾气虚弱，气血生化无源，故疲乏无力，面色少华。

3. 肝虚

主证：头晕耳鸣，两目干涩，视物模糊，筋脉拘急，爪甲枯脆。

分析：肝藏血，开窍于目，肝血不足，不能上注于目，故两目干涩，视物模糊；肝血不足，不能上充于头目，故头晕耳鸣；肝主筋，其华在爪，肝血虚则筋脉拘急，爪甲枯脆。

4. 肺虚

主证：咳嗽无力，动则气短，恶风、自汗，易于感冒。

分析：肺主气而司呼吸，肺气亏虚，宗气不足，故咳嗽无力，动则气短；肺气亏虚，不能宣发卫气于肌表，则腠理不固，故恶风、自汗，易于感冒。

三、标实证候

(一) 风邪

风邪侵袭人体，常与寒邪或热邪互结，形成一种合邪，通过口鼻、皮毛侵袭人体，故临床常见有外感风寒和外感风热两种证型。

主证：①外感风寒证：表现为恶寒（或恶风）重，发热轻，鼻塞流涕，喉痒咳嗽，舌淡红，苔薄白，脉浮。②外感风热证：表现为恶寒（或恶风）轻，发热重，口干，咽红肿痛，咳嗽痰黄，舌红，苔微黄，脉浮数。

分析：风邪侵犯人体，常从皮毛、口鼻而入，风为阳邪，易侵犯头面和肌表，并使皮毛、腠理开泄，故发热恶风，鼻塞流涕；肺失宣降，故喉痒咳嗽；脉浮为表证。临床根据感邪与体质的不同，有外感风寒和外感风热之不同，其鉴别要点是：①恶寒重，发热轻为外感风寒，恶寒轻，发热重，为外感风热；②有汗多为外感风热，无汗多为外感风寒；③口渴为外感风热，口不渴为外感风寒；④咽喉肿痛为外感风热，无则多为外感风寒。

(二) 水湿证

主证：颜面或下肢水肿，甚则有胸、腹水，阴囊水肿。

上篇 基础篇

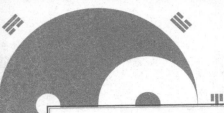

分析：肾阳虚衰，不能化气行水，水溢于肌肤；脾阳不振，不能运化水湿，轻则晨起眼睑浮肿，继则延及颜面、四肢；重则阴囊水肿，或并发胸、腹水。

（三）湿热证

主证：脘闷纳差，口黏口苦，口干不欲饮，小便黄赤、灼热或涩痛不利，肛门部灼热潮湿，舌质红，苔黄腻，脉滑数。

分析：湿热蕴盛，脾失健运，肝失疏泄，故脘闷纳差，口黏口苦，口干不欲饮；湿热下注膀胱，则小便黄赤、灼热或涩痛不利；湿热下注大肠，则肛门部灼热潮湿；舌质红，苔黄腻，脉滑数，皆为湿热之候。

（四）热毒证

主证：发热、红斑，咽喉肿痛，皮肤疖肿、疮疡。

分析：热毒客于肌肤，则发热、红斑，或皮肤疖肿、疮疡；热毒在肺，则咽喉肿痛，扁桃体化脓。

（五）湿浊证

主证：纳呆、恶心或呕吐，面色萎黄，身体困倦或精神委靡，血尿素氮、肌酐升高。

分析：肾脏病末期，多脏虚损，脾肾衰微，湿浊之邪不得从尿中排出，蕴结于体内，导致胃失和降，故纳呆、恶心或呕吐；脾肾俱衰，故患者身体困倦或精神委靡。

（六）气滞证

主证：胸闷不舒，胸胁或少腹胀闷串痛，情志抑郁或易怒，纳呆、嗳气，妇女可见乳房胀痛，舌红，脉弦。

分析：情志不遂，肝失疏泄，气机抑郁不畅，故情志抑郁或易怒，胸闷不舒；肝脉布胁肋，肝郁气滞，经脉不利，故胸胁或少腹胀闷串痛；肝失疏泄，脾胃升降失调，故纳呆、嗳气；肝气郁结，气血不畅，冲脉失调，故妇女可见乳房胀痛；弦为肝脉。

（七）血瘀证

主证：皮下瘀斑或瘀点，腰痛固定不移或刺痛，面色黧黑或晦暗，舌质紫暗或有瘀点、瘀斑，脉沉涩。实验室检查：尿FDP阳性，或血液呈高黏状态，或血液呈高凝状态。

分析：瘀血阻滞脉络，不通则痛，故疼痛为血瘀证的常见症状。血瘀引起的疼痛，其特点是，疼痛固定不移或呈刺痛；瘀阻经脉，血行障碍，故皮下瘀斑或瘀点，舌质紫暗或有瘀点、瘀斑，脉沉涩；瘀阻日久，肌肤失于血的滋养，故面色黧黑或晦暗。尿FDP阳性，或血液呈高黏状态，或血液呈高凝状态，均为诊断血瘀证的客观指标。

（八）血热证

主证：皮下紫斑，尿血或衄血、吐血、便血，血色鲜红，发热夜甚，心烦失眠，面红目赤，舌深绛，脉细数。

分析：热邪迫血妄行，故见皮下紫斑，尿血或衄血、吐血、便血，且血色鲜红；热邪伤阴，营阴受损，则见发热夜甚；热扰心神，则见心烦失眠；面红目赤，舌深绛，脉细数，是热入血分的特征。

第二节　肾脏病中医常见证候

一、脏腑虚损证候

凡属正气虚弱所产生的证候，均属虚证。肾脏病虽为肾脏的主要疾病，但也累及到其他脏腑，常表现为多脏腑功能失调。

（一）肾阳虚证

主证：即肾虚+阳虚。临床常见腰酸腿软，形寒肢冷，头晕耳鸣，神疲乏力，尿少，浮肿，面色㿠白，舌淡胖，脉沉弱。

分析：腰为肾之府，肾主骨，生髓，充脑。肾病日久，损耗

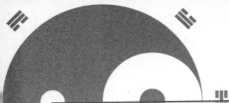

肾阳，阳气不足，全身机能低下，故见腰酸腿软，神疲乏力，头晕耳鸣；阳气不能温煦肌肤，故形寒肢冷；肾阳不足，膀胱气化功能障碍，故尿少，浮肿；气血亏损，故面色苍白；舌淡胖，脉沉弱均为阳虚之象。此证常见于肾上腺皮质激素撤减综合征，慢性肾衰竭患者。

（二）肾气虚证

主证：即肾虚+气虚。临床常见腰酸腿软，小便频数清长，或遗尿，头晕耳鸣，神疲乏力，少气懒言，男子滑精，早泄，女子白带清稀，舌淡苔白，脉细弱。

分析：肾气亏虚，膀胱失约，故见小便频数清长，或遗尿；肾失封藏，精关不固，故滑精，早泄，女子白带清稀；肾气不足，清阳不升，故头晕耳鸣；腰酸腿软，舌淡苔白，脉细弱，舌淡苔白，脉细弱，均为肾气不足之象。可见于慢性肾炎。

（三）肾阴虚证

主证：即肾虚+阴虚。临床常见腰酸腿软，头晕耳鸣，口干咽燥，五心烦热，失眠盗汗，梦遗滑精，舌红少苔，脉细数。

分析：肾阴亏虚，不能生髓、充骨、养脑，故腰酸腿软，头晕耳鸣；肾阴不足，虚热内生，故口干咽燥，五心烦热，失眠盗汗；虚热内扰，故梦遗滑精；舌红少苔，脉细数，均为阴虚内热之象。临床可见于急性肾炎恢复期，隐匿性肾炎以血尿为主要表现者和过敏性紫癜性肾炎。

（四）肝肾阴虚证

主证：即肝虚+肾虚+阴虚。临床常见腰酸腿软，头晕耳鸣，视物模糊，口干咽燥，五心烦热，虚烦失眠，舌红少苔或无苔，脉沉细或弦细。

分析：肝肾同源，肝阴与肾阴互相滋长，盛则同盛，衰则同衰。肾阴不足，则水不涵木，因而肝肾亦亏；肝阴不足，则累及肾阴，以至肾阴亦亏，形成肝肾阴虚。腰酸腿软为肾虚的主要特征；肾阴不足，虚火上扰，故头晕耳鸣，口干咽燥，五心烦热，虚烦失眠；肝阴不足，目失滋养，故视物模糊；舌红少苔或无苔，脉沉细或弦细，均为阴虚内热之象。临床上可见于糖尿病肾病。

（五）脾肾阳虚证

主证：即脾虚+肾虚+阳虚。临床常见腰酸腿软，神疲乏力，腹胀纳差，形寒肢冷，面浮肢肿，面色㿠白，舌淡胖大，或有齿痕，脉沉弱。

分析：脾肾阳虚，不能温养形体，故面色㿠白，形寒肢冷；肾虚不能主骨、生髓，故腰酸腿软，神疲乏力；脾肾阳虚不能运化水液，水湿潴留，故面浮肢肿；舌淡胖大，或有齿痕，脉沉弱，均为阳虚之象。临床上可见于原发性或继发性肾病综合征、慢性肾炎、慢性肾衰竭。

（六）气阴两虚证

主证：即肺气虚+肾阴虚；或脾气虚+肾阴虚。临床常见神疲体倦，腰酸腿软，头晕耳鸣，口干咽燥，五心烦热，舌红少苔，脉细数。

分析：气虚则神疲体倦；肾阴虚故见腰酸腿软，头晕耳鸣，口干咽燥，五心烦热，舌红少苔，脉细数。此型既可表现为肺肾气阴两虚证，又可表现为脾肾气阴两虚证。临床上可见于隐匿性肾炎、慢性肾炎、糖尿病肾病和急性肾衰竭的多尿期。

（七）肝肾阴虚，肝阳上亢证

主证：即肝肾阴虚+肝阳上亢。临床除见肝肾阴虚的腰酸腿软，头晕耳鸣，视物模糊，口干咽燥，五心烦热，虚烦失眠外，尚可出现面红目赤，急躁易怒，头疼且胀等肝阳上亢的症状。舌红少苔或无苔，脉沉细或弦细。

分析：肝肾阴虚，肝阳上亢的证型，临床多见于慢性肾炎、肾病综合征和慢性肾衰竭以高血压为主要表现者。

上篇 基础篇

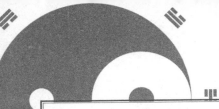

(八) 阴阳两虚证

主证：即阴虚+阳虚。临床上可见形寒肢冷，面色㿠白，倦怠乏力，少气懒言，食欲不振，自汗盗汗，午后潮热，五心烦热，形体羸弱，舌质胖嫩，脉细数无力。

分析：本证多为疾病发展的后期，机体脏腑功能俱败，故出现人体气、血、阴、阳俱衰的表现，患者既怕冷，又怕热，这也是阴阳两虚的特征，临床上常见于慢性肾衰竭的晚期。

二、邪气亢盛证候

凡邪气亢盛有余所产生的证候，属实证。是引发或加重肾脏病的病因，常有风、寒、湿、热、血瘀、湿浊等。

(一) 风水泛滥证

主证：恶寒发热，喉痒咳嗽，眼睑浮肿，继则四肢及全身皆肿，来势迅速，偏风热者伴咽喉红肿疼痛，舌红，脉浮数。偏风寒者，恶寒重，咳喘，身痛，舌苔薄白，脉浮紧。

分析：急性肾炎或慢性肾炎急性发作，常表现有风水泛滥的证候，临床上既有风寒或风热的表证，又有水湿泛滥的证候。

(二) 湿热蕴结证

主证：上焦湿热表现为身热不扬，午后较甚，咽喉肿痛，或皮肤疮疡，口干不思饮。中焦湿热表现为脘闷纳差，倦怠肢困，口干不欲饮，小便黄赤，舌质红，苔黄腻。下焦湿热表现为尿灼热或涩痛不利，肛门部灼热潮湿，脉滑数。

分析：湿热互结，常身热不扬，午后较甚；湿热蕴盛于上焦，热邪壅肺，故咽喉肿痛；肺与皮毛相合，皮肤疮疡，亦呈现上焦湿热表现；中焦湿热，脾失健运，肝失疏泄，故脘闷纳差，口黏口苦，口干不欲饮；湿热下注膀胱，即下焦湿热，则小便黄赤、灼热或涩痛不利；湿热下注大肠，则肛门部灼热潮湿；舌质红，苔黄腻，脉滑数，皆为湿热之候。

（三）热毒炽盛证

主证：即水湿+热毒+血热。临床上可见面部红斑，色泽鲜红，或皮下红斑，发热持续不退，烦躁不安，口渴，口舌生疮，衄血，关节疼痛，双下肢浮肿，小便短赤有灼热感，舌质红，苔黄，脉数。

分析：阴血不足，热毒炽盛，则发热持续不退，口渴；热扰神明，则烦躁不安，口舌生疮；热灼营血，故面部红斑，色泽鲜红；热伤血络，则皮下红斑，衄血；邪热伤气，气血不通，则关节疼痛，双下肢浮肿；热注膀胱，则小便短赤有灼热感，舌质红，苔黄，脉数，均为热毒炽盛，阴虚血热所致。

（四）水瘀交阻证

主证：即水湿+瘀血。临床上可见尿少浮肿，皮下瘀斑或瘀点，腰痛固定不移或呈刺痛，面色黧黑或晦暗，舌质紫暗或有瘀点、瘀斑，脉沉涩。实验室检查：尿FDP阳性，或血液呈高黏状态，或血液呈高凝状态。

分析：尿少浮肿，经久不愈，瘀血阻滞脉络，不通则痛，故疼痛为血瘀证的常见症状。血瘀引起的疼痛，其特点是，疼痛固定不移或呈刺痛；瘀阻经脉，血行障碍，故皮下瘀斑或瘀点，舌质紫暗或有瘀点、瘀斑，脉沉涩；瘀阻日久，肌肤失于血的滋养，故面色黧黑或晦暗。尿FDP阳性，或血液呈高黏状态，或血液呈高凝状态，均为诊断血瘀证的客观指标。

（五）湿浊内阻证

主证：食少纳呆，恶心或呕吐，面色萎黄，身体困倦或精神萎靡，食少纳呆，血尿素氮、肌酐升高。

分析：肾脏病后期，多脏虚损，脾肾衰微尤甚，湿浊之邪不得从尿中排出，蕴结于体内，导致胃失和降，故食少纳呆、恶心或呕吐；脾肾俱衰，故患者身体困倦或精神萎靡。体内代谢产物不得排出，血尿素氮、肌酐升高。

上篇 基础篇

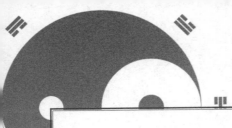

第四章　肾脏病中医常用治法和方药

一、治疗原则

中医的治则是在中医基本理论指导下，通过长期医疗实践总结出来的经验，是指导临床治疗疾病的总原则。治则是建立在辨证的基础上，根据疾病当前不同证候，以确定不同的治疗方法。

（一）预防为主

预防就是采取积极的措施，防止疾病的发生与发展，中医学早在《内经》中就明确提出了"治未病"的思想，强调"防患于未然"。这种"未雨绸缪"，防重于治的思想，颇具有现实意义。所谓治未病，包括未病先防和既病防变两个方面。

未病先防，就是在疾病未发生之前，加强锻炼，增强体质，扶助正气，提高机体的抗病能力，提高机体对外界环境的适应能力，避免致病因素的侵害，以防止疾病的发生。

既病防变，就是在疾病已经发生之后，要早期诊断，早期治疗，以防止疾病的发展与传变。如对高血压病、糖尿病患者，在早期就要积极、合理地进行治疗，以防发生肾损害。

（二）治病求本

《内经》中提出的"治病必求其本"，就是要求医生在治疗疾病时，必须要抓住疾病的本质进行治疗，这也是辨证论治的基本原则。因为疾病在发生、发展的过程中，可出现许多错综复杂的临床表现，只要掌握辨证论治的正确方法，通过综合分析，抓住疾病的病因和病变本质进行治疗，才能取得好的疗效。例如狼疮性肾炎的活动期多表现为湿热炽盛证，治宜清热解毒，凉血散瘀法；在亚急性期或轻度活动期多表现为阴虚内热证，治宜养阴清热法；在缓解期多呈肝肾阴虚证或气阴两虚证，治宜滋补肝肾法或益气滋阴法。这种针对疾病的病因和病变本质进行治疗的原则，就是"治病求本"。

（三）标本缓急

1. 标本论治

标本的含义是多方面的，从正邪关系来说，正气为本，邪气为标；从疾病的发生来说，病因为本，症状为标；从疾病的新旧来说，旧病为本，新病为标；从疾病的先后来说，先病为本，后病为标；从病变的部位来说，内脏为本，体表为标。以肾脏病来说，肾虚为本（常累及脾、肺、肝、膀胱等脏腑），而诱发疾病发生或加重的诸多因素，如风、寒、湿、热、湿热、湿浊、瘀血、肝风等均为标。在继发性肾脏病来说，如高血压性肾病，高血压病是本，引发的肾损害是标；糖尿病肾病，糖尿病是本，肾损害是标；慢性肾衰竭中，其原发疾病是本，肾损害的证候为标。中医治病主张在"治病求本"的原则下，采取"急则治其标"，"缓则治其本"或"标本同治"的方法。

2. 缓急论治

急则治其标，是指在肾脏病发展过程中，由于邪气过盛，出现了紧急、危重的情况，必须先祛除病邪，以免进一步损伤正气，即所谓"邪去则正安"。如慢性肾小球疾病（慢性肾炎、隐匿性肾炎、肾病综合征）只要临床表现有湿热证存在，治疗就必须首先清除湿热，否则湿热不除，尿蛋白始终难消。再如慢性肾炎脾肾气虚证，复感风寒，风水相搏，水肿急剧加重，发热、咳嗽、气喘、不得平卧，此时则应宣肺利水，俟热退水去，病势缓

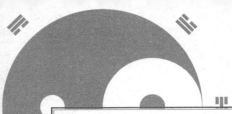

解，再行健脾益肾以治本。这就是急则治其标的方法。

缓则治其本，通常用于病情平稳，或肾炎缓解期的治疗原则。如急性肾炎缓解期或慢性肾炎水肿消退后，根据中医水肿发病"其本在肾"、"其制在脾"的原则，采用扶正固本，健脾益肾的治疗方法以治其本。

标本同治，是在肾脏病出现标本俱急的情况下采用的治疗原则。如慢性肾炎日久，患者脾肾阳虚，水肿明显，小便量少，则应标本同治，温阳利水，活血通络。

（四）扶正祛邪

疾病有虚实之分，邪正盛衰决定着病变的虚实，故临证治疗亦有相应的补泻方法，也就是虚证宜补，实证宜泻。"补虚泻实"实际上是扶正祛邪的具体应用。补虚即扶正，泻实即祛邪。

1. 扶正为主

适用于正气虚为主而邪实不盛的虚性病证。肾脏病患者，大多数由于病程迁延日久，正气虚弱，此时若邪气不盛，可采取扶助正气的药物治疗，以提高正气的抗邪能力。由于肾脏疾患病本在肾，肾虚为主，益肾之法是治疗的根本之法。并根据阴阳虚衰的侧重而选择应用补肾气、滋肾阴、温肾阳、填肾精等不同治法。在此基础上结合脾、肺、肝、膀胱等脏腑的受累情况加以调理，特别是脾肾同补为该病的常用之法。

2. 祛邪为主

适用于邪实为主而正气未衰的病证。肾脏病患者，在发病的初期，往往表现为正气虚弱尚不明显，而邪气较盛，故应采取祛邪治标为主的治法。如急性肾炎、紫癜性肾炎、尿路感染等。此外，在疾病发展过程中，由于正气虚弱而导致多种病理因素如湿热、湿浊、水湿、瘀血等邪实内盛，亦应先祛邪，后扶正，邪去则正安。但祛邪法不可久用，中病即止，应结合扶正之法巩固疗效。

3. 扶正祛邪兼用

适用于正虚邪实病证。两者兼顾则扶正不留邪，祛邪不伤正。在大多数肾脏病的治疗中常用此法。在具体应用时，还须分清正虚邪实的孰轻孰重，在治疗上有所侧重。如正虚较重，应扶正为主，兼顾祛邪；邪实较重，则以祛邪为主，兼顾扶正。

（五）同病异治，异病同治

同病异治，就是同一种疾病，由于病邪性质不同，人体反应有异，加之疾病发展的阶段不同，其病机和疾病性质也不一致，所以对同一种疾病，通过辨证，须采用不同的治法。如同为慢性肾炎，有以正虚为主，也有以标实为主。正虚中有脾肾阳虚，亦有肝肾阴虚。脾肾阳虚证治宜温肾健脾，而肝肾阴虚证则须滋补肝肾，治法各异。以标实为主者，有湿热蕴结证，亦有瘀血阻络证，前者宜清热利湿法治疗，后者则须活血通络法施治，治法又各不相同。"一病多方"就是这个意思。

异病同治，就是不同的疾病在发展过程中出现相同性质的证候，往往采取相同的治法进行治疗。如IgA肾病、过敏性紫癜性肾炎、狼疮性肾炎是三种截然不同的疾病，若在疾病发展过程中，凡辨证符合湿热蕴结这种证候，都可以采用清热利湿的清热健肾方进行治疗，即所谓"多病一方"。

事实上，同病异治是因为同病异证，故须异治，采用一病多方；异病同治是因为异病同证，故可同治，而采用多病一方，关键是论治的依据在于辨证。由此可见中医辨证论治的重要性。

二、常用治法和方药

（一）扶正类

1. 滋阴补肾法

适用于肾阴虚的病证。常用于各种原发性、继发性肾小球肾炎或肾病以肾阴虚为主要表现者。

上篇 基础篇

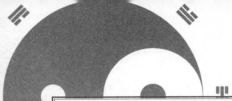

　　方药：养阴健肾汤（作者经验方）。药用：生地30g，知母15g，玄参15g，丹皮10g，地骨皮15g，女贞子15g，旱莲草15g，黄柏10g，益母草30g，地龙15g。

　　加减：潮热盗汗，五心烦热等阴虚症状明显者，加龟板30g（先煎）、鳖甲30g（先煎）；血压高者，加生石决明30g（先煎）、磁石30g（先煎）、钩藤15g；血瘀明显者，加桃仁10g、红花10g、水蛭6g（研细粉，分3次冲服）。

　　2. 益气滋阴法

　　适用于气阴两虚的病证。常用于慢性肾炎、肾病综合征、隐匿性肾炎、IgA肾病、狼疮性肾炎以气虚+肾阴虚为主要表现者。

　　方药：益气健肾汤（作者经验方）。药用：黄芪30g，当归15g，太子参15g，生地20g，女贞子15g，旱莲草15g，益母草30g，地榆15g，石韦30g，地龙15g，水蛭6g（研细粉，分3次冲服）。

　　加减：若以气虚为主者，加西洋参10g、山药30g、穿山龙30g；若以肾阴虚为主者，加山茱萸12g、枸杞子10g、丹皮10g。

　　3. 补气温阳法

　　适用于气虚+肾阳虚的病证。常用于慢性肾炎、肾病综合征、隐匿性肾炎以蛋白尿为主，而无明显水肿及肾功能障碍者。

　　方药：温阳健肾汤（作者经验方）。药用：黄芪30g，当归15g，党参15g，熟地15g，山茱萸12g，锁阳12g，巴戟天10g，菟丝子10g，益母草30g，水蛭6g（研细粉，分3次冲服）。

　　加减：若肾阳虚较重，腰酸冷痛者加附片15g（先煎）、肉桂6g（研细粉分3次冲服）；血瘀明显者，加桃仁10g、红花10g。

　　4. 健脾补肾法

　　适用于脾气虚+肾气虚的病证。常用于慢性肾炎、肾病综合征、隐匿性肾炎、糖尿病肾病以顽固性蛋白尿为主者。

　　方药：保元汤（明·张景岳方）加减。药用：黄芪30g，人参

10g，肉桂6g（研细粉，分3次冲服），山药30g，金樱子12g，菟丝子10g。

加减：顽固性蛋白尿者，加水蛭6g（研细粉分3次冲服）。

5. 温补脾肾法

适用于脾肾阳虚的病证。常用于慢性肾炎、肾病综合征、慢性肾衰竭表现为脾阳虚（疲乏无力，食欲不振，脘腹胀满）+肾阳虚（畏寒肢冷，腰酸腿软，水肿等）。

方药：补阳健肾汤（作者经验方）。药用：红景天15g，附片30g（先煎），肉桂6g（研细粉，分3次冲服），桂枝10g，菟丝子10g。女贞子15g，茯苓30g，山药30g，炒白术15g，当归15g，益母草30g，水蛭6g（研细粉分3次冲服）。

加减：全身水肿或伴腹水者，加车前子30g（包）、怀牛膝15g、椒目10g；恶心呕吐者，加伏龙肝60g（水煎后，用此药水煎其他药）、藿香10g、苏梗10g、生姜10g。

6. 滋补肝肾法

适用于肝肾阴虚的病证。常用于慢性肾炎、肾病综合征、狼疮性肾炎。

方药：杞菊地黄丸（《医级方》）。药用：枸杞子10g，野菊花10g，生地20g，山茱萸12g，山药30g，丹皮10g，茯苓15g，泽兰15g，杭白芍12g。

加减：如阴虚较重，加龟板30g（先煎）、鳖甲30g（先煎）；如有阴虚阳亢症状者，按滋阴潜阳法治疗。

7. 滋阴潜阳法

适用于肝肾阴虚，肝阳上亢的病证。常用于慢性肾炎高血压、高血压性肾病。

方药：建瓴汤（《医学衷中参西录》方）。药用：山药12g，怀牛膝12g，代赭石30g，生龙骨30g，生牡蛎30g，生地黄30g，杭白芍15g，柏子仁12g。

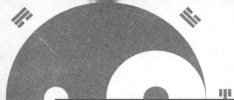

加减：若心烦舌红者，加丹参30g；头痛者加地龙15g；大便干结者，加生大黄10g（后下）。

8. 滋阴降火法

适用于阴虚火旺的病证。适用于肝肾阴虚，肝阳上亢的病证。肾病综合征大剂量激素首始治疗阶段。

方药：滋阴降火汤（作者经验方）。药用：生地30g，元参15g，知母15g，龟板30g（先煎）。

9. 补肾固精法

临床常用于肾病发病过程中出现腰酸腿软，头晕耳鸣，尿蛋白持续不消，或见遗精、滑精、多尿等肾气不固证。

方药：金锁固精丸加减（《医方集解》）。药用：沙苑蒺藜15g，芡实15g，莲须15g，煅龙骨30g（先煎），煅牡蛎30g（先煎），龟板30g（先煎）。

加减：腰酸痛，加杜仲15g、续断15g，以壮腰固肾。

10. 阴阳双补法

适用于慢性肾脏病表现为阴阳两虚者。

方药：二仙汤（《经验方》）。药用：仙茅10g，仙灵脾10g，巴戟天12g，当归10g，知母10g，黄柏10g。

11. 益气固卫法

适用于各种肾脏病恢复期。可增强抵抗力，预防感冒和尿路感染。

方药：玉屏风散（《世医得效方》）。药用：黄芪30g，白术15g，防风10g。

加减：气虚甚者，加党参15g；血虚者，加当归15g。

12. 益气健脾法

适用于小儿肾脏病恢复期。

方药：参苓白术散（《太平惠民和剂局方》）加减。药用：党参30g，白术15g，茯苓15g，山药20g，白扁豆10g（炒），莲子肉

10g，薏苡仁10g，桔梗10g，甘草6g。全方有益气健脾，和胃渗湿之功效，适宜小儿脾胃气虚夹湿之证。

加减：消化不良加焦三仙各10g。

（二）祛邪类

1. 温肾泄浊法

适用于各种肾脏病晚期。表现为脾肾衰微，湿浊内阻。

方药：补阳健肾汤（作者经验方）。药用：红景天15g，附片30g（先煎），肉桂6g（研细粉，分3次冲服），菟丝子10g。女贞子15g，茯苓30g，山药30g，炒白术15g，当归15g，益母草30g。同服降氮胶囊（大黄、红花、水蛭等）每次4粒，每日3次。如大便稀，每日2次为宜。

加减：全身水肿或伴腹水者，加车前子30g（包）、桂枝15g、椒目10g；恶心呕吐者，加伏龙肝60g（水煎后，用此药水煎其他药）、藿香10g、苏梗10g、生姜10g。

2. 清利湿热法

适用于各种肾脏病湿热蕴结。

方药：（1）上焦湿热表现为身热不扬，午后较甚，咽喉肿痛，或皮肤疮疡，口干不思饮。采用清热健肾汤（作者经验方）。药用：白花蛇舌草30g，半枝莲30g，青风藤30g，石韦30g，白茅根30g，龙葵15g，蝉蜕10g，益母草30g。每日1剂。

（2）中焦湿热表现为脘闷纳差，倦怠肢困，口干不欲饮，小便黄赤，舌质红，苔黄腻。采用藿朴夏苓汤（《医原》）。药用：藿香10g，半夏10g，赤茯苓15g，生苡仁15g，杏仁10g，白蔻仁6g，猪苓15g，泽泻15g，厚朴10g，淡豆豉10g。以宣通气机，燥湿利水。

（3）下焦湿热表现为尿灼热或涩痛不利，肛门部灼热潮湿，脉滑数。采用通淋健肾汤（作者经验方）。药用：金银花30g，龙葵15g，石韦30g，地榆30g，海金沙15g，乌药10g，益智仁10g，

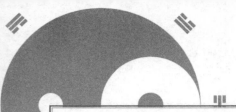

滑石18g，甘草6g。如有恶寒、发热者，加柴胡10g、黄芩10g、连翘20g；血尿加小蓟30g、藕节15g。

3. 渗湿利水法

适用于各种肾脏病有水肿表现者。

方药：决水汤（《辨证录》）。药用：车前子30g（包煎），茯苓60g，王不留行15g，肉桂5g（研细冲服），赤小豆30g。

本法仅为暂时性治疗，不可久用。

4. 疏风宣肺法

适用于各种肾脏病治疗过程中感受风寒或风热外邪者。

（1）风寒证：麻黄连翘赤小豆汤（《伤寒论》）。药用：麻黄6~9g，连翘15g，杏仁10g，赤小豆30g，桑白皮20g，甘草6g，生姜6g，大枣6枚。

（2）风热证：银翘散（《温病条辨》）。药用：金银花30g，连翘15g，苦桔梗10g，荆芥10g，淡豆豉10g，淡竹叶6g，牛蒡子10g，薄荷6g，生甘草6g。共济疏散风热，清热解毒之功。

5. 活血化瘀法

适用于各种肾脏病有血瘀证候者。

方药：益肾汤（山西省中医研究所）。药用：当归15g，赤芍12g，川芎10g，桃仁10g，红花10g，丹参15g，益母草30g，金银花30g，白茅根30g，板蓝根30g，紫花地丁30g。本方有活血化瘀，清热解毒之功效。

加减：若合并上呼吸道感染者，去桃仁、红花，加连翘12g、黄芩10g、元参10g、蝉蜕10g；血压高者加地龙10g、怀牛膝10g、野菊花10g、钩藤15g。

6. 清热通淋法

适用于急、慢性肾炎，尿路感染，肾盂肾炎出现下焦湿热证候者。

方药：通淋健肾汤（作者经验方）。药用：金银花30g，石韦

30g，龙葵15g，生地榆15g，海金沙15g（包煎），台乌药10g，益智仁10g，红景天15g。

加减：恶寒发热者，加柴胡12g、黄芩10g；少腹坠胀者，加川楝子10g；尿中有大量白细胞者，加败酱草30g、生苡仁30g。

（三）中成药

1. 雷公藤多甙片

具有抗炎、细胞免疫及体液免疫的抑制作用。适用于肾病综合征、狼疮性肾炎、紫癜性肾炎、类风湿性关节炎肾损害等。用法：每日1~1.5mg/kg，最大用量一日不超过90mg，分3次口服，或遵医嘱。雷公藤多甙片的副作用和毒性比生药雷公藤明显的小，安全范围较大，少数患者服后可发生胃肠道反应，但可耐受；若出现白细胞减少、血小板减少，停药后即可恢复正常；也可引起月经紊乱和精子活力降低、精子数目减少等副作用；哺乳期妇女服用此药应断奶，孕妇忌用。

2. 昆明山海棠

由昆明山海棠乙醇提取物组成。有祛风除湿，舒筋活络，清热解毒的功效。适用于慢性肾炎、类风湿性关节炎肾损害、狼疮性肾炎等。用法：每次2~3片，每日3次，饭后服。副作用为胃不适、纳差、色素沉着、闭经等现象，但停药数日后，即可消失。

3. 火把花根片

由火把花根水提物组成。有祛风除湿，舒筋活络，清热解毒的功效。适用于慢性肾炎、肾病综合征、狼疮性肾炎、类风湿性关节炎肾损害、脉管炎、硬皮病等自身免疫性疾病。用法：每次3~5片，每日3次，饭后服。1~2个月为1疗程。可连续服用2~3个疗程。副作用为胃不适、恶心，饭后服用可减轻症状；有中、重度肾功能损害，生育期的青年男女及儿童慎用。

4. 保肾康

中药川芎提取物。有活血化瘀的功效。适用于慢性肾功能衰竭血瘀证。每次3~4片，每日3次，口服。

5. 百令胶囊、金水宝胶囊

均为冬虫夏草菌丝所制成。有补益肺肾的功效。适用于慢性肾功能衰竭肾阳虚衰者。每次3~4片，每日3次，口服。

第五章　肾脏病的常见临床表现

第一节　肾性水肿

水肿是指身体局部或全身浮肿为临床特征的病证。由肾脏疾病引起的水肿称为肾性水肿，它是肾脏病的重要表现之一。其临床特点是先见于组织较松弛的部位，轻者晨起眼睑或颜面部浮肿，重者足踝、下肢水肿，严重时波及全身，甚至腹、胸腔大量积液。其发展速度较为迅速，常伴有其他肾脏病的临床表现，如高血压、蛋白尿、血尿及管型尿等。中医认为水肿的发生多由感受外邪，劳倦内伤，或饮食失调导致肺、脾、肾等脏腑功能失调，三焦气化不利，水液输布失常，引起水液潴留，泛滥于肌肤，发为水肿。

一、肾性水肿的发生机制

肾性水肿的发生机制，可能与下列因素有关：

（一）肾小球滤过率下降

急、慢性肾小球肾炎时，由于炎性渗出物和内皮细胞肿胀、变性、纤维化，使肾小球毛细血管管腔变窄，甚至闭塞，肾小球滤过面积减少，滤过率下降，水、钠潴留而发生水肿。

（二）血浆胶体渗透压降低

肾病综合征时大量蛋白质从尿中漏出，导致血浆蛋白（以白蛋白为主）减少，由于白蛋白的分子量较球蛋白小，而渗透压和单位容量内的分子数呈正相关，故血管内的渗透压力下降，水流入细胞间引起水肿。

（三）全身毛细血管通透性增加

肾小球肾炎时免疫损伤激活补体可产生过敏毒素，导致全身毛细血管通透性增加，水与血浆蛋白渗入组织间隙而引起全身水肿。

（四）肾小管重吸收增多

肾小球疾病时由于球管平衡失调，肾血流量重新分布，肾内分泌异常，利钠激素生成抑制，使肾小管重吸收水、钠增多而加剧水肿。

（五）其他因素

肾脏疾病时肾血流量减少，肾素—血管紧张素—醛固酮系统异常，或由于肾脏病导致高血压、贫血、电解质紊乱引起心功能不全，也可引起或加重水肿。

中医学认为肾有主持和调节人体水液代谢的功能，故《素问·逆调论》说："肾者水脏，主津液。"肾的这一功能主要是靠肾中阳气的作用来实现。人体水液代谢包括两个方面：一是将从饮食中所化生的津液（指人体正常水液），输送到全身，以发挥补充血液容量和滋养五脏六腑、组织器官的作用；二是把各脏腑组织利用后的多余水分（包括机体的代谢产物），变为汗和尿液，排出体外。这两种作用，都必须在肾阳所产生的"气化"功能下才能完成。

人体水液代谢是一个比较复杂的过程，是由多脏腑相互协调配合而进行的，与肾、脾、心、肺、肝以及三焦、膀胱均有关系，其中以肾、脾、肺的关系最大，三脏之中，又以肾的作用更为重要。因为肾中的阳气具有气化功能，它能升清降浊，以调节体内水液的输布和排泄。同时，脾的运化，肺的宣降，三焦的通调，膀胱的开阖，无不依赖肾中阳气的温煦作用，才能发挥正常的功能，所以，肾在维持和调节人体水液代谢方面起着主导作用。如果肾的阳气不足，气化就要失常，升降就要紊乱，就会引起水液代谢的障碍而发生水肿。

二、肾性水肿的诊断与鉴别诊断

肾脏疾病患者若出现可见性水肿，则肾性水肿的诊断即可成立。肾性水肿应与其他原因引起的水肿相鉴别。

（一）肾炎性水肿

又称非凹陷性水肿，其特点是指压凹陷，指起即复，主要是由于肾小球滤过率降低，水、钠排泄障碍而致。多见于急性肾小球肾炎及其他多种肾小球肾炎，临床多表现为少尿、血尿、高血压和肌酐清除率降低。

（二）肾病性水肿

又称凹陷性水肿，其特点是指压凹陷，指起不复，多见于肾病综合征。

（三）心源性水肿

是右心功能不全的重要体征，水肿特点是有心脏病史和其他充血性心力衰竭的症状和体征，如心悸、气促、颈静脉怒张、肝肿大、静脉压增高、肝颈静脉回流征阳性等。水肿特点是最先出现于身体低垂部位。直立位见于脚、内踝和胫骨前部水肿，严重者可出现胸腔、腹腔积液。

（四）肝性水肿

肝硬化的水肿主要表现为腹水，临床上还可见其他门脉高压征象，如腹壁静脉曲张、脾肿大和痔疮等。腹水可引起腹压升高，妨碍下肢静脉回流，加重下肢水肿。实验室检查肝功能明显异常，一般不难鉴别。

（五）营养不良性水肿

见于长期蛋白质摄入量不足，以及患有慢性消耗性疾病，结

上篇 基础篇

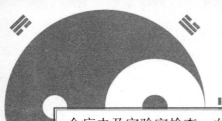

合病史及实验室检查，血浆蛋白与血红蛋白降低，不难做出诊断。

（六）原发性醛固酮增多症

水肿不是主要症状，仅少数患者出现下肢及颜面部轻度水肿，临床特征是中等度的高血压和低血钾，表现为肌无力、周期性瘫痪、烦渴、多尿，实验室检查血钾、钠、二氧化碳结合力和尿pH可资鉴别。

（七）特发性水肿

临床上有时会将特发性水肿误诊为肾性水肿，应予注意。特发性水肿患者浓缩晨尿多次检查，均无蛋白尿，可资鉴别。特发性水肿在临床上并不少见，其诊断要点是：①绝大多数病例为生育期妇女。②常伴有神经衰弱症候群。③水肿较轻，颜面及下肢均可出现轻度水肿，以下肢较常见，长期站立时更明显。水肿可间歇发生，持续多年。④多数体形较肥胖，血压偏低。特发性水肿患者的尿钠排泄量常减少，尿醛固酮定量常增高，血浆肾素活性也常增高。立卧位水试验有助于诊断。

（八）其他原因所致水肿

肾性水肿还需与经前水肿、间脑综合征水肿、药物性水肿、肥胖性水肿、旅行者水肿、高温环境下水肿以及下肢静脉曲张引起下肢水肿等相鉴别。

三、肾性水肿的治疗

肾性水肿的治疗不论西医还是中医都以治疗原发病为主，对于水肿只作对症性处理。

（一）利尿药的应用

1. 高效利尿药

常用的有呋塞米（速尿），其作用机制主要是抑制髓袢升支的髓质部对钠、氯的重吸收，对升支的皮质部也有作用。其结果是管腔液钠、氯浓度升高，而髓质间液钠、氯浓度降低，使渗透压梯度降低，肾小管浓缩功能下降，抗利尿激素的作用也减弱，从而导致水、钠排泄增多。本药的利尿作用强大、迅速而短暂。静脉注射后2~5min开始利尿，作用持续2h左右。其排钠作用比双氢氯噻嗪强数倍。长期反复用药可出现低盐综合征、低氯血症和低钾血症性碱血症。长期用药（7~10d）后，利尿作用消失。成人口服开始用量为20~40mg/d，口服吸收迅速但不完全，临床以肌肉注射和静脉注射效果为好。每次20~40mg，一日1~2次，必要时可每2h追加剂量。肾功能减退者，需加大剂量才有效，可用至80~200mg/d，分2次加入葡萄糖液内静脉滴注，儿童每次用量为0.5~1mg/kg。与氢氯噻嗪联合使用，可加强疗效。

2. 中效利尿药

临床常用氢氯噻嗪，其作用机制主要是作用于肾小管髓袢升支的皮质部和远曲小管的前段，抑制其对钠、氯的重吸收，从而起到排钠利尿作用。由于流入远曲小管和集合管内的钠量增加，使钠—钾交换增加，故也增加了钾的排泄，长期服用可引起低血钾。其优点为利尿作用比较温和，较少引起机体酸碱平衡失调。本药对肾功能不良者，利尿效果差。成人口服一般用量为25~100mg/d，分1~3次服用，为减少副作用，间歇用药为好，即隔日用药或每周1~2次用药，或连续服药3~4d，停药3~4d。儿童口服，每日2mg/kg，分2次给药。

3. 低效利尿药

临床常用螺内酯（安体舒通），与醛固酮有类似的化学结构，两者在远曲小管和集合管的皮质部起竞争作用，从而干扰醛固酮对上述部位钠重吸收的促进作用，促进钠、氯的排出而产生利尿。因钠—钾交换机制受抑，钾的排泄减少，故为留钾利尿药。本药利尿作用弱，且较缓慢。成人口服一般用量为20~40mg，每日3次。儿童每日1~3mg/kg，分3次服用。肾功能衰竭者，不宜应用。常与双氢氯噻嗪或呋塞米合用，既能增强利尿效果，又可防止低血钾。最适宜用于伴有醛固酮增多的顽固性水肿，如肝硬化和肾病综合征。与此药类似的尚有氨苯蝶啶。

对严重低蛋白血症者，用利尿药利尿后，排除的仅为血浆内的钠和水，因为血浆胶体渗透压低，细胞间液并不能回收至血液内，故不但不能消肿，而且会引起血容量不足，更加重了原先的继发性醛固酮增多症，从而加重了水肿的恶性循环。此种情况下，在使用速尿静脉滴注后，应立即注射血容量扩充剂，如低分子右旋糖苷、各种血浆代用品，如706代血浆、白蛋白等。

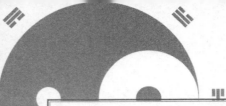

（二）中医辨证论治

1. 风水泛滥证

主证：眼睑及头面先肿，继则波及四肢及全身，发展迅速，发病前常有发热恶风，肢节酸楚，小便不利等症。属风热者，常有咽喉肿痛，舌质红，苔黄，脉浮滑数。属风寒者，伴恶风寒，咳喘，舌苔薄白，脉浮滑或紧。

分析：风邪外袭，客于肌肤，犯于肺脏，致使肺失宣降，不能通调水道，下输膀胱，水液溢于肌肤，发为水肿。风性轻扬，先犯于上，故水肿从头面部开始。风为阳邪，善行而数变，风水相搏，水肿迅速波及全身。属风热者咽喉疼痛，舌红苔黄，脉浮滑数。属风寒者则见恶寒、咳喘，舌苔薄白，脉浮滑或紧。

治法：祛风宣肺利水。

方药：越婢加术汤加减。麻黄10g，生石膏30g，白术15g，茯苓30g，泽泻15g，石韦30g，益母草30g，甘草6g，生姜3片，大枣5枚。水煎2次兑匀，分3次服（下同）。

加减：风热者加金银花15g、连翘15g、蝉蜕10g、桔梗10g，以清热解毒利咽；风寒者去石膏，加桂枝10g、荆芥10g、防风10g、杏仁12g，以宣肺祛风散寒；咳嗽气喘者加炒葶苈10g（包）、杏仁12g、炙苏子12g、桔梗10g，以宣肺化痰，降气利水。

2. 湿毒浸淫证

主证：眼睑及头面浮肿，迅速延及全身，小便不利，身发疮疡，甚则溃烂，伴发热恶寒，舌质红，苔黄厚，脉浮数或滑数。

分析：肌肤疮疡未能及时消散，湿毒之邪乘虚而入，内犯脏腑，致肺不能通调水道，脾不能运化水湿，则小便不利，全身浮肿。湿毒之邪多夹风邪，风为阳邪，为百病之长，故浮肿以眼睑、头面为先，继则波及全身，伴发热恶寒之象。舌质红，苔黄厚，脉浮数或滑数皆为风邪夹湿毒或湿热所致。

治法：清热解毒，宣肺利水。

方药：麻黄连翘赤小豆汤合五味消毒饮加减。麻黄10g，连翘15g，赤小豆30g，金银花15g，野菊花12g，紫花地丁30g，蒲公英30g，石韦30g，，益母草30g，泽兰叶15g，生甘草6g。

加减：若疮疡脓肿严重者加龙葵15g、苦参15g、土茯苓30g，以加强清热、解毒、利湿之功效；皮肤瘙痒者加白藓皮15g、地肤子12g、紫草15g，以清热凉血止痒；小便短赤涩痛者加滑石30g（包）、生地榆15g，以清热利湿；大便不通者加大黄10g，以泻热通便。

3. 湿热壅盛证

主证：全身浮肿，皮肤绷紧光亮，胸脘痞闷，烦热口渴，小便短赤，大便秘结，舌质红，苔黄厚腻，脉滑数。

分析：水湿之邪内犯脏腑，郁而化热，阻滞三焦，致使三焦调节水液的功能失调，湿热之邪蕴于肌肤之间，故见全身浮肿，皮肤绷紧光亮，胸脘痞闷。湿热壅盛则见烦热口渴，不思多饮，小便短赤，大便秘结，舌质红，苔黄厚腻，脉象滑数。

治法：分利湿热，利水消肿。

方药：疏凿饮子加减。茯苓皮30g，生姜皮15g，泽泻15g，大腹皮30g，木通12g，车前草30g，赤小豆30g（捣碎），商陆10g，椒目10g，桑白皮15g，滑石30g（布包）。

上篇 基础篇

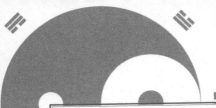

加减：若肿势较重，水邪上迫于肺（胸水），症见胸满气喘，不能平卧者，加炒葶苈15g（布包）。若腹部胀满（腹水）者，加黑白丑末10g。

4. 脾阳虚弱证

主证：浮肿反复消长，腰以下肿甚，下肢按之凹陷，脘腹胀闷，小便不利，神疲肢冷，食欲不振，面色萎黄，舌质淡，苔白厚，脉沉弱。

分析：水湿浸渍，日久不退，伤及脾阳，水湿失去温运，停聚下注，故水肿以腰以下为甚，按之凹陷不起，水肿反复消长。脾阳虚弱，运化无力，湿浊中阻则见脘腹胀闷，食欲不振。阳不化气，水湿不行，则小便短少。脾虚生化之源不足，阳虚不达四肢则面色萎黄，神疲肢冷。舌质淡，苔白厚，脉沉弱，均为脾虚水聚，阳气不振之象。

治法：健脾温阳，利水消肿。

方药：实脾饮加减。附片15g（先煎1h），桂枝10g，茯苓30g，猪苓30g，泽泻15g，白术15g，大腹皮15g，益母草30g，炙甘草6g，干姜10g，大枣3枚。

加减：神疲乏力，少气懒言，加黄芪30g、党参20g，健脾益气；腹胀纳差（腹水）加椒目10g、车前子15g（布包）、草果10g，行气利水；低蛋白血症者加用鲤鱼黑豆汤。

5. 肾阳虚损证

主证：水肿迁延，日久不愈，肢体浮肿，腰以下尤甚，按之凹陷不起，畏寒肢冷，腰膝冷痛，面色㿠白或灰滞，心悸、气促，尿少，舌质淡，苔白，脉沉细或沉迟。

分析：腰膝以下乃肾气所主，肾阳衰微阳不化气，水失所主而泛滥，故见腰以下肿甚，按之凹陷不起。肾阳衰微，命门火衰，不能温养肢体，故见畏寒肢冷，腰膝冷痛。阳气不能温煦于上，故面色白或灰滞。气失所主，上逆心肺，故见心悸、气促表现。肾阳虚损，膀胱气化不利，则尿少。舌质淡，苔白，脉沉细或沉迟为阳气虚衰，水湿内盛之象。

治法：温补肾阳，利水消肿。

方药：真武汤加减。附片15g（先煎1h），茯苓30g，炒白术15g，赤芍12g，仙茅10g，仙灵脾10g，车前子15g（布包），猪苓30g，桂枝15g，生姜15g，怀牛膝15g，益母草30g，红景天15g。

加减：若虚寒过盛者加肉桂6g、葫芦巴15g，以温补肾阳。若水邪凌肺，肾不纳气，表现气喘、汗出、脉虚数者，加炒葶苈15g、大枣5枚，以泻肺平喘。若心悸，唇绀，脉虚数或结代者，乃水邪上逆，心阳被遏，血脉瘀阻之证，宜重用附片30g（先煎2h），加桂枝10g、丹参30g、红花10g，以温阳化瘀通脉。若见恶心、纳呆，血肌酐升高者，配合附片12g、大黄15g、牡蛎30g、红花10g，水煎作保留灌肠，每日1~2次，以通腑泻浊。

6. 血瘀水阻证

主证：全身浮肿，反复发作，迁延不愈，面色晦暗或黧黑，肌肤甲错，舌紫暗或有瘀点、瘀斑，苔白厚，脉沉涩。

分析：湿毒之邪内犯肝脾，日久不愈，郁而化热，灼伤经隧，而致肝失疏泄，脾失健运，导致气机阻滞，经隧不通，气滞血瘀水停，而见浮肿反复发作，迁延不愈。肌肤甲错，舌紫暗或有瘀点、瘀斑，脉沉涩等均为瘀血内结之象。

治法：理气活血利水。

方药：四逆散合桃红四物汤加减。柴胡12g，赤芍30g，枳壳15g，桃仁15g，红花10g，生地30g，当归15g，川芎10g，车前子15g（布包），大腹皮15g，益母草30g，三棱15g，莪术15g。

加减：胸胁胀痛者加延胡索10g、佛手片12g、郁金12g，理气止痛。水肿明显者加茯苓皮30g、苡仁30g、五加皮15g、车前子15g（布包），利水消肿。气虚者加黄芪30g、党参20g、炙甘草6g，健脾补气。

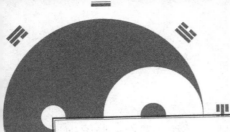

四、临证经验

水肿是肾脏病最常见的临床表现之一，中医将其分为阳水和阴水两大类是由元代著名医学家朱丹溪首先提出，后经历代医家不断进行补充和完善，才有现代的内涵。归纳起来是：阳水的病因多由外感风、寒、湿、热等外邪引起，属实证，病在肺、脾；发病多急骤，病程较短；水肿多由颜面部开始，继则波及全身；其特点是指压凹陷，指起即复，现代医学中的急性肾炎、慢性肾炎急性发作、过敏性紫癜性肾炎等多见。阴水多由脾、肾等脏腑功能虚损所致，属虚证，病在脾、肾；发病多缓慢，病程迁延；水肿多为下肢先肿，然后波及全身，其特点是指压凹陷，指起不复；现代医学中的肾病综合征、狼疮性肾炎等多见。但阴水与阳水之间是可以相互转化的，阴水复感外邪，可转化为阳水；阳水日久不愈，可转化为阴水。因此对水肿的诊断，应采取中西医双重诊断，即中医辨证与西医辨病相结合的方法为好。

中医对水肿的治疗是以辨证为主，即所谓"治病必求于本"，其治法一般分为祛邪利水和扶正利水两种方法。以祛邪为主的利水法有：发汗消肿、攻逐消肿、宣肺利水、清热利水、活血利水等；以扶正为主的利水法有：益气利水、健脾利水、温阳利水、育阴利水等。在具体应用时，或一法独用，或数法合用，或先攻后补，或攻补兼施，或补而不攻，须视疾病的轻重缓急，灵活运用，不可拘泥于一法。

中西医治疗水肿的疗效各有特色，西药利尿剂有噻嗪类、保钾类和袢利尿剂，可口服也可注射，起效快，但长期用药易引起电解质紊乱、有效血容量减少等副作用，连续用药疗效即降低。中药利尿多为复方制剂，功能全面，整体性强，但只限于口服，故起效缓慢，但不引发副作用。作者认为凡有以下几种表现时，应用中药疗效较好：①外感风邪，咳嗽气喘，全身浮肿，以上半身为甚者，采用越婢加术汤加减；②眼睑及头面浮肿，迅速延及全身，小便不利，身发疮疡，伴发热恶寒者，采用麻黄连翘赤小豆汤合五味消毒饮加减；③水肿迁延，日久不愈，肢体浮肿，腰以下尤甚，按之凹陷不起，畏寒肢冷者，采用真武汤加减。在应用上述治疗时，同时配合2~3味活血化瘀药，必能提高利水的效果。

　　当水肿严重时，特别是有胸水、腹水时，以中药为主，短期内配合应用西药利尿药，以减轻病人的痛苦，还是必要的，但必须掌握好利尿药的剂量和用药时间，以防发生副作用。

第二节　少尿与无尿

　　肾脏为分泌尿液、排泄代谢产物和调节水、电解质以及酸碱平衡的重要器官。健康成人24h尿量约1500ml，与入水量成正比。如24h尿量少于400ml，或每小时尿量持续少于17ml（小儿少于0.8ml/kg），称为少尿。若24h尿量少于100ml，或在12h内完全无尿者，则称为无尿。少尿与无尿是临床上极为严重的急症，应立即寻找病因，迅速而有效地予以处理。

一、发生机制

　　人体每日的尿量除与液体的摄入和丢失量（包括腹泻、呕吐、渗出以及从呼吸、皮肤中散失的水分等）有关外，最主要的是取决于肾小球滤过率（GFR）和肾小管重吸收量，以及两者的比率。正常人从肾小球滤过的原尿中99%以上的水分被肾小管重吸收，在原尿量与重吸收量之间，维持着一定的比率关系，称为球—管平衡。正常通过这种平衡调节机制，使每日尿量保持在正常范围（成人500~2500ml/24h），从而维持了体内的体液平衡。如果这种平衡机制被某种病理因素所破坏，则会出现少尿与无

上篇　基础篇

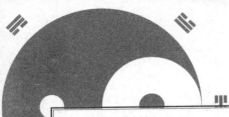

尿。其机制是：

（一）影响肾小球滤过率的因素

（1）肾小球滤过膜的通透性和总的滤过面积。

（2）有效滤过压。

（3）肾血流量。

以上三因素的异常均可影响肾小球滤过率，从而影响尿的形成，导致少尿。如当肾实质受损时，肾血流动力学发生改变，肾血流量减少，并重新分布。由于肾缺血损害肾小球上皮细胞，使上皮细胞足突肿胀、融合，使肾小球毛细血管通透性降低，肾小球滤过率下降，易出现少尿乃至无尿。又如大出血或严重丢失水，肌体血容量不足，血压显著降低时，肾血流量灌注不足，肾小球毛细血管血压下降，有效滤过压过低，同时继发醛固酮增多，促使水钠潴留，以至出现少尿。

（二）影响肾小管重吸收的因素

1. 肾小管本身的完整性

正常情况下，流经肾小管的水分99%以上被重吸收（其中近端小管约70%，肾小管髓袢的降支和远端小管近端10%~15%，远端小管和集合管10%~15%），尿液的浓缩程度和尿量的多少，主要取决于肾小管（特别是远端和集合管）功能的完整性。若肾小管对水分的重吸收功能受到损害，浓缩功能减退，则尿量增多。

2. 抗利尿激素和醛固酮的作用

如抗利尿激素或继发性醛固酮分泌增多，则重吸收水分增多，尿量减少，反之则尿量增多。

3. 肾小管阻塞（如尿酸结晶）或肾小管管壁破溃

发生管腔尿的原尿向管外渗出，使间质水肿，同时肾小管管内压力增加，使肾小球滤过率下降而致少尿。

4. 肾小管中尿液的溶质浓度

当原尿中溶质浓度增多时，渗透压增高，可影响肾小管上皮细胞对水分的重吸收，致使尿量增多。

二、病因和临床分类

少尿与无尿按其病因可分为肾前性、肾性和肾后性三类。

（一）肾前性少尿

主要见于：①血容量不足，如腹泻、呕吐以及手术后造成的大量脱水、出血、大面积烧伤、大量出汗、重度低蛋白血症等；②各种原因所致的休克，如出血性、心源性、过敏性和创伤性休克等；③大量溶血：如血型不合输血、药物性溶血、蚕豆病等；④心血管病变：心功能不全，心肌梗死，心律失常，偶也可见于双侧肾动脉血栓形成、栓塞或严重狭窄等；⑤其他原因：如低血压、重症肝病（如肝萎缩、肝肾综合征、肝功能衰竭）等。上述这些原因可引起全身有效血容量减少和/或肾血液灌注量不足，肾小动脉收缩，有效滤过压下降及肾小球滤过率降低，导致少尿。同时，在其发展过程中，可伴有继发性醛固酮和抗利尿激素分泌增多，以及交感神经兴奋等因素参与，进一步使尿量减少。如果上述因素及时得到纠正，待血容量或肾血液灌流量恢复正常后，尿量可迅速恢复正常，否则可继续发展为肾性少尿。

（二）肾性少尿

各种肾脏疾病均可引起少尿，较常见的有：

1. 急性肾小球炎症

包括原发性和继发性肾小球疾病、溶血尿毒综合征、血栓性血小板减少性紫癜等。由于肾小球急性炎症，滤过膜受损，肾内小动脉收缩，毛细血管腔变窄、阻塞、肾小球有效滤过面积减少，导致GFR下降而出现少尿。而急进性肾炎综合征，其引起少尿的原因主要是由于广泛的肾小球的球囊腔内新月体形成，使GFR进行性下降所致。

上篇 基础篇

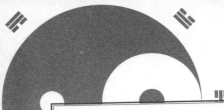

2. 慢性肾小球肾炎

当其发生慢性肾功能衰竭时，GFR极度下降，可出现少尿，此种少尿的特点为低渗性少尿，尿密度低且固定在1.010左右。此外，慢性肾小球肾炎急性发作时，由于某种因素致使肾负担加重，或原来的肾小球病变加重，使其原来代偿的肾功能急剧恶化，肾小球滤过率明显下降，而致少尿。

3. 急性肾小管坏死

由于肾缺血（主要是肾皮质）导致肾小球通透性下降，肾小球滤过率明显下降，再加上肾小管上皮细胞缺血或毒素作用而坏死，管壁破溃，使管腔内原尿回漏入肾间质，以及脱落的上皮细胞碎屑或色素管型（如血红蛋白、肌红蛋白）等阻塞管腔，使尿液不能排出。上述因素共同作用，导致少尿乃至无尿。此种少尿的特点为低渗性少尿。

4. 急性肾小管—间质炎症

包括重症急性肾盂肾炎、肾乳头坏死、急性间质性肾炎是由于肾间质的炎症等改变，使肾小球的球囊内压升高，有效滤过率下降，GFR下降，同时，肾小管上皮细胞坏死，出现原尿回漏、管腔阻塞，妨碍原尿排出。

5. 恶性肾硬化

恶性肾硬化时肾小叶动脉和入球小动脉管壁广泛增厚，局灶坏死，肾小球毛细血管内皮细胞增生肿胀，致GFR下降，从而产生少尿。此外，双侧肾皮质坏死，肾移植后急性排异反应，以及严重全身感染肾损害等亦可引起少尿。

（三）肾后性少尿

肾后性少尿的原因有：①肾盂出口及输尿管梗阻，如结石、血块、坏死组织、瘢痕回缩、外部压迫、肾下垂、肾扭转以及输尿管炎症、肿瘤等均可引起梗阻而致少尿；②特发性腹膜后纤维增生症（阻塞性输尿管周围炎）：由于腹膜后有广泛纤维增生，包围输尿管，当瘢痕收缩时，可致输尿管扭曲、狭窄甚至阻塞，导致双侧肾盂积液，而致少尿乃至无尿。

三、诊断与鉴别诊断

（一）肾前性少尿

常有较明确的病因和相应的临床症状和体征，如心力衰竭、休克、重症肝病、重度脱水和电解质紊乱等。重度低蛋白血症，则有全身凹陷性水肿和低蛋白血症。尿检查一般无异常，肾功能亦多在正常范围。但如肾前性致病因素未解除，病情进一步发展亦可发展至肾性少尿。肾前性少尿与肾性少尿一般不难鉴别（肾前性少尿的中心静脉压低，尿常规检查一般正常，尿渗透压>400~600mOsm/kg高渗性；而肾性少尿的中心静脉压偏高，尿常规检查有蛋白、红细胞、大量肾小管上皮细胞及管型，尿渗透压330±50mOsm/kg低渗性），如临床上一时难以鉴别，可进行治疗性诊断，即补液利尿试验。具体方法是：用生理盐水 1 份加入5%~10%葡萄糖液2份，按体重20ml/kg静脉滴注。如为肾前性少尿，静脉滴注后1~2h即有尿排出。如尿量仍不增多，再静注20%甘露醇200~250ml，呋塞米80~200mg，若出现利尿（持续>40ml/h）即可确定为肾前性少尿，而肾性少尿时，尿量无明显增加或不增加。

（二）肾性少尿

确定肾性少尿的病因较为复杂，一般可根据详细的病史、临床症状、体征、尿常规检查与常规肾功能试验做出临床诊断。少数须进一步检查，包括放射线检查、肾组织活检等，方可确定原发性肾脏病的性质。急性肾小球肾炎与急进性肾小球肾炎常难鉴别。一般而言，急性肾小球肾炎的少尿期较短，为1~2周，绝大部分病例可痊愈。而急进性肾小球肾炎的少尿持续时间长，病情呈进行性，经数周至数月，即进入尿毒症期，预后差。有时还需

上篇 基础篇

进行肾活检才能鉴别。慢性肾小球肾炎急性发作所致少尿，可根据患者过去肾病史，近期内诱发因素或肾病本身恶化，一般不难诊断。各种慢性肾病所致的肾衰竭期的少尿，常常亦有各种肾病的临床特征。急性肾小管坏死所致的少尿多有原发病因，如休克、中毒、严重感染、外伤或血管内溶血等，大多不难做出诊断。重症急性肾盂肾炎、肾乳头坏死的少尿，常常有高热、尿频、肾区痛、尿白细胞增多，常可见白细胞管型、尿细菌检查阳性，肾乳头坏死者可从尿液中找到坏死乳头组织块。急性间质性肾炎所致少尿可根据病史如药物过敏或中毒、感染史等做出诊断。至于其他原因如系统性红斑狼疮、过敏性紫癜、溶血尿毒综合征、高尿酸血症、血栓性血小板减少性紫癜等所致的肾损害造成的少尿，可根据原发病本身固有的特征进行诊断。

（三）肾后性少尿

如患者本来尿量正常而突然出现少尿，或少尿与多尿交替出现，则应考虑肾后梗阻性少尿。根据伴随的肾绞痛、血尿或肾盂积液等临床表现，一般不难诊断。对诊断困难的病例或需要明确梗阻部位，则应考虑行泌尿系X线片、静脉肾盂造影、逆行肾盂造影、B型超声或CT、核磁共振等检查以协助诊断。

四、治疗

参见《肾性水肿》一节。

第三节　尿路刺激症

临床上将尿频、尿急、尿痛及排尿不尽者，称为尿路刺激症或膀胱刺激症。所谓"尿频"是指在单位时间内排尿次数明显超过正常范围。正常成人平均日间排尿4~6次，夜间睡觉后0~2次。尿频可分为生理性和病理性两种，如饮水过多、精神紧张或气温降低所致的尿频，则属生理性。如因泌尿生殖系统病变或其他病所致的尿频，则属病理性。病理性尿频常伴尿急、尿痛及排尿不尽。"尿急"是指刚排完尿不久，又急着要排尿，且一有尿意即迫不及待地要排尿甚至尿湿内裤。"尿痛"是指排尿时有疼痛或烧灼的感觉，可出现于会阴部、耻骨上区和尿道内。

一、病因

临床上出现尿路刺激症的原因很多，常见的有：

（一）泌尿系统疾病

1. 肾脏疾病

常见的有急性肾炎、早期肾结核、肾盂肾炎、肾积脓等。

2. 膀胱、尿道、生殖系统疾病

（1）炎症：①感染性。常见于急、慢性尿道炎，尿道憩室炎，龟头炎，阴道炎等。由于这些炎症使膀胱壁受到刺激而产生尿路刺激症状。②非感染性。见于化学性膀胱炎（如环磷酰胺）、放射性膀胱炎等。

（2）结石：包括膀胱结石、尿道结石及输尿管结石等。

（3）肿瘤：可见于膀胱、尿道肿瘤等。

（4）异物：见于膀胱或尿道内异物。

（5）其他：①尿道狭窄、膀胱瘘、瘢痕收缩、尿道息肉、针孔包茎、尿成分异常（如浓缩高酸性尿）等。②尿道邻近器官疾病。常见有结肠、直肠、阑尾的炎症、脓肿、肿瘤等。

（二）精神、神经性疾病

常见有癔症、精神紧张以及脑、脊髓损伤或病变所引起的神经性膀胱功能障碍等。

（三）全身性疾病

如Reiter综合征、Behcet综合征等。

上篇 基础篇

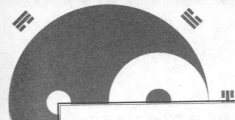

二、发病机制

尿频的发病机制大致分为肾脏排泄尿量的增加和膀胱容量的减少两类。膀胱容量的减少与下列病理改变有关：①膀胱炎症时由于膀胱黏膜充血、糜烂或破溃，少量尿即对膀胱形成刺激，引起膀胱收缩。②膀胱容量被一定量的残余尿所占，膀胱有效容量减少而致排尿次数增多。③由于发生严重炎症后或肿瘤、结核病变浸润，使膀胱壁变硬或挛缩而致膀胱缩窄，或由膀胱占位性病变、膀胱壁外肿块压迫，致使膀胱有效容量减少而出现尿频。另外，炎症、结石、肿瘤亦可刺激膀胱，兴奋尿意中枢而出现反射性尿频。④精神紧张、癔症及各种引起膀胱调节功能障碍的周围神经或中枢神经疾病，均可使膀胱排尿功能障碍而致尿频，其原因可能是由于排尿反射功能紊乱，而产生异常感觉或异常尿意。尿急伴有尿痛者多由于膀胱三角区、后尿道等部位急性炎症或膀胱容量显著缩小所致，或因尿液成分的明显改变、脓尿、结石等刺激膀胱，引起收缩而发生。

三、诊断与鉴别诊断

(一) 诊断

根据患者主诉及临床表现不难确定尿路刺激症的诊断。尿频应与多尿相鉴别，尿频者仅有排尿次数增多，每次尿量并不增多，而多尿者除排尿次数增多外，更主要的是每次尿量增多。问诊时应注意发病年龄、性别及尿路局部情况，结合病史、体格检查及实验室检查，一般可做出初步病因诊断。初步诊断后为进一步确诊，可选择性地进行下列特殊检查：肛门直肠指检（了解直肠、前列腺及其他盆腔器官病变）、妇科检查（了解妇科病变及盆腔器官病变、B超（对膀胱结石、肿瘤、尿潴留等有价值）、腹部平片、膀胱镜检查、膀胱造影、排尿性膀胱造影（对反流性肾病有诊断价值)、肾盂造影及膀胱内压测定、尿流速度测定、膀胱残余尿（对神经性膀胱诊断有价值）等。

（二）病因的鉴别诊断

1. 泌尿系感染

泌尿系感染是尿路刺激症常见的病因之一。上尿路感染，也即肾盂肾炎。在急性期几乎全部病例均有不同程度的脓尿，且多为镜下脓尿，白细胞常为"+"，中段尿定量培养阳性，临床表现有发热、寒战、腹痛、腰痛、肾区叩击痛等。在慢性肾盂肾炎也常有少量的镜下脓尿，间歇出现。下尿路感染，主要是膀胱炎，膀胱刺激症状明显，以耻骨上腹痛及压痛为主，但无腰痛及肾区叩击痛，较多出现终末期血尿。

2. 急性肾小球肾炎

急性肾小球肾炎初期可有轻微膀胱刺激症状，尿中红细胞、白细胞增多，多伴有水肿及高血压，尿常规以红细胞及管型为主，尿培养阴性。

3. 尿路结石

膀胱结石常见于男性，发作时除明显的尿频症状外，常伴有腰痛和终末期血尿，较大的膀胱结石在作直肠指检时可触及，本病的确诊主要依靠膀胱镜检查、B超及腹部X线平片等。

4. 肾结核

如病变累及膀胱可出现血尿、脓尿及膀胱刺激症状。一般根据有结核病接触史、结核感染中毒症状、结核菌素试验阳性，尿液中找到结核杆菌，以及肾盂造影时可见肾盂肾盏出现破坏性病变等表现做出诊断。

5. 尿道综合征

非感染性尿道综合征并不少见，多见于女性患者。本病尿频、尿急很明显，或伴有尿痛，排尿困难，酷似膀胱炎，但尿液和膀胱镜检查无异常发现，尿细菌培养亦阴性。

上篇 基础篇

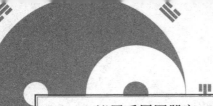

6. 泌尿系周围器官、组织疾病

邻近膀胱、尿道的器官如阴道、前列腺、直肠或阑尾等的炎症、脓肿、肿瘤等皆可波及泌尿系，引起尿频、尿急、尿痛等症状，临床上根据各自的原发病表现，一般不难做出诊断。

7. 精神、神经性尿频

精神、神经系统异常所致的尿路刺激症主要有精神紧张、神经性膀胱、癔症等。神经性尿频可有尿频、尿急，但无尿痛，尿常规检查正常。临床上如发现尿频与中枢神经系统或盆腔神经损伤有关，则应注意神经性膀胱。

8. 泌尿系肿瘤

膀胱肿瘤所致的尿频多为持续性，呈进行性加剧，伴有明显的尿急、尿痛。肿瘤阻塞膀胱出口可引起尿潴留；老年男性患者还应考虑前列腺肿瘤。

9. 某些全身性疾病

Reiter综合征、Behcet综合征等全身性疾病可引起泌尿生殖系统黏膜损害，出现尿路刺激症状，可根据此两种疾病的典型临床表现做出诊断。

10. 其他

如尿频与接受放射线治疗膀胱区的肿瘤有关，则应考虑放射性膀胱炎；如尿频发生于应用化学药品（如环磷酰胺）之后，则应注意有无化学性膀胱炎，停药后可自愈。妊娠早期或分娩前，增大的子宫压迫膀胱可引起尿频，常误认为泌尿道感染，但尿常规检查正常，也无菌尿，可据此鉴别。

四、中医辨证要点

尿路刺激症属中医淋证范畴，起病多因膀胱湿热所致。以实证居多，迁延日久，亦可表现为虚中夹实之证。初起或急性发作时表现尿频、尿急、尿痛、尿不尽，多属实证；病情迁延或素体虚羸，因脾肾亏虚所致者，多系虚证。临证区别虚实，主要有：尿频以白天为主，点滴难出，小腹窘迫者属实；尿频欲解不解，里急下重，小腹急痛者属实；尿急欲解即解，一解而尽，小腹喜温热者属虚。尿痛如刺，痛引小腹，或尿痛艰涩，排尿痛苦异常者属实；尿痛而不重，遇劳即发者属虚。尿色鲜红如血者属实；尿色清白如水者属虚；尿色泔白凝块者属实；尿色淡黄清长者属虚。尿色黄赤混浊者属实；尿色淡红不浊者属虚。尿色紫暗夹有血块者属实；尿色清亮久置有沉渣者属虚。就病程而言，一般新病属实，久病多虚；但虚证患者常因外感而转为实证，或虚实夹杂之证。

五、治疗

参见《尿路感染》一节。

第四节 蛋 白 尿

蛋白尿是肾小球疾病常见的临床表现之一，也是导致肾功能进行性减退的重要原因。健康成人24h尿蛋白质总量仅为20~80mg，常规定性检测为阴性。各种原因导致的尿内蛋白质含量增高超过150mg/24h，称为蛋白尿。所以尿蛋白检测是肾脏疾病诊断和治疗过程中的常规检测项目。肾小球来源的微量血浆蛋白与肾小管细胞自身分泌的一些蛋白质，如 Tamm-Horsfall 蛋白、IgA 等共同成为尿蛋白组成成分。蛋白尿是肾小球疾病常见的实验室异常，尿蛋白多少，蛋白尿中白蛋白的比率常与疾病的严重程度及对药物治疗反应有关。因此治疗蛋白尿也是治疗肾脏病的重要环节，绝不容忽视。

中医学中虽无"蛋白"之名，但根据蛋白在人体中的生理作用来看，它与中医学中的"精气"的功能颇相吻合，故应包括在

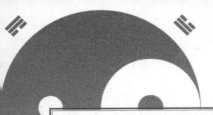

精气的范畴之内。因为，精是构成人体的基本物质，也是人体各种功能活动的物质基础。《素问·金匮真言论》中说："夫精者，身之本也。"并认为，肾脏是贮藏和约束"精气"的主要之脏，也是调节水液代谢的重要脏器，它有分清泌浊的功能，这一功能由"肾与膀胱上口"这一段来完成，故《灵枢·六节脏象论》有"下焦者，当膀胱上口，主分别清浊"的记载。这就说明肾和输尿管有泌别清浊和约束精气不得外泄的生理功能。在病理状态下，肾脏功能发生异常，贮藏和约束"精"的功能减退，精微物质下泄随尿液排出，即出现蛋白尿。

一、尿蛋白的检测方法

（一）尿蛋白的定性检查

1. 试纸法

将试纸的一端浸入尿内，如有尿蛋白则试纸由黄色变为黄绿色或绿蓝色，颜色越深表明蛋白质含量越高。本法简便、快速，但敏感性和特异性均较差，可以出现假阳性。特别是尿蛋白量较少时不易测出，碱性尿（pH>8）可呈假阳性反应。

2. 加热醋酸法

此法的结果敏感性和特异性均高，且操作简便。对尿中所含蛋白可作如下估计：如结果为±，则含0.1g/L，+为0.1~0.5g/L，++为0.5~2g，+++为2~5g/L，++++为>5g/L。但下述情况可呈假阳性：①尿标本内混有白带；②药物影响，如使用过甲糖宁、X线造影剂、大量青霉素等。

3. 磺柳酸法

与加热法敏感性相同，但特异性不及前者，其优点是简便。假阳性反应的原因与加热醋酸法相同。本法较易发现本—周蛋白。

（二）尿蛋白的定量试验

留取24h尿作尿蛋白定量试验，有很重要的临床意义：①可以帮助肾脏病的进一步诊断；②追踪病人，观察病情变化；③观察疗效。

常用的尿蛋白定量测定方法是磺柳酸法，它的优点是简便，但如果尿蛋白太少，这种方法就不准确，此时就要采用双缩脲法。临床上收集完全的24h尿，有时比较麻烦，也容易出现误差。有人提出收集一次尿作蛋白/肌酐比率测定，不但简便，而且较准确。一次尿的尿蛋白/肌酐比率测定，如比率≤100mg/g，则为正常，当比率>200mg/g时，为肾病综合征范围的蛋白尿。

（1）大量蛋白尿（>3.5g/d），可以肯定病人有肾小球病变，并且常是肾病综合征。

（2）轻度蛋白尿（<1g/d），则有下述可能：①各种原因引起的间质性肾炎；②肾小动脉硬化性肾脏病；③功能性或体位性蛋白尿；④无症状性蛋白尿（又称隐匿性肾炎）；⑤急性肾炎的恢复期；⑥各种肾炎的缓解期；⑦肾功能衰竭的晚期。

（3）中等度蛋白尿（1.0~3.5g/d），多种肾脏病都可出现，不过仍以肾小球疾病较常见。

（三）选择性蛋白尿的测定

肾小球滤过膜对血浆蛋白的滤过具有选择性，有大量蛋白尿的病人，应作蛋白尿选择性测定，对推断肾小球的病变程度，估计预后和选择用药，都有帮助。肾小球滤过膜正常时，只允许分子量<4万道尔顿的蛋白通过，较大分子量的蛋白只能滤出少量，称为选择性蛋白尿。反之，尿中含有多量的大分子蛋白质，称为非选择性蛋白尿。测定蛋白尿的选择性可以判断肾小球损害的程度，并可预测对糖皮质激素的疗效。尿蛋白选择性的程度，可由尿蛋白选择性指数测知：

尿蛋白选择性指数（SPI）＝（尿IgG÷血IgG）÷（尿的转铁蛋

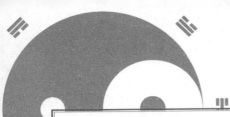

白÷血的转铁蛋白)。

SPI<0.1，为高度选择性蛋白尿，表示尿中仅排出少量大分子量的蛋白，提示肾小球滤膜功能尚好，病变较轻，对皮质激素疗效佳。SPI>0.2，为非选择性蛋白尿，表示尿中排出大量的大分子量蛋白，提示肾小球滤膜损害较重，病变较重，对激素治疗效果差。如SPI在0.1~0.2之间，表示选择性一般，激素疗效也不会很好。本方法对轻度蛋白尿者，参考价值不大，须作尿蛋白的圆盘电泳。

（四）尿蛋白圆盘电泳检查

此检查方法又称聚丙烯酰胺凝胶电泳，本法的主要目的是检查尿蛋白的组成成分，适用于轻度蛋白尿者，以区分病损在肾小球还是肾小管，其临床意义为：

1. 低分子蛋白尿

其分子量为1万~7万道尔顿，表示有肾小管—间质的损害，偶也可以是溢出性蛋白尿。

2. 中分子蛋白尿

分子量为5万~10万道尔顿，主要蛋白带在白蛋白左右，表示有以电荷屏障损伤为主的肾小球疾病。

3. 大分子蛋白尿

分子量为10万~100万道尔顿，主要蛋白带在白蛋白以上，表示有严重的肾小球疾患。提示肾小球分子屏障的损害。

4. 混合性蛋白尿

尿中含有大、中、小各种分子量的蛋白质，表示肾小球和肾小管都有损害，提示病变较严重。常见于慢性肾衰竭的病人。

（五）特殊尿蛋白测定

1. 白蛋白（Alb）

常用放射免疫方法测定。尿白蛋白正常值为<15mg/L。肾脏持续性排泌的白蛋白>15mg/L，称为微量白蛋白尿，常见于糖尿病肾病早期。

2. β₂微球蛋白 （β₂-MG）

常用放射免疫法或酶联免疫吸附法测定。β₂微球蛋白是一种分子量为11 800道尔顿的小分子蛋白质，它可以自由通过肾小球滤过膜，但几乎全部由近曲小管重吸收，在肾小管病变时，尿中β₂微球蛋白排泄量增加。尿中β₂微球蛋白升高而血β₂微球蛋白正常，预示肾小管损伤。

二、蛋白尿的临床类型

（一）功能性蛋白尿

是指一过性的暂时的蛋白尿，为轻度蛋白尿，常见于高热或剧烈运动后。

（二）体位性蛋白尿

一般在改变体位后数分钟即可出现，可能是由于腰椎前突压迫肾静脉，引起肾静脉循环障碍所致。下述试验有助于鉴别体位性蛋白尿和无症状性蛋白尿：晨7时排尿后将尿液弃去，以后的尿收集入甲瓶，晚上8点开始卧床，10时在床上排尿，亦收集入甲瓶；10时以后至次晨7点，均在床上排尿，收集入乙瓶。在体位性蛋白尿者，甲瓶和乙瓶的尿蛋白量加起来可能超过150mg，但不超过1.0g，乙瓶尿的蛋白量不应超过75mg。

（三）无症状性持续性轻度蛋白尿

尿蛋白持续>150mg/d（成人），表示有肾脏疾病，不伴有临床症状者，称无症状性蛋白尿。对这类病人应作进一步有关的详细检查。

（四）肾小球性蛋白尿

根据病损的不同程度，可有轻度、中度或重度蛋白尿，如尿蛋白>3.5g，无疑是肾小球性蛋白尿，此时应作蛋白尿选择性测定或圆盘电泳检查，以评估肾小球损伤的程度及有无并发肾小管

上篇 基础篇

的损伤。

肾小球性蛋白尿的常见病因是：①原发性肾小球疾病；如急性肾炎、慢性肾炎、隐匿性肾炎、肾病综合征等；②继发性肾小球疾病，如狼疮性肾炎、糖尿病性肾病、肾淀粉样变等；③遗传性肾炎；④功能性蛋白尿和体位性蛋白尿。

（五）肾小管—间质性蛋白尿

肾小管性蛋白尿的蛋白量一般<1g/24h。圆盘电泳检查显示小分子区带增加。在肾小管病损时，因小分子蛋白重吸收障碍，因而尿中小分子蛋白突出地增多，为蛋白尿的主要组成部分。尿内溶菌酶和微球蛋白增加，有助于诊断肾小管的病损。

肾小管性蛋白尿的常见病因是：①慢性肾盂肾炎（反流性肾脏病）；②不明原因的慢性间质性肾炎；③铅、汞等重金属中毒；④失钾性肾脏病；⑤止痛药肾脏病；⑥痛风性肾脏病；⑦抗生素所引起的肾小管—间质性肾炎；⑧Fanconi综合征；⑨肾髓质囊性病变；⑩放射性肾炎等。

（六）凝溶蛋白尿

旧称本—周氏蛋白尿，是由浆细胞或淋巴样细胞分泌的免疫球蛋白轻链所形成的一种多肽，分子量小，为小分子量蛋白，可自由通过肾小球滤膜而从尿中排出，故又称轻链蛋白尿。常见于多发性骨髓瘤，偶也可见于巨球蛋白血症。凝溶蛋白尿可伴有肾小管—间质疾病或/和肾小球疾患，但也可以没有肾脏病变，而仅为溢出性蛋白尿。

（七）淋巴性蛋白尿

由于位于肾盂和输尿管部位的淋巴管破裂，淋巴液进入尿中，如果淋巴液中含有较多脂质，则表现为乳糜尿，临床易于鉴别。如果含脂质较少，则称淋巴尿，因无乳糜样表现，内含大量蛋白和细胞成分，易误诊为肾实质疾患引起的蛋白尿。其鉴别诊断要点为：此蛋白尿的尿沉渣镜检虽有不少红、白细胞，但无管型，尿圆盘电泳所见类似血清，亦有助于鉴别诊断。

（八）混合性蛋白尿

见于肾小球、肾小管均有损害，尿中呈大、中、小分子量蛋白质均较多的蛋白尿，可见于增生性及硬化性肾小球肾炎伴有间质性病变，慢性肾盂肾炎继发肾小球病变，以及多发性骨髓瘤伴肾小管损害的同时又累及肾小球，临床上慢性肾衰竭患者，大多属此类型的蛋白尿。

三、蛋白尿的中医治疗

蛋白尿的形成，病因病机比较复杂，是由肺、脾、肾三脏功能失调，不能升清降浊，封藏失职，"精气"下泄所致。导致肺、脾、肾三脏功能失调的病因病机，从中医病因学认识来看，不外邪实和正虚两方面。邪实有风邪、水湿、湿热、瘀血等，正虚主要为脏腑、气血、阴阳之亏损。治疗时需审证求因，辨明是以肺、脾、肾脏腑功能虚损为主，还是以风邪、水湿、湿热、血瘀等邪实为主，或因正虚邪实，虚实并见，其治法亦各不相同。

（一）祛风利湿法

适用于各种肾炎或肾病，表现有恶寒发热，咳嗽咳痰，痰稀色白，面浮肢肿，小便不利等症。药用：荆芥10g，防风10g，苏叶10g，青风藤30g，茯苓皮15g，陈皮10g，大腹皮15g，桑白皮15g，泽兰叶15g，益母草30g。水煎2次兑匀，分3次温服（下同）。

（二）清热利湿法

适用于各种肾炎或肾病，表现有面浮肢肿，咽喉疼痛，或皮肤疖肿，尿短赤或涩痛不利，口干口腻等症。药用清热健肾汤加减（作者经验方）：白花蛇舌草30g，半枝莲30g，青风藤30g，龙葵15g，穿山龙30g，蝉蜕10g，益母草30g，石韦30g，白茅根30g，莪术15g。每日1剂。

上篇 基础篇

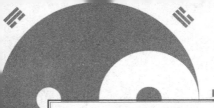

（三）益气健脾法

适用于各种肾炎或肾病，表现有面浮肢肿，倦怠乏力，食欲不振，脘腹胀满，脉象细弱等症。药用：黄芪30~60g，党参15g，茯苓15g，炒白术15g，山药30g，益母草30g，玉米须30g，金樱子15g。每日1剂。

（四）益气补肾法

适用于各种肾炎或肾病，表现有面浮肢肿，倦怠乏力，形寒肢冷，腰酸腿软，夜尿频多，舌体胖嫩，脉弱等症。药用：黄芪30~60g，党参15g，淫羊藿15g，巴戟天15g，桂枝10g，茯苓30g，山药30g，益母草30g，金樱子15g。每日1剂。

（五）益气养阴法

适用于各种肾炎或肾病，表现有倦怠乏力，面浮肢肿，心慌心悸，两颧潮红，头晕耳鸣，腰酸腿软，五心烦热等症。药用益气健肾汤加减（作者经验方）：黄芪30g，太子参15g，生地15g，山药30g，女贞子15g，旱莲草15g，丹皮10g，地骨皮15g，当归15g，益母草30g，地龙15g。每日1剂。

（六）活血化瘀法

适用于各种肾炎或肾病，表现有面色晦黯，面浮肢肿，肌肤甲错，舌质黯红，或有瘀点或瘀斑等症。药用：生地15g，当归15g，丹参20g，赤芍15g，川芎10g，桃仁10g，红花10g，牛膝15g，泽兰15g，益母草30g。每日1剂。

（七）固肾涩精法

适用于各种肾炎或肾病长期蛋白尿不消，表现有面浮肢肿，倦怠乏力，形寒肢冷，腰酸腿软，尿少便溏等肾阳虚衰症。药用：附片30g（先煎1h），桂枝15g，芡实30g，山药30g，白术15g，茯苓15g，菟丝子15g，金樱子15g，益母草15g。每日1剂。

四、中成药治疗

（一）火把花根片

由火把花根水提物组成。功效：祛风除湿，舒筋活络，清热解毒。适用于慢性肾炎、肾病综合征、狼疮性肾炎等。用法：成人每次3~5片，每日3次，饭后服，1~2个月为1疗程。可连续服用2~3个疗程。儿童慎用。

（二）雷公藤多甙片

具有抗炎，抑制细胞免疫及体液免疫的作用。适用于肾病综合征、狼疮性肾炎、紫癜性肾炎等。用法：每日每千克体重1~1.5mg，最大剂量一日不超过90mg，分3次口服，疗程2~3个月。

五、临症经验

目前现代医学对治疗蛋白尿仍感棘手，主要还是针对原发病进行治疗，以使用激素、免疫抑制剂治疗为主。激素对部分病例虽较敏感，但完全缓解率也只有50%左右，长期大剂量应用副作用较大。近年来，发现血管紧张素转换酶抑制剂和血管紧张素Ⅱ受体拮抗剂均可通过其控制血压或降低肾小球内压而显示不同程度地减少蛋白尿的作用。尽管如此，采用中医中药治疗蛋白尿，特别是对激素不敏感类型的患者，仍是一种有效的方法。

中医治疗蛋白尿的方法很多，有扶正法、扶正祛邪法、祛邪法、固涩法等，须辨证论治。根据作者多年的经验，以祛邪法为首选方法，其中以清热利湿法和活血化瘀法应用最广，效果最佳。

（一）湿热不除，蛋白难消

作者曾通过574例慢性肾炎和肾病综合征的临床资料，对本证和标证的关系作了分析，发现在365例慢性肾炎中有湿热证者209例，占57.26%；209例肾病综合征中有湿热症者147例，占

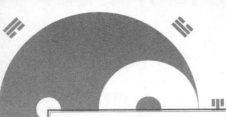

70.33%，足见湿热症的发生率很高。湿热有：

上焦湿热，常见于急性咽炎、扁桃体炎、上呼吸道感染以及皮肤疔疮疖肿等。治宜清热利湿，药用清热健肾汤加减（作者经验方）：白花蛇舌草30g，半枝莲30g，清风藤30g，龙葵15g，穿山龙30g，蝉蜕10g，益母草30g，石韦30g，白茅根30g，莪术15g。每日1剂。

中焦湿热，多见于急慢性胃肠炎、胆囊炎等，治宜疏肝利湿，药用柴胡疏肝合三仁汤加减：柴胡15g，黄芩10g，半夏10g，薏仁30g，杏仁10g，白蔻仁10g，佩兰12g，生姜10g。每日1剂。

下焦湿热，常见于尿路感染、前列腺炎、盆腔炎等，治宜清热通淋，药用通淋健肾汤加减（作者经验方）：金银花30g，龙葵15g，土茯苓30g，生地榆30g，柴胡15g，半枝莲30g，乌药10g，益智仁10g。每日1剂。

总之，肾脏病患者体内若有感染病灶存在，临床上常有湿热证的表现，治疗必须根据湿热的轻重缓急，采取标本兼治，或急则治标的方法，彻底清除湿热，才能收到好的疗效。否则湿热留恋或湿热未净，过早应用温补之品，就会造成闭门留寇之弊，导致患者长时间蛋白尿难消。

（二）瘀血不去，肾气难复

慢性肾小球疾病中瘀血与水湿，常相互结合，导致病变迁延不愈，持续发展。作者曾通过184例急性肾炎、慢性肾炎、肾病综合征和慢性肾衰竭患者的血液流变学测定，并与健康人作对照观察，结果：全部患者均呈高血黏综合征，只是程度轻重不等，以肾病综合征最重，其次为慢性肾炎、慢性肾衰竭、急性肾炎。上海瑞金医院对158例肾病综合征、慢性肾炎、慢性肾衰竭患者分别进行了血小板功能、凝血和抗凝血方面的检查，结果：三组肾小球疾病均存在血液高凝状态，但程度不同，以肾病综合征最显著。上述资料足以表明，血瘀在肾小球疾病病程中，自始至终均有存在，只是程度轻重不等，因此，在治疗上一定要加用活血化瘀药物，以改善肾脏微循环，促进纤维组织的吸收，恢复肾脏的生理功能。中医把肾脏的这种功能称之为"肾气"，所以说"瘀血不去，肾气难复"。临床上常用的活血化瘀药物有：赤芍药、当归、川芎、红花、桃仁、丹参、益母草、泽兰叶、水蛭、三七、莪术等。作者常用益母草、泽兰叶、莪术、水蛭等，因为这些药物既化瘀又利水，颇符合肾小球疾病之病理，故几乎是治疗肾小球疾病处方中的必备之品。另一方面，为了澄清血瘀之源流，对长期、顽固性蛋白尿，亦须兼顾本虚病机，配伍用药。如气虚者，配以黄芪、党参；阳虚者，配以锁阳、巴戟天；阴虚者，配以生地、知母、丹皮、地骨皮；血虚者，配以当归、鸡血藤。总之，通过活血化瘀，改善肾脏微循环，促进纤维组织的吸收，恢复肾脏的生理功能，是中医治疗蛋白尿的一大优势。

第五节　血　　尿

　　正常人的尿液中没有红细胞，在剧烈运动或久立后尿液中可出现一时性红细胞轻度增多。如尿液中经常发现红细胞，尿沉渣镜检，每高倍视野红细胞>3个，12h尿Addis红细胞计数>50万个，或1h尿红细胞>6万个，称为血尿。凡在显微镜下见红细胞增多，称镜下血尿。而肉眼所见尿呈血色（尿中含血量>1ml/L），称肉眼血尿。

　　血尿是最常见的临床表现之一，可见于泌尿系疾病、全身性疾病、尿路邻近组织疾病和其他特发性血尿。其中以各类原发性肾小球疾病、继发性肾小球疾病以及泌尿系统炎症、结石最为多见。成年男子和绝经后女性出现无症状性镜下血尿，其中2.2%~12.5%是由恶性肿瘤等疾病引起。因此，对血尿患者首先应查明出血原因和部位。

上篇　基础篇

中医对血尿的记载和论述，最早见于秦汉时代的《素问》和《金匮要略》中，后经历代医家不断充实和发展，不仅对血尿的病因、病机作了阐述，而且在辨证施治上，积累了丰富的经验。如清代唐容川《血证论》中提出的止血、消瘀、宁血、补血的止血四法，是治疗血尿的宝贵经验，对治疗血尿有着指导意义。

一、血尿的诊断

血尿的诊断首先要鉴别其是肾小球源性血尿，还是非肾小球性血尿。肾小球源性血尿，常见于各种原发性或继发性肾小球肾炎，非肾小球性血尿则常见于尿路结石、肾肿瘤等。

（一）检查方法和诊断标准

取新鲜清洁中段尿10ml，离心沉淀（1500转/min，连续5min），取沉渣镜检，如每高倍视野下红细胞≥3个，或12h尿Addis计数红细胞>50万个，即可诊断为血尿。近年来，多主张采用1h尿细胞计数法，细胞不易破坏，更为准确而方便。其方法是：清晨5点将尿排去，并饮水200ml，准确收集5~8点钟3个小时的尿液，立即离心沉淀计数红细胞，所得数按1h折算，如尿红细胞>10万个，即可诊断为血尿。如红细胞介于3万~10万之间，属可疑。

（二）血尿的定位诊断

血尿的量并不能提示病变部位，对血尿病人，特别是无症状性血尿病人，应进行定位诊断检查。

1. 肾小球与非肾小球性血尿的判断

（1）尿常规分析：血尿伴有较明显的蛋白尿者，常是肾小球性血尿。若肉眼血尿，同时尿蛋白>1g/24h，或定性>（++），则提示肾小球疾病。但应注意，在重度血尿时，可因低渗尿 [<280mmol/(kg·H_2O)] 会使尿中红细胞溶解，血红蛋白逸出而增加尿内蛋白量，易被误诊为尿蛋白，此时可作尿蛋白电泳加以区

别。如发现β-球蛋白增加，则为血液所致。如尿中出现管型，特别是红细胞管型，则是肾小球性血尿的特征。但是，尿沉渣中不常出现红细胞管型，用普通显微镜检查，也容易遗漏，如能用位相显微镜检查，则较易鉴别。

（2）尿红细胞形态分析：当肯定为血尿时，用位相显微镜分析尿红细胞形态，是确定肾小球性血尿的主要方法。肾小球性血尿的尿红细胞形态、大小和血红蛋白含量均发生改变，称为畸形红细胞。而非肾小球性血尿，尿中红细胞呈均一正形型。其诊断的特异性和敏感性分别是92%和95%。但畸形红细胞占尿红细胞多大比率，才可以确定为肾小球性血尿，尚有争议。一般认为，如畸形红细胞比率≥80%，则可诊断为肾小球性血尿。

近年来有学者采用血细胞自动分析仪作尿红细胞平均容积（MCV）和尿红细胞体积分布曲线（EVDC）的测定进行定位诊断，如MCV≤72fl，且分布曲线呈小细胞分布，则提示血尿多源于肾小球，其敏感性达94%，特异性达96%，这种方法客观、准确。

尿红细胞形态和容积改变的检查，对血尿病人，尤其是无症状性血尿病人的初筛检查是一个重要步骤。如为肾小球性血尿者，就不必再作IVP、CT和／或膀胱镜等有损害性或昂贵的检查，而应进行有关肾小球疾病的检查。

2. 上尿路与下尿路出血的判断

（1）上尿路出血：尿色多呈暗棕色，无膀胱刺激征，有时可见有蠕虫样血块，有时伴肾绞痛。有血块者通常不是肾小球疾病，而是输尿管、肾盂出血或肾肿瘤出血。

（2）下尿路出血：尿三杯试验对诊断下尿路出血很有帮助，第一杯红细胞增多（初段血尿），提示为前尿道出血；第三杯红细胞增多（终末血尿），是膀胱基底部、前列腺、后尿道或精囊出血；三杯均有程度不同的血尿（全程血尿），则为膀胱颈以上

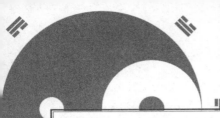

的出血。

二、血尿的病因诊断

(一) 肾小球疾病

对已确诊为肾小球性血尿者，应根据其临床表现，进行有针对性的筛选检查。肾活检可提供组织学的诊断依据，对40岁以下血尿病人尤有价值，因为肾小球疾病最多见于青少年，其次为中年人。

1. 原发性肾小球疾病

常见有急性肾炎、隐匿性肾炎、IgA肾病、薄基底膜肾病、遗传性肾炎等。

2. 继发性肾小球疾病

过敏性紫癜性肾炎、狼疮性肾炎等。

(二) 非肾小球疾病

最常见的原因是肾结石（占26%）和尿路感染性疾病（占24%），包括肾结核等特殊感染。仅占2.2%~12.5%镜下血尿患者，最终发现有泌尿系统恶性肿瘤。

全尿路X线平片是诊断非肾小球性血尿的必要检查步骤，90%的肾结石不透X光，对诊断有较大的帮助。

对上尿路病变的检查，应首选IVP，下尿路病变的检查，应选用膀胱镜。超声波检查在探查肾细胞癌和肾囊肿方面优于尿路造影。CT扫描对检出和确定肿块的范围，鉴别肾囊肿和肾肿瘤有更高的诊断价值。

三、常见肾小球性血尿的诊断和治疗

(一) 原发性肾小球疾病

1. 急性肾小球肾炎

（1）诊断要点：多见于儿童和青少年，临床以起病急，血尿

（镜下或肉眼血尿）、蛋白尿、水肿、高血压为特征，有时有短暂的氮质血症。部分病例有急性链球菌感染或其他病原微生物的感染史，多在感染后1~3周发病。血清补体C_3及总补体在起病时下降，8周内逐渐恢复正常。

（2）治疗方法：西医主要采取支持疗法和对症治疗。中医治疗以清热利湿，祛风活血法为主，作者常用清热健肾汤加减（作者经验方）治疗。药用：白花蛇舌草30g，半枝莲30g，青风藤30g，益母草30g，当归15g，白茅根30g，石韦30g，蝉蜕10g。水煎2次兑匀，分3次服，每日1剂（下同）。肉眼血尿加小蓟30g、藕节15g。疗效可靠，并能减轻患者的经济负担。

2. 隐匿性肾炎

又称无症状性蛋白尿和/或血尿。

（1）诊断要点：有轻至中度蛋白尿（<1.0g/24h）和/或肾小球性血尿，不伴有水肿、高血压和氮质血症。在排除了继发性肾小球疾病后，便可诊断为原发性隐匿性肾炎。

（2）治疗方法：对隐匿性肾炎的血尿，西医尚无有效的治疗方法，中医药治疗有较好的疗效，也是首选的治疗方法。临床可根据其表现，进行辨证论治。

①阴虚内热证：表现尿血鲜红，或镜下血尿，五心烦热，口干咽燥，腰酸腿软，舌红苔少，脉细数。治则：滋阴清热，凉血止血。方用小蓟饮子加减：小蓟30g，生地30g，丹皮15g，女贞子15g，旱莲草15g，山栀子10g，白茅根30g，藕节15g，地榆炭15g。

②气阴两虚证：即阴虚内热证+气虚证。治以益气养阴止血。方用大补元煎加减：黄芪30g，太子参15g，生地20g，女贞子15g，旱莲草15g，当归15g，丹皮10g，地骨皮15g，白茅根30g，小蓟30g，藕节15g。久治不愈，兼有血瘀者，加川芎10g、赤芍15g、红花10g，以化瘀止血。

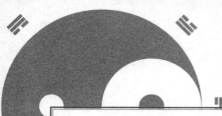

3. IgA肾病

（1）诊断要点：反复发作的肉眼血尿和/或持续的镜下血尿，可伴有轻度蛋白尿。诊断的确立，有赖于肾活检，免疫荧光显示系膜区有IgA沉积。

（2）治疗方法：目前西医尚无有效疗法。中医治疗方法与急性肾小球肾炎相似，只不过应加重清热解毒、活血化瘀药物的成分和用量。清热解毒药如白花蛇舌草、半枝莲、龙葵、金银花、黄芩等；活血化瘀药如当归、丹皮、川芎、泽兰、桃仁、红花、莪术、益母草等，可取得较好的效果。

4. 薄基底膜肾病

（1）诊断要点：本病有家族史，故原称为家族性良性血尿。其临床特点是持续性镜下血尿，无水肿、高血压、蛋白尿和肾衰。肾活检电镜下，肾小球基底膜变薄（<265nm）是其病理特征。

（2）治疗方法：目前西医尚无特殊疗法，中医治疗也在探索阶段，根据辨证论治原则，一般以肺肾气阴两虚证为多见，表现为：疲乏无力，少气懒言，手足心热，虚烦失眠，潮热盗汗，口干咽燥，舌质红，少苔，脉细数。治以益气养阴止血。方用大补元煎加减：黄芪30g，太子参15g，生地20g，女贞子15g，旱莲草15g，当归15g，丹皮10g，地骨皮15g，白茅根30g，小蓟30g，藕节15g。

5. 遗传性肾炎

（1）诊断要点：有明显的家族史，以青年男性为多见，约占慢性肾炎综合征的3%。起病隐匿，小儿时仅有无症状性轻度蛋白尿和反复发生的血尿，约60%患儿可为肉眼血尿，常在激烈运动后或上呼吸道感染后加重，肾功能缓进性减退，常伴有耳鸣、眼异常（圆锥形或球形晶状体病、近视、白内障、视网膜病变）。

（2）治疗方法：无特殊疗法，只能对症治疗。可试用中医药治疗。临床以肝肾阴虚型为多见。表现为：头晕耳鸣，视力减退，腰酸腿软，咽干口燥，五心烦热，虚烦失眠，舌红少苔，脉沉细或弦细。治宜滋补肝肾，活血止血。方用杞菊地黄汤加减：枸杞子10g，白菊花10g，生地20g，山茱萸10g，女贞子10g，旱莲草10g，茯苓10g，丹皮10g，蒲黄10g（布包），白茅根30g，茜草10g，三七粉1.5g（分3次冲服）。

（二）继发性肾小球疾病

1. 过敏性紫癜性肾炎

（1）诊断要点：①最常见于儿童，但任何年龄均可发病；②斑点状紫癜，常见于臀部和下肢，较常有腹痛（约2/3病人）和关节痛（约1/3病人）；③紫癜后8周内出现肾损害，可仅表现为血尿，但常伴蛋白尿；较重者可表现为急性肾炎、肾病综合征及急进性肾炎的表现，肾活检有助于本病的诊断；④血小板计数正常，50%病人血清IgA升高，血冷球蛋白多为阳性。

（2）治疗方法：作者主张采取中西医结合治疗，不仅能减少激素的副作用，而且对消除血尿有较好的疗效。具体是：除使用标准疗程的激素外，中药可选用清热凉血、活血止血的方药进行治疗，效果较好，决不能使用收涩止血药。作者常用的方药是：白花蛇舌草30g，半枝莲15g，紫草15g，益母草15g，白茅根30g，石韦15g，生地15g，丹皮10g，小蓟20g。水煎2次兑匀，分3次服，每日1剂。肉眼血尿加藕节15g、地榆15g、紫珠草20g、三七粉1.5g（分3次冲服）。

2. 狼疮性肾炎

（1）诊断要点：①蝶形红斑；②盘状红斑；③光敏感；④口腔溃疡；⑤多发性关节痛；⑥浆膜炎（胸膜炎和/或心包炎）；⑦肾损害（蛋白尿和/或血尿）；⑧神经系统损害（癫痫或精神病）；⑨血液系统异常，如溶血性贫血或白细胞减少（淋巴细胞减少及血小板减少）；⑩免疫学异常（C_3、C_4、CH_{50}低下）；⑪血清ANA阳性。符合以上4项或4项以上即可诊断。

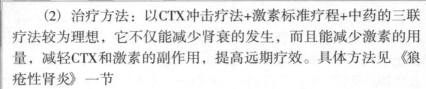

（2）治疗方法：以CTX冲击疗法+激素标准疗程+中药的三联疗法较为理想，它不仅能减少肾衰的发生，而且能减少激素的用量，减轻CTX和激素的副作用，提高远期疗效。具体方法见《狼疮性肾炎》一节

四、常见非肾小球性血尿的诊断和治疗

（一）肾结石

1. 诊断要点

在非肾小球性血尿中，由肾结石引起者约占26%，有肾绞痛时，常伴有肉眼血尿或镜下血尿。在无症状的肾结石，常因其他原因作X线腹部平片时偶然发现。

2. 治疗方法

可根据结石的性质、部位、大小采取相应的治疗措施。凡结石≥0.7cm，可采取体外震波碎石，治疗肾盂、输尿管上段结石。结石小（<0.7cm），患者健康状况良好者，可采取体位排石或/和中药排石。常用排石中药有：大叶金钱草30~60g，车前草30g，石韦30g，海金砂15g（布包），冬葵子15g，滑石15g（布包），甘草10g。

（二）腰痛—血尿综合征

1. 诊断要点

多见于年轻妇女，口服避孕药可能是致病原因。临床表现是反复肉眼血尿（以正常红细胞尿为主），肾区钝痛、无或轻度蛋白尿。实验室检查：血纤维蛋白多肽A水平升高，前列环素I_2刺激因子活力减低，肾动脉造影发现肾内血管终末端狭窄。核素DMSA肾扫描，表现为节段性肾缺血。肾活检呈正常肾小球，叶间动脉壁增厚，伴C_3沉积。

2. 治疗方法

有些病人在停服避孕药或用抗凝治疗后，症状缓解。

(三) 肾血管异常

是"不明原因血尿"的原因之一，常以血尿为唯一表现，而无其他临床症状，确诊有赖于肾血管造影。其病变主要有肾盂和输尿管静脉曲张，肾内动脉瘤，下腔静脉或肾静脉先天畸形，肾静脉血栓形成等。

左肾静脉受压综合征：又称"胡桃夹"现象，是儿童血尿中常见的原因，约占33.3%，其原因是：左肾静脉走行于腹主动脉和肠系膜上动脉之间，受其压迫，引起血尿。临床在排除肾小球性血尿及其他继发性血尿外，通过彩超检查见到左肾静脉受压、扩张，尿中红细胞形态正常>80%，即可做出诊断。

五、临证经验

血尿的诊断一定要按血尿的诊断程序进行，不能只见到尿常规检查潜血阳性，就诊断为血尿，一定要看尿沉渣镜检，如高倍视野下红细胞≥3个，或12h尿Addis计数红细胞>50万个，或1h尿红细胞>10万个，方可诊断为血尿。当肯定为血尿后，用位相显微镜分析尿红细胞形态，确定是肾小球性血尿，还是非肾小球性血尿，对治疗关系很大。对不明原因血尿应作追踪观察，特别是50岁以上患者，应密切注意肿瘤的可能性，每半年应作尿常规和尿细胞学检查，每年行IVP1~2次，必要时作膀胱镜检查。

作者认为血尿的病位在肾，病机是热伤脉络或脾肾不固。治疗血尿应分清标本虚实，急则治其标，缓则治其本。一般将其分为六个证型论治：①上焦湿热，热伤脉络，宜疏风清热，凉血止血。药用：金银花30g，白花蛇舌草30g，荆芥10g，玄参10g，牛蒡子10g，山豆根10g，白茅根30g，茜草根15g，地锦草15g，紫珠草30g，桔梗10g，生甘草6g，加止血胶囊（三七、琥珀各等份研末，每次1.8g，一日3次，冲服）。②中焦湿热，宜清热化湿，凉血止血。药用：柴胡12g，藿香10g，薏苡仁30g，白蔻6g，黄连10g，木香10g，生地榆15g，小蓟30g，茜草根15g，地锦草15g，加止血胶囊。③下焦湿热，宜清热通淋，凉血止血。药用：萹蓄30g，瞿麦30g，土茯苓30g，石韦30g，小蓟30g，茜草根15g，藕节15g，生地榆15g，生甘草6g，加止血胶囊。④阴虚内热，宜滋阴清热，凉血止血。药用：生地30g，女贞子15g，旱莲草15g，丹皮10g，白茅根30g，石韦30g，地锦草15g，茜草根15g，加止血胶囊。⑤气阴两虚，宜益气养阴，凉血止血。药用上方加黄芪30g、太子参15g。⑥脾肾气虚，宜益气健脾止血。药用上方去太子参，加党参15g、枸杞子10g、山药15g、益智仁10g。对治疗血尿，决不能见血止血，过早地使用收涩性较强的止血药，而应在辨证论治的基础上加用凉血止血药，如大小蓟、藕节、白茅根、地榆、大黄等，或活血止血药，如蒲黄、茜草、三七等。对病程日久，血尿不止的患者，更应采用活血止血的方法治疗。作者常用三七、琥珀各等份，研为极细粉末，装入1号胶囊，每次6粒，一日3次，冲服。有很好的疗效。

第六节　肾性高血压

　　肾性高血压是指由肾动脉阻塞或肾实质疾病所引起的高血压，前者称之为肾血管性高血压，后者称之为肾实质性高血压，两者的疾病性质不同，引起高血压的始动原因也不同，临床上一般所说的肾性高血压，通常是指肾实质性高血压。高血压不仅会使心血管的并发症加重（左心扩大、心力衰竭），而且会进一步损害肾脏，加速肾实质病变的进展，其危害性很大，应予积极有效的治疗。

　　一、发病机制

　　肾实质性高血压的发病除与血容量增加、肾素—血管紧张素系统活性增加外，还可能与其他一些因素有关。

（一）容量增加

慢性肾实质疾病时，水钠排泄障碍而致潴留，主要是由于：①肾小球滤过水钠减少；②肾小管对钠转运障碍；③肾实质产生前列腺素减少，致钠、水潴留；④其他钠利尿激素如心钠素、内源性类洋地黄等物质减少。由于容量增加，发生高血压，称为容量依赖型高血压。但高血压的持续，主要由于周围血管收缩，后者与血管壁钠、水含量增加而致血管腔变窄，对儿茶酚胺的反应增强，血管紧张素Ⅱ的作用加大等因素有关。

（二）肾素—血管紧张素—醛固酮系统（RAAS）

肾实质疾病时肾血流量不足，使球旁器分泌肾素增加，通过RAAS，全身小动脉收缩，引起肾素依赖型高血压。

（三）肾分泌降压物质减少

如前列腺素、激肽及肾髓质中性物质等，在肾实质性疾病时，髓质分泌这些物质减少，引起血压升高。

（四）钠利尿激素

主要是心钠素（ANP）和内源性类洋地黄物质（EDLS）。ANP的生理作用有增加肾小球滤过率（GFR），使尿钠排泄量增加，抑制肾素、醛固酮、加压素等释放，总的效应起到降压作用。肾功能不全的肾性高血压患者血中ANP增高数倍以上，与血压高低呈正相关。故认为，此类患者的ANP适当增加，可能起到调整加压激素的升压作用。

EDLS能抑制Na^+–K^+–ATP酶活性、利尿和利钠作用，亦可使小动脉收缩和升高血压。它在慢性肾衰和肾性高血压时明显增多。因此，认为这些物质的异常与高血压的发生有一定关系。

（五）交感神经系统的兴奋性增高

绝大部分终末期肾衰竭患者均有不同程度的血管阻力增高，提示慢性肾衰竭患者血管舒张机制受损和/或血管收缩机制亢进，

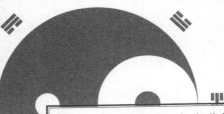

从生理和病理生理角度分析，导致慢性肾衰竭患者血管舒缩紊乱的主要原因可能是交感神经系统的兴奋性增高。

（六）内分泌激素

皮质类固醇、甲状旁腺素、内皮素等内分泌激素，亦参与高血压的发病机制。在血压正常时，24h最高的尿排钠量，称为基础排钠量。有些慢性肾脏病患者由于饮食内摄入的钠超过了基础排钠量，导致钠在体内潴留，这是引起高血压的主要原因。基础排钠量与原发病有关，就是同一种肾实质疾病，也有很大的个体差异。慢性肾脏病患者如果基础排钠量<20mmol/d，则高血压常严重，必须严格限制钠的摄入，并要使用大剂量的利尿药和降压药。据报道，基础排钠量过低，是"抗药性高血压症"的主要原因之一。利尿药能治疗慢性肾脏病患者的高血压，主要是因为它能增加患者的尿钠排出的缘故。

二、诊断要点

肾性高血压的诊断，首先应鉴别是肾脏疾病引起的高血压，还是原发性高血压所致的肾损害。因为有些慢性肾脏病病人的症状较隐蔽，而高血压表现较突出，常会被误诊为原发性高血压，两者的鉴别要点是：①肾性高血压发病年龄常较轻（<30岁），而原发性高血压发病年龄较大（常>60岁）；②肾性高血压常先有肾脏疾病史，在发现高血压的同时或之前先有尿液检查异常，后者则先有多年的高血压史，然后才有尿液异常；③前者蛋白尿较严重，常>1.5g/24h，后者较轻，常<1.5g/24h；④前者肾功能损害出现较早，以肾小球功能损害明显，后者则出现较晚，以远端肾小管功能损伤发生较早；⑤肾性高血压常伴有严重的贫血和低蛋白血症，而高血压引起的肾损害常伴有其他靶器官（心、脑）并发症；⑥眼底改变有助于高血压病的诊断。确定为肾性高血压后，需进一步寻找病因，明确原发疾病的诊断。临床常见的原发疾病有：

（一）原发性肾小球疾病

包括急性肾炎和慢性肾炎。

1. 急性肾炎

起病急骤，高血压伴血尿、水肿、少尿、抗链球菌溶血素抗体（ASO）阳性，暂时性补体C_3降低，血沉增快等表现时，应考虑急性肾炎。随着水肿的消退，血压多在1~2周内恢复正常。

2. 慢性肾炎

相当部分慢性肾炎患者出现高血压，一般有不同程度的血尿或蛋白尿，同时多伴有肾功能不全和贫血。

（二）继发性肾损害

常见的有系统性红斑狼疮、进行性系统性硬化、过敏性紫癜等，为全身血管炎病变，高血压出现于病程晚期，与肾功能受累程度相关，影响疾病预后。

（三）慢性肾盂肾炎和反流性肾病

慢性肾盂肾炎是由以下三种情况组成：①伴有反流的慢性肾盂肾炎（反流性肾病）；②伴有尿路梗阻的慢性肾盂肾炎（慢性梗阻性肾盂肾炎）；③特发性慢性肾盂肾炎（少见）。反流性肾病中，20%~30%患者有高血压。梗阻性肾病也可引起高血压，但当梗阻缓解后，血压可以有不同程度的恢复。

（四）溶血尿毒综合征

主要表现为急性微血管内溶血，急性肾功能衰竭、血小板减少和血管内凝血。任何年龄均可发病，以小儿多见。根据病情经过可分为前驱期和慢性期。本病在急性期之后可发生严重而持久的高血压，但不同年龄组高血压发生率不同，2~3岁以下婴幼儿很少发生高血压，3岁以上者高血压发生率高。

（五）先天性多囊肾

可分为：①婴儿型多囊肾；②成人多囊肾；③髓质多囊肾。部分患者出现高血压，该病早期即出现腰部肿物，肾区疼痛，静

上篇　基础篇

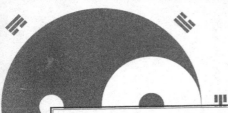

脉肾盂造影及超声波检查可帮助诊断。

（六）肾素瘤

主要表现为高血压，伴低血钾、乏力、轻瘫、周期性瘫痪等。血肾素—血管紧张素增高，醛固酮分泌增加。肾动脉造影、B超和CT检查可发现肿物。

（七）肾发育不全

肾发育不全是指肾脏比正常体积小50%以上，但肾单位及肾导管的分化和发育正常，只是肾单位的数目减少，肾小叶和肾小盏的数目也减少。可分为以下几个亚型：

1. 单位肾发育不全

本症可分单侧或双侧肾发育不全，以双侧多见。严重者在新生儿即出现口干、多尿、脱水等症状，尿浓缩和钠的重吸收功能减退，最终死于肾衰。本症可表现为高血压，但有时血压也可正常，静脉肾盂造影可见肾脏缩小。

2. 节段性肾发育不全

较少见，临床上多数病例以严重高血压为主要表现，头痛或并发高血压脑病其中50%的患者有视网膜病变。高血压者常有蛋白尿和血尿，静脉肾盂造影可见小而形态不规则的肾脏或扩大的肾盏。

3. 少而大的肾单位发育不全

本症为先天性，多于生后2年内出现进行性肾功能衰竭的临床表现。

（八）遗传性疾病

常见有遗传性肾炎、Liddle综合征、Fabry综合征等。

三、治疗

肾性高血压的治疗，可采取降压以西药为主，改善症状以中药为主的中西医结合治疗。

（一）降压药的应用

对肾性高血压患者应充分控制血压，以避免肾血管的损害和保护肾脏功能。但降压不宜太快，宜缓慢使血压控制在理想范围。降压靶目标值应根据尿蛋白排泄量确定：尿蛋白<1g／24h，靶目标值为130/80mmHg；尿蛋白>1g／24h，靶目标值为125/75mmHg。糖尿病肾病的靶目标值为130/85mmHg，临床显性糖尿病肾病应为125/75mmHg。

降压药的选择应遵循：①疗效良好；②作用时间长（以缓释剂或控释剂为好）；③副作用小，不影响生活质量；④服用方便；⑤价格低廉等原则。

肾性高血压的降压方法，与原发性高血压治疗相似。一般来说，除非高血压很严重（舒张压>130mmHg）或肾功能严重受损时，需要2~3种降压药同时使用外，绝大多数病人开始治疗时，从单一种药物、小剂量开始，如依那普利5~10mg/次，1~2次/d，若仍不能控制血压，再逐渐增加剂量，或联合用药。过快、过猛地降低血压，会损伤肾小动脉的自身调节能力，导致肾小球滤过率明显下降。

目前临床上治疗肾性高血压的药物与治疗原发性高血压的药物大致相同。现就各类降压药在肾性高血压中的作用特点简介如下：

1. 血管紧张素转换酶抑制剂（ACEI）

如依那普利5~10mg，一日2次；贝那普利10~20mg，一日1次；培哚普利（雅士达）4~8mg，一日1次；福辛普利10~40mg，一日1次。其降压作用是通过抑制ACE使血管紧张素Ⅱ生成减少，同时抑制激肽酶使缓激肽降解减少，两者均有利于血管扩张使血压降低。对肾小球出球小动脉的扩展作用强于对入球小动脉的扩展作用，出球小动脉阻力下降，从而降低肾小球囊内压，因此是治疗肾性高血压较为理想的药物。但由于肾小球囊内压明显下

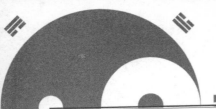

降，滤过减少，可出现尿量减少，Scr上升，特别在失水、利尿剂使用后或充血性心力衰竭时更易发生，有时甚至出现肾衰竭。在肾衰竭患者还可出现高血钾。透析脱水时可能出现严重的低血压反应。所以，当血肌酐>354μmol/L时，应禁用ACEI。因为此时残存肾小球已甚少，高滤过已是其必不可缺的代偿机制，ACEI破坏此代偿，血肌酐就必将迅速升高，也极易诱发高血钾。

至于血管紧张素Ⅱ受体阻滞剂（ARB）：通过对血管紧张素Ⅱ受体的阻滞，可较ACEI更充分、有效地阻断血管紧张素对血管的收缩、水钠潴留及细胞增生等不利作用。适应证与ACEI相同。对于使用ACEI有顾虑或咳嗽副作用较明显的患者，可使用ARB。常用制剂有：氯沙坦（科素亚）25~50mg，每日1次；洛沙坦25~100mg，每日1次；伊贝沙坦150mg，每日1次；替米沙坦20mg，每日1次。

对于慢性肾脏病患者合用ACEI和ARB，无论是降压效果，还是降低蛋白尿的效果，均显著优于单用ACEI或ARB，因此主张ACEI和ARB合用。

2. 钙通道阻滞剂（CCB）

如硝苯地平控释片（拜心同）30~60mg，一日1次；氨氯地平缓释片（络活喜）5~10mg，一日1次；非洛地平缓释片（波依定）5~10mg，一日1次。可降低外周血管阻力，使肾血流量增加。此类药物由于阻止了钙离子运输入肌肉细胞，抑制平滑肌的收缩，因而能松弛血管壁的平滑肌，可降低外周血管阻力，使肾血流量增加，降低血压。副作用轻微，偶有面部潮红、恶心、体位性低血压。

目前认为，ACEI+CCB的组合在降压和改善代谢方面有很好的疗效。CCB氨氯地平和ACEI培哚普利的联合应用治疗高血压，其相互药物的优势效应（降压疗效增加、改善代谢异常及抗动脉硬化）叠加，进一步强化了患者的降压及降压以外的器官保护效应，使患者获益更多。

3. α受体阻滞剂

常用药物如哌唑嗪（脉宁平），开始0.5~1mg，一日3次，逐渐增至2~5mg，一日3次。本药能引起体位性低血压和钠潴留，应予注意，对有肾功能损害的患者，不宜长期应用。

4. β受体阻滞剂

常用者为普萘洛尔（心得安），可抑制肾素分泌，对肾血流量、GFR及钠排泄无明显影响。氮质血症者使用钠多洛尔更为适宜，因其能增加肾血流量，剂量为40~300mg，每日1次。对有支气管哮喘、糖尿病、充血性心力衰竭、病态窦房结综合征和房室传导阻滞者忌用。

5. α和β受体阻滞剂

如拉贝洛尔（柳胺苄心定），兼有α受体和β受体阻滞作用。由于去甲肾上腺素水平升高是肾衰高血压的原因之一。因此，从理论上说，此类药治疗肾衰高血压是有利的。

6. 中枢性降压药

中枢交感神经抑制剂如甲基多巴0.25g，一日3次；可乐定0.075~0.15mg，一日3次。可引起钠潴留，需与利尿剂合用。

7. 血管扩张剂

如肼屈嗪（肼苯哒嗪）10mg，一日3次；米诺地尔（长压定）2.5mg，一日2次，能直接扩张血管，降低血压。但易引起钠潴留和反射性心动过速，需与利尿剂和交感神经阻滞剂合用。

8. 利尿剂

噻嗪类利尿剂如氢氯噻嗪，可用于轻度肾功能不全者，当肾小球滤过率（GFR）<30ml/min时，一般无效；在氮质血症患者与袢利尿剂合用，可有协同作用。呋塞米（速尿）可用于轻、中度肾功能不全患者，因其作用时间短，对有明显钠潴留者，需20~40mg，每日给药2~3次。利尿剂可激活肾素—血管紧张素—

醛固酮系统，但与血管紧张素转换酶抑制剂（ACEI）或β受体阻滞剂合用，可预防这种作用。

（二）轻、中度肾功能不全患者高血压的治疗

此时的肾性高血压发病的主要因素是水钠潴留。因此治疗的首要步骤是限制钠的摄入，每天80~100mmol（相当于食盐5~6g）为宜。药物使用，轻度肾功能不全者用氢氯噻嗪，初始剂量为25mg/d，最大剂量可用至100mg/d。但在轻、中度肾功能不全时更常用呋塞米，初始剂量为40mg/d，若无效可加大剂量，最大可用至400~600mg/d，分2~3次用药。使用利尿剂治疗初期，可能会导致GFR下降，但继续使用则肾功能可保持稳定，甚至有所改善。

当上述处理未能有效降低血压时，应加用非利尿性降压药，如β受体阻滞剂、血管紧张素转换酶抑制剂和钙通道阻滞剂是较好的选择。如：（1）ACEI+利尿剂，如依那普利+氢氯噻嗪；（2）ACEI+CCB，如苯那普利+氨氯地平；（3）ARB+利尿剂，如科素亚+氢氯噻嗪；（4）β受体阻滞剂+利尿剂，如倍他洛尔+氢氯噻嗪。

（三）终末期肾病（ESRD）患者高血压的治疗

在ESRD患者，进行长期的透析后，如果注意维持水钠平衡和保持合适的干体重，有80%~90%的高血压患者，血压可趋于正常。若透析后血压仍高，应进行降压治疗。当GFR下降至正常的10%~15%时，利尿治疗即无效。此时患者体内的钠和水主要靠透析排出。因此，充分脱水，以保持干体重，就显得十分重要。在透析前已接受降压药治疗者，应尽可能逐渐减量，直至停药。因为长期使用降压药可使透析患者容易发生低血压。约10%的ESRD患者的高血压，经限钠和透析脱水，仍不能控制者，则应加用降压药。由于这些患者常有肾素—血管紧张素—醛固酮系统活性增高，因此β受体阻滞剂和血管紧张素转换酶抑制剂效果较好，其应用方法同上。为减少血液透析中低血压的发生，降压

药最好在非透析日使用。值得注意的是，透析患者如不能保持合适的干体重，而有水钠潴留，就会对降压药有抗药性，降低治疗效果，血压得不到控制。如果能给予透析脱水，消除水钠潴留，恢复干体重，则降压药会恢复疗效。

（四）中医辨证论治

1. 肝肾阴虚血瘀型

主证：眩晕，耳鸣，头疼，视物模糊，健忘，手足心热，烦躁失眠，腰酸腿软，舌质黯红，苔薄白，脉弦细数。

治法：滋阴潜阳，活血通络。

方药：天麻钩藤饮加减。天麻15g，钩藤15g，生石决明30g，野菊花10g，黄芩10g，丹参15g，益母草30g，地龙10g，川牛膝10g，车前草30g。水煎2次兑匀，分3次服（以下同）。

加减：阴虚甚者，加生地15g、鳖甲30g（先煎）；肝阳上亢甚者，加磁石30g（先煎）、夏枯草15g；血瘀重者（如舌质暗红，有瘀点或瘀斑），加赤芍15g、桃仁10g、红花10g、水蛭4.5g（研末，分3次冲服）。

2. 气阴两虚瘀阻型

主证：头晕目眩，腰酸肢肿，疲乏无力，纳食不香，手足心热，烦躁失眠，面色晦黯无华，唇舌黯或有瘀点或瘀斑，苔白厚，脉沉涩。

治法：补气养阴，活血通络。

方药：补阳还五汤合六味地黄汤加减。黄芪30~60g，当归15g，赤芍30g，生地15g，山茱萸10g，地龙15g，泽兰15g，桃仁15g，红花10g。

加减：水肿甚者加猪苓30g、泽泻15g；痰多者加清半夏10g、天竺黄10g；语言不利者加菖蒲10g、远志10g。

3. 脾肾阳虚瘀阻型

主证：畏寒肢冷，面浮肢肿，倦怠乏力，脘腹胀满，少食纳

上篇 基础篇

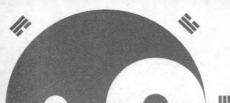

呆，恶心呕吐，腰酸膝软，夜尿清长，舌质暗淡，有齿印，脉沉弱。

治法：温补脾肾，利水活血。

方药：济生肾气汤加减。熟附片20g，肉桂10g，干地黄12g，山萸肉12g，茯苓20g，泽泻15g，山药15g，丹参20g，车前子30g（包煎），怀牛膝15g，益母草30g，每日1剂。同服降氮胶囊（大黄、红花、水蛭等）每次4粒，一日3次，以大便稀，一日2次为宜。

加减：恶心呕吐明显者，加藿香10g、姜半夏10g、伏龙肝30g；少食纳呆，脘腹胀满者，加炒白术15g、大腹皮15g、草蔻6g。

4. 气滞血瘀型

主证：眩晕，头胀痛，痛着固定，经久不愈，面色晦黯，舌淡边有瘀点，脉弦涩。

治法：疏肝理气，活血化瘀。

方药：血府逐瘀汤加减。当归30g，川芎15g，赤芍20g，生地15g，桃仁10g，红花10g，柴胡10g，枳壳10g，川牛膝10g，益母草30g。

加减：阴虚血分有热者，重用生地30g，加丹皮10g、焦栀子10g；若有肝阳上亢加菊花10g、夏枯草15g；瘀血日久加全虫10g、水蛭粉4.5g（分3次冲服）。

四、临证经验

肾性高血压在没有发生肾衰竭时，对降压药物的敏感性与没有肾脏并发症的原发性高血压基本相似，绝大部分患者选用1~2种降压药即可很好地控制血压。但慢性肾衰竭合并高血压患者比原发性高血压患者和无肾衰竭的慢性肾脏病患者对降压药物的敏感性明显降低。在慢性肾衰竭的肾功能代偿期和氮质血症期，近一半的患者需要3种以上的降压药方能控制血压，到了肾衰竭期和尿毒症期，近一半的患者需要4种以上的降压药物才能控制血压。在使用降压药时，如果患者存在有水钠潴留，往往会影响降压药的疗效，在此情况下，不论用西药治疗还是采用中药治疗，都必须以利尿为主。

肾性高血压属中医辨证中的本虚标实之证，本虚初期多表现为肝肾阴虚，日久逐渐发展为脾肾气阴两虚，到后期多表现为脾肾阴阳两虚证，并在其发展过程中始终存在"水湿"和"血瘀"的兼症，如面浮肢肿，尿少，眼周黧黑，唇舌紫暗等。因此，治疗必须在辨证的基础上重用利水药和活血化瘀药，往往会提高疗效。这就是中医所说的"血水同源"，"血不利，则为水"的原理。通过利水达到降压的目的。作者在临证中常在利水药中加入适量水蛭、䗪虫一类破血逐瘀药，常会收到较单用利水药治疗的效果，血压也随之下降。

第七节　低蛋白血症

低蛋白血症既不是一个独立的疾病，也不是临床常见的症状，而是一个病理上的概念。所谓低蛋白血症是指血浆总蛋白低于50g/L，白蛋白低于30g/L以下，由此产生的一系列相应临床表现。它常常是许多急、慢性疾病发展到一定病理阶段后所表现出的异常表现。

一、低蛋白血症的成因

（一）营养不良

一般认为营养不良包括原发性营养不良和继发性营养缺乏。原发性营养不良又称膳食性营养不良，其成因主要和不良饮食习惯有关。轻者可致体质减弱，血浆蛋白下降，劳动力降低，抵抗

上篇　基础篇

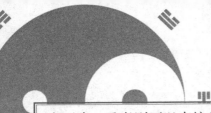

力下降。重者则可以直接危及生命。从营养角度来看，烹调方法不当，可致蛋白、维生素类的营养素大量损失，而偏食、忌食某些食物，如不食鱼、肉、蛋、奶及其他有特色的蔬菜等，都可以导致营养素的来源不足，而造成低蛋白血症。另外，不良的饮食习惯，如喜欢大量饮酒，也能影响正常的食物摄入量。

继发性营养缺乏多见于以下原因：①食物摄取障碍：如许多胃肠道疾病及精神系统疾患，均可导致食物摄入不足。或某些常见疾病由于病情需要，采取了相应的限食措施，也是造成营养不良、低蛋白血症的原因，如慢性肾衰竭、糖尿病、高血压病、肥胖症等，都可能因限制蛋白质的摄入而出现低蛋白血症。②食物的吸收障碍：胃肠道的吸收障碍是最重要、最常见的因素，如慢性腹泻，由于肠道过度蠕动，使食物从肠道迅速通过，因而减少了食物充分消化、吸收，久而久之，造成营养不良、低蛋白血症。另外，慢性萎缩性胃炎及胃肠道手术后消化吸收障碍，也是导致营养不良和低蛋白血症的原因。③利用障碍：某些营养成分的吸收利用多与人体脏器功能有关，特别是在肝脏疾患时更是如此。肝功能减低的情况下，常常导致代谢失常。

（二）合成障碍

蛋白质的合成与肝脏的关系最为密切，肝内蛋白质代谢非常活跃，除了合成其本身所需要的各种蛋白质外，还能合成大部分血浆蛋白，如γ-球蛋白、β-球蛋白、纤维蛋白原、凝血酶原等。而且肝脏还储存蛋白质。因此，肝脏在维持血浆蛋白与全身组织蛋白的动态平衡中起着重要作用。一旦肝脏发生病变，血浆蛋白的含量就会降低。血浆蛋白在维持血浆的胶体渗透压中起着重要作用。由于肝脏的炎症、肝细胞破坏或抗原性病变，刺激免疫系统，可致γ-球蛋白升高，以弥补清蛋白减少的部分，这时总蛋白可能变化不大，但白蛋白与球蛋白（A/G）的比值可能变小。

测定血清总蛋白及A/G的比值，可以了解肝脏受损的程度。

若A/G的比值小于1.25，表示肝功异常；小于1.0（即A/G倒置），表示肝功严重受损；白蛋白低于30g/L，治疗后仍不回升或下降至20g/L以下，表示肝功严重损伤，预后不良。

对球蛋白成分的分析，也有助于对肝脏病变程度的诊断。如γ-球蛋白可以随肝炎的迁延化、慢性化而增高，这是由于免疫球蛋白G（IgG）增多所致，此种慢性肝炎易转变成肝硬化。如用血清蛋白电泳的分析方法，图形出现β-球蛋白和γ-球蛋白互相融合，形成β-γ桥，是晚期肝硬化的特征。

必须指出的是，血清总蛋白及白蛋白与球蛋白比值的变化，并非肝病所独有，如肾病、肾炎、重度营养不良、慢性腹泻等，由于蛋白质的丢失（如蛋白尿）或合成原料不足（如营养不良），白蛋白也可降低。

（三）丢失过多

蛋白的丢失，主要从尿中漏出，多见于肾病综合征、慢性肾小球肾炎，特别是肾病综合征，由于尿中大量蛋白的丢失（24h尿蛋白定量>3.5g），肝脏的代谢作用又不能弥补尿蛋白的大量丢失，往往导致血浆蛋白降低（白蛋白<30g/L），出现低蛋白血症。

二、低蛋白血症的诊断标准和临床意义

诊断低蛋白血症至今没有一个统一标准，但一般情况下，将血浆总蛋白低于50g/L，白蛋白低于30g/L者，诊断为低蛋白血症。低蛋白血症虽然不是一个独立的疾病，但对某些临床相关疾病的诊断却有十分重要的意义。如24h尿蛋白定量>3.5g，血浆白蛋白低于30g/L，又有不同程度的水肿和高脂血症，就可以诊断肾病综合征。又如血浆蛋白低于正常，且白蛋白与球蛋白（A/G）的比值呈倒置，常提示肝功能受损。若血浆蛋白低于20g/L以下，表示肝功严重受损。如果血清蛋白电泳图形出现β-球蛋白和γ-球蛋白相互融合，形成β-γ桥，是晚期肝硬化的特征。

上篇 基础篇

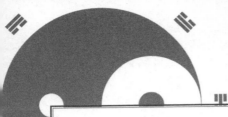

三、低蛋白血症的治疗

（一）中医辨证论治

低蛋白血症概属于中医"水肿"、"虚劳"的范畴，人体内的蛋白质与中医学中所说的人体的"精微物质"颇相吻合，其生成与脾、胃、肝、肾关系最为密切。脾为后天之本，气血生化之源，脾能升清、降浊、散精；肾为先天之本，主藏精，有储藏五脏六腑所生成的精气；肝主藏血，有疏泄周身气机之功能。肝肾同源，精血可以互生，因此肝肾与精血的化生均有密切的关系。若脾、肝、肾三脏功能失调，均可导致人体精、血化生障碍，而出现低蛋白血症。故本症病性以虚为主，或有虚实夹杂。临床常见证有：

1. 肺肾气虚血瘀证

主症：面白无华，面浮肢肿，倦怠乏力，腰膝酸软。易感冒，自汗，手足不温，舌淡红，苔白，脉弱。

治法：益气固表，利水活血。

方药：益气固肾汤加减（作者经验方）。黄芪30~60g，党参15g，生地20g，山茱萸10g，女贞子15g，旱莲草15g，黑大豆30g，当归20g，益母草30g，赤芍15g，水蛭粉4.5g（分3次冲服）。水煎2次兑匀，分3次服（下同）。

加减：浮肿甚者，加车前子30g（包煎）、怀牛膝15g；若畏寒肢冷，加附片15g、桂枝10g。

2. 脾肾阳虚寒瘀证

主证：面色㿠白，形寒肢冷，神疲乏力，腹胀纳差，腰膝酸软，尿少，双下肢浮肿，按之凹陷不起，甚则出现胸腹水。舌质黯淡或有瘀斑、瘀点，舌体胖有齿印，苔白或腻，脉沉细或沉迟无力。

治法：温肾健脾，利水活血。

方药：温阳固肾汤加减（作者经验方）。黄芪50g，鹿角胶10g，淫羊藿15g，肉苁蓉15g，菟丝子15g，女贞子15g，山药30g，黑大豆30g，猪苓15g，益母草30g，莪术15g。每日1剂。

　　加减：浮肿甚者，加车前子30g（包煎）、怀牛膝15g、茯苓30g、泽泻15g；若畏寒肢冷，加附片15g、桂枝10g。

　　3. 肝肾阴虚热瘀证

　　主证：头晕耳鸣，腰膝酸软，咽干舌燥，五心烦热，潮热盗汗，视物模糊，性功能低下或月经不调，双下肢浮肿，舌红少苔，脉弦细或细数。

　　治法：滋补肝肾，养阴活血。

　　方药：养阴固肾汤加减（作者经验方）。生地20g，熟地20g，丹皮15g，地骨皮15g，女贞子15g，旱莲草15g，茯苓15g，泽泻15g，黑大豆30g，地龙15g。每日1剂。

　　加减：头晕耳鸣，血压高者，加天麻10g、钩藤15g；月经不调，加当归20g、赤芍15g。

　　4. 气阴两虚瘀阻证

　　主证：面色无华或面色晦黯，倦怠乏力，易感冒，腰膝酸软，手足心热，口干咽燥，午后潮热，下肢浮肿，舌红少苔，脉细数或细涩。

　　治法：益气养阴，活血通络。

　　方药：益气固肾汤加减（作者经验方）。黄芪30~60g，太子参15g，生地20g，山茱萸10g，女贞子15g，旱莲草15g，当归20g，益母草30g，黑大豆30g，水蛭4.5g（研细冲服）。每日1剂。

　　加减：午后潮热，加龟板30g（先煎）、知母15g；下肢浮肿，加茯苓15g、泽兰15g。

　　5. 湿热蕴结瘀阻证

　　主证：面浮肢肿，倦怠乏力，脘闷纳呆，口干或口黏，咽喉肿痛，或皮肤疖肿，尿短赤或涩痛不利，舌暗红，苔黄厚，脉滑数。

治法：清热利湿，祛风通络。

方药：清热固肾汤加减（作者经验方）。白花蛇舌草30g、半枝莲30g、青风藤30g、龙葵15g、蝉蜕10g、当归15g、益母草30g、土茯苓30g、泽兰30g。每日1剂。

加减：若皮肤疖肿，加蚤休30g、蒲公英30g、紫花地丁30g；若尿短赤或涩痛不利者，加萹蓄20g、瞿麦20g、海金沙15g（包煎）。

（二）西医治疗

低蛋白血症引起的临床症状主要是水肿，严重时可出现胸水和/或腹水，故治疗的目的主要是利水消肿。

（1）肾病综合征患者水肿的出现及其严重程度，一般来说与低蛋白血症的程度呈正相关。因为，长期以来一直认为血浆胶体渗透压的低下是肾病综合征患者水肿形成的主要原因。即肾病综合征水肿形成的低渗透压学说。该学说认为：肾小球疾病引起肾小球滤过膜损伤，蛋白通透性增加，导致大量蛋白尿产生，加之肾小管蛋白分解作用增加，促使低蛋白血症的形成；低蛋白血症导致血浆胶体渗透压降低，而促使体液由血管内向血管外逸出，引起水肿；血浆胶体渗透压的低下，导致血管内血容量不足，刺激交感神经和肾素—血管紧张素—醛固酮系统兴奋以及抗利尿激素分泌、抑制心房利钠激素的分泌，引起肾脏水、钠排泄减少，加重水肿形成。1988年Bernard提出了过多血容量学说。该学说认为：肾病综合征患者因某种原因，引起肾脏排钠功能受损，导致水钠潴留，使循环血流量增加，毛细血管内静水压上升，促使体液由血管内向血管外逸出，引起水肿。按照此学说肾病综合征患者循环血容量增加，将抑制肾素活性，促进心房利钠激素分泌。但是临床上确实存在循环血容量减少、肾素活性亢进、心房利钠激素降低的肾病综合征患者。因此，单纯过多血容量学说也不能完全解释肾病综合征患者水肿的发生。所以，肾病综合征水肿发生的机制是低血浆胶体渗透压和肾脏排钠障碍共同作用的结果。只是在肾病综合征患者不同病程和不同状态下，两种学说在水肿发生上所占比重不同。

当血浆白蛋白浓度下降，血浆胶体渗透压下降的同时，组织液从淋巴回流量明显增加，从而带走组织液中的蛋白质，使组织液的胶体渗透压下降，维持毛细血管内外的胶体渗透压差。在血浆胶体渗透压下降至10mmHg（血浆白蛋白20g/L）以上时，该机制尚可保持毛细血管内外的胶体渗透压差在正常范围。由此可见，只要血浆白蛋白不低于20g/L，低蛋白血症对水肿的形成无明显作用。所以，治疗肾病综合征水肿不能盲目地输注白蛋白，这不仅是一种浪费，而且输注白蛋白后1~2d内全部由肾脏排出，大量尿蛋白会加重肾小管上皮细胞的损伤，促进肾纤维化进程。只有在血浆白蛋白低于20g/L，且伴有较严重的全身水肿时才可使用。使用方法是：静脉滴注白蛋白后，接着静脉滴注速尿120mg（加入葡萄糖液中，缓慢滴注1h），常可使原先对速尿无效的病例获得良好的利尿效果。

（2）肝硬化腹水是肝硬化最突出的临床表现，腹水形成的机制是钠、水的过量潴留，与门脉压力增高、低蛋白血症等因素有关。因此，提高血浆胶体渗透压，对改善机体的一般情况、恢复肝功能、提高血浆胶体渗透压、促进腹水的消退等均有帮助。有效方法是：放腹水加输注白蛋白。因单纯放腹水只能临时改善症状，2~3d内腹水迅速复原。若放腹水后，同时静脉滴注白蛋白40g，比大剂量利尿剂的治疗效果为好。

四、临证经验

肾病综合征出现低蛋白血症时要不要使用白蛋白，应根据血浆白蛋白水平确定，只要血浆白蛋白不低于20g/L，低蛋白血症

上篇 基础篇

对水肿的形成无明显作用。采用输注白蛋白治疗肾病综合征水肿，不是一种可取的治疗方法，这不仅是一种浪费，因为输注的白蛋白1~2d后内全部由肾脏排出，而且大量尿蛋白会加重肾小球滤过率和肾小管上皮细胞的损伤，促进肾纤维化进程。所以，只有在血浆白蛋白低于20g/L，且伴有较严重的全身水肿（胸、腹水）时才可使用。

中医认为，人体营养物质的吸收和消化功能，全赖于脾胃的功能，脾胃的运化、升降功能正常，气、血、精的生成就旺盛，人体的营养状况就良好。脾胃功能低下，或由于其他因素影响脾胃的运化、升降功能，都会出现营养不良、低蛋白血症。我们在临床上经常见到一些肾病综合征患者，凡是脾胃功能健康者，即使尿蛋白很高，血浆蛋白也不是太低。若脾胃功能低下，食欲不振，低蛋白血症就比较突出。所以，中医治疗低蛋白血症的关键是健脾、和胃，作者常用参苓白术散加黑大豆治疗，既可健脾开胃，又可提升血浆蛋白。当然这只是开源，还要减少尿蛋白以节流。

第八节　肾性贫血

肾性贫血是各种肾脏疾病发展到肾衰竭时必然出现的症状，肾脏损害的患者中有60%~70%具有贫血的症状，严重影响了生活质量，而且是导致死亡的危险因素。

一、病因病机

目前一般认为肾性贫血的发生是由多种因素综合障碍所致，主要原因是与肾脏产生的红细胞生成素（EPO）减少有关。慢性肾衰竭时红细胞生存时间缩短，可能是由于红细胞的膜结构上发生了异常。铁剂的缺乏，叶酸的缺乏，体内缺乏蛋白质，以及尿毒症毒素对骨髓造血功能的抑制，都是引起贫血的因素。因此，改善肾性贫血对延缓慢性肾衰竭的进展及提高其生活质量均有重要意义。

二、肾性贫血的诊断标准

（1）符合慢性肾衰竭诊断标准，血清肌酐（Scr）>186.0μmol/L，内生肌酐清除率（Ccr）<50ml/min。

（2）血红蛋白（Hb）≤100g/L，或红细胞压积Hct≤30%，并有贫血的临床症状和体征。

三、治疗

（一）重组人类红细胞生成素（rHuEPO，简称EPO）

EPO应用于临床已有10多年的历史，使慢性肾衰竭患者的贫血得到了有效的治疗，避免了输血带来的诸多弊端。国产EPO安全有效，副作用小，价格便宜，目前已广泛应用于临床。使用方法是：持续性血透患者剂量为150u/（kg·w），分2~3次皮下注射或静脉注射；对非透析患者剂量为100u/（kg·w），分2~3次皮下注射。血红蛋白（Hb）上升速度每月以10~20g/L为宜。若每月上升<7g/L或/和红细胞压积（Hct）上升<0.2时，EPO剂量上调50%；若每月Hb上升>25g/L或/和Hct>0.8时，EPO剂量应下调25%~50%。当Hct≥0.33，或Hb超过110g/L时，为达到目标值。此时，EPO剂量宜减少25%，继续维持用药。

在应用EPO时，患者必须摄取充足的铁，并保持转铁蛋白饱和度≥20%和血清铁水平≥100ng/ml，才能达到血红蛋白（Hb）在110g~120g/L或/和红细胞压积（Hct）在33%~36%的目标值。为此，一定要配合充足的造血所必须的物质，如硫酸亚铁0.2g，一日3次；叶酸10mg，一日3次；维生素B$_{12}$500μg肌注，一周2次。

使用EPO治疗时，应注意监测血压，以防血压升高；EPO能

上篇 基础篇

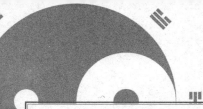

导致血小板在正常范围内轻度上升，血液黏稠度增高而出现透析器内凝血、瘘堵塞，若采取适当增加肝素用量或采用抗血小板治疗，对可能出现的高凝状态及血瘘堵塞可以预防。

（二）中医治疗

肾性贫血当归属于中医"肾劳"、"血虚"等证范畴。主要原因是由于肾气虚衰，导致脏腑功能减退和失调，气血生成不足和浊毒内阻所引起。而脏腑功能的减退和失调的根本原因是肾气的虚衰、肾精的不足，导致脾肾同病，五脏俱虚，浊毒壅盛，阻碍脾胃，致使脾胃失运，消化吸收严重减退，气血生化乏源所致。肾衰后期，肾中精气亏耗，精不能生髓，髓不能生血，精血髓俱损，血源匮乏，贫血日愈加重，严重影响患者的生活质量，甚至会导致死亡。因此，治疗肾性贫血一定要把握填补肾精、固元扶本，进行整体调理，促进脾胃消化功能，方能取得预期疗效。

1. 保元汤《景岳全书》加味

黄芪30g，当归10g，人参10g，枸杞子10g，炒苡仁15g，黑大豆30g，大黄10g，甘草6g。现代药理研究认为，人参能刺激造血器官，使造血机能旺盛；黄芪有扩血管、降血压和利尿作用；大黄有降低血清肌酐、尿素氮及延缓肾衰进程的作用；黑大豆含有植物雌激素和高生物价蛋白，能减轻肾小球高滤过和抗自由基的作用，对肾功能有保护作用。

2. 复方紫河车胶囊（紫河车与肉桂之比为4:1）

有补肾填精之功能，用于治疗肾性贫血，尤其对伴有高血压、高血凝状态的患者，有良好的疗效。

四、临证经验

作者主张宜采取中西药有机结合的方法治疗肾性贫血。即采用促红细胞生成素（EPO）2000u，皮下注射，每周2次，同时口服硫酸亚铁0.2g，一日3次；叶酸10mg，一日3次；维生素B_{12}500μg肌注，每周2次。合用归芪口服液10ml，每日3次。能益气生血，促进脾胃运化。研究表明：该药辅助EPO治疗肾性贫血较单用EPO治疗效果显著，不仅能提前达到目标值，而且能促进铁剂的吸收，提高铁的利用。CRF时，患者脾肾衰败，胃失和降，此时，再给予大剂量中药长期口服，尤其是含一些血肉有情之品，大辛大热之品的中药，患者很难坚持服用。

第九节　肾　性　骨　病

肾性骨病（renal osteodystrophy，ROD）可分为狭义性肾性骨病和广义性肾性骨病。前者又称为肾性骨营养不良，是慢性肾衰竭伴发的代谢性骨病；后者是指一切和肾脏有关的骨病或病因与肾脏有关的骨病，如肾小管酸中毒伴发的软骨病、肾病综合征时发生的骨病、Fanconi综合征时的骨病等。本文主要介绍慢性肾衰竭时发生的骨病。该病以骨质疏松、骨软化、纤维性骨炎、软组织钙化、骨性佝偻病、骨硬化、骨滑脱、骨畸形、骨再生障碍和病理性骨折为临床特征，可以在慢性肾衰竭的任何阶段发生。在引起肾性骨病的因素中维生素D缺乏、甲状旁腺功能亢进起重要作用。近30年来，由于血液净化技术的开展和发展，尿毒症患者的生命得到了延长，但肾性骨病的发生率却很高，危害亦很大，目前，治疗尚有一定难度，因此，备受肾科临床医生的重视。

一、肾性骨病的临床表现、实验室检查及诊断

（一）临床表现

（1）顽固的皮肤瘙痒。

（2）自发性肌腱断裂。

上篇　基础篇

（3）骨痛与骨折。

（4）骨畸形。

（5）生长迟缓。

（6）皮肤溃疡和组织坏死。

（7）软组织和血管迁移性钙化。

（二）实验室检查

1. 骨骼X线摄片

继发性甲状旁腺亢进性骨炎；骨软化（软骨样病变）。

2. 生化激素测定

①血钙增高；②血清甲状旁腺素（PTH）增高；③血25-羟维生素D_3、1，25-$(OH)_2D_3$降低；④血铝增高；⑤反映骨吸收的指标：血和尿羟脯氨酸、尿吡啶测定；⑥反映骨形成的指标：骨钙蛋白、骨AKP同功酶测定。

3. 锝（^{99m}Tc MDP）

放射性核素骨扫描。

（三）诊断依据

根据临床表现、实验室检查及骨病理检查，可做出诊断。骨病理活检可明确肾性骨病诊断与组织学分类。

二、肾性骨病的组织学分类

（一）高转化型肾性骨病（high tumover osteodystrophy，HTO）

此型常见于甲状旁腺增生和功能亢进的患者。重要病理变化是纤维性骨病与骨强度较差。表现为骨细胞增生活跃，破骨细胞与成骨细胞活性以及骨转化率均增加。实验室检查：血钙降低，血磷、碱性磷酸酶、骨钙蛋白升高和血PTH水平显著升高。X线检查可发现甲旁亢所致的骨膜下吸收、骨硬化等特征表现。

（二）低转化型肾性骨病（low tumover osteodystrophy，LTO）

包括软骨病（osteomalacia，OM）和无力性骨病（adynamic bone disease，ABD）两种类型。发病机制与活性维生素D的缺乏有关，以骨钙化为主要病理性特征。

OM的危险因素为老年患者（>58岁），骨骼易于变形。骨活检显示破骨细胞与成骨细胞数目和活性降低，总骨量变化不定。实验室检查：血钙正常，血磷增高，血铝通常也升高，而血清碱性磷酸酶、骨钙蛋白及iPTH水平常降低。X线主要表现为假性骨折。

ABD的危险因素为男性、糖尿病患者，易于骨折。骨组织学改变主要为骨细胞活性明显降低，总骨量减少。实验室检查：血钙正常或轻度降低，血磷正常，血清碱性磷酸酶、骨钙蛋白及iPTH水平多正常或偏低。

（三）混合性骨病（mixed bone disease，MBD）

其特点是由甲状旁腺功能亢进、矿化缺陷引起，骨形成率正常或降低。总骨量变化不定。是HTO和LTO两种疾病特点混合的类型。临床表现常为纤维性骨炎和软骨病并存。

三、肾性骨病的治疗和预防

治疗目标：①维持血清iPTH水平在120~150ng/L；②磷浓度低于55mg/L，钙浓度在92~104mg/L，钙磷乘积低于550mg/L；③血铝浓度低于20μg/L；④血清碳酸氢盐水平在20~40mmol/L。

（一）控制磷滞留和高磷血症

①限制饮食中的磷摄入：要求患者限制磷摄入5~7mg/（kg·d），至少<700mg/d。②磷结合剂的应用：醋酸钙溶解度高，是更有效的结合剂；碳酸钙不及醋酸钙作用好，钙吸收少，但也是一个有效、耐受性好的结合剂；酮酸和必需氨基酸既能改善营养状态，又可控制血磷。③增加磷的透析清除，可用低钙透析液。

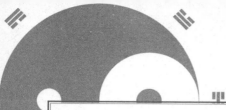

（二）补钙

补钙时血磷应低于55mg/L（5.5mg/dl），血钙高于105mg/L（10.5mg/dl）时，应减量或暂停补钙。

（三）维生素D及其代谢产物的治疗

①常规治疗剂量骨化三醇，每日0.25~1.0μg；大剂量冲击疗法（间歇性大剂量方法）采用1，25-$(OH)_2D_3$，每日2~4μg，每周2~3次静脉注射，4周后见效。②近年来应用22-氧-钙三醇和19-non-1，25$(OH)_2D_3$抑制PTH，对肠钙的吸收作用小，不引起高血钙。③小剂量钙三醇，每日0.125μg，预防PTH增高，不增加钙磷乘积，可防止发生慢性骨病。

（四）甲状旁腺切除术

1. 指征

①高钙性继发性甲状旁腺功能亢进性骨病；②继发性甲状旁腺功能亢进合并广泛性骨外钙化；③软组织、皮肤等缺血性损害、溃疡和坏死；④PTH增高伴严重顽固的瘙痒。

2. 方法

甲状旁腺全切除、次全切除，术后并发低血钙，可静脉或口服大量钙盐，每日2g。

（五）经皮注射无水乙醇

超声引导下对增大的甲状旁腺内注射无水乙醇，使组织硬化。

（六）铝中毒的防治

1. 预防

必须停用含铝制剂，血透用水含铝量应<30μg/L以下，最好在10μg/L以下。

2. 检测

可疑时应作DFO试验，必要时作骨活检。

3. 治疗

①DFO治疗：持续血铝水平升高≥200μg/L；②DFO试验阳性：骨铝高出正常10倍以上；骨铝染色阳性。③用法与疗程：大剂量法和小剂量法。④副作用：治疗中低血压；眼、耳毒性报告；头痛、头晕；感染。

四、临证经验

肾性骨病概属中医学中的骨痿。中医认为，肾主骨、生髓，骨、骨髓的生长、发育以及病理变化，都与肾有密切的关系。骨的生长、强壮有赖于肾之精气的濡养。由于大热灼伤肾的阴液，或长期过劳，肾精亏损，肾火亢盛等都会导致骨枯而髓减，发展为骨痿。骨痿的主症为：初起眼睑浮肿，继则四肢及全身浮肿，腰背酸软，难于直立，下肢萎软无力，步履维艰，面色少华或灰暗，舌淡苔白，苔质稍胖有齿痕，脉沉无力。因此，治疗骨痿，宜补肾健脑，利水壮骨。方用实脾饮合真武汤加减：附子6g，白术15g，茯苓15g，泽泻15g，车前子30g（包），厚朴10g，补骨脂10g，骨碎补10g。水煎2次兑匀，分3次服。如虚寒过甚，畏寒肢冷，面色㿠白，加葫芦巴10g、巴戟天10g、肉桂3g，以温补肾阳，以助气化；如病久瘀血内阻，舌质紫暗有瘀斑，脉沉，加当归15g、赤芍10g、桃仁10g、红花10g、丹参15g，以活血祛瘀；如水邪凌肺，肾不纳气，出现心悸、气喘、咳嗽，加炒葶苈10g、党参15g、五味子10g、大枣5枚，以益气泻肺平喘；如神疲、嗜睡，泛恶，甚至口有尿臭味，加附片10g（先煎）、制大黄15g、黄连5g、姜半夏10g，以解毒降浊。

第十节　肾性营养不良

各种慢性肾脏病，如果延误治疗或治疗不当，最终都将会发展成为慢性肾衰竭（CRF）。近20多年来，人们对CRF患者各种营养素（包括蛋白质、碳水化合物、脂类、矿物质、微量元素、维生素、L-肉碱等）代谢紊乱及其机制有了较深入的研究。研究表明，现代营养疗法在保持和改善透析前慢性肾衰竭及透析患者营养状况、提高患者的生活质量、延缓CRF进展、改善肾替代治疗后的预后等方面，均有其重要作用。因此，根据我国的实际情况，借鉴国外的一些较成熟的经验，加强慢性肾衰竭代谢紊乱和营养疗法的研究和应用，将有利于提高慢性肾衰竭的防治水平。

一、慢性肾衰竭患者存在多种营养素代谢紊乱

各种营养素代谢紊乱，是慢性肾衰竭患者出现多种临床表现的主要原因之一，也是慢性肾衰竭病程进展的重要相关因素。因此，纠正代谢紊乱、加强营养治疗已成为慢性肾衰竭患者必不可少的治疗措施。

（一）水和电解质代谢紊乱

在CRF患者中，代谢性酸中毒和钠、钾、氯、钙、磷、镁等电解质及水的代谢紊乱，是其主要临床表现之一。其中以水钠潴留、代谢性酸中毒、高钾血症、高磷血症、低钙血症等较常见。上述代谢异常，可使CRF患者出现多个系统功能紊乱的临床表现，严重者可有生命危险（如严重的水钠潴留、高钾血症等），也可对其他营养素（如蛋白质）的代谢带来不利影响，如代谢性酸中毒可引起蛋白分解增加、合成抑制。

（二）蛋白质代谢紊乱和必需氨基酸、必需α-酮酸水平下降

蛋白质代谢紊乱的两个主要后果，就是氮质血症和营养不良。氮质血症即"非蛋白氮"的蓄积，是构成尿毒症毒素的主要部分。各种毒素包括胍类（甲基胍、琥珀胍酸等）、胺类、吲哚、中分子物质、甲状旁腺素激素（PTH）、氨甲酰化蛋白质、氨甲酰化氨基酸、晚期糖基化终产物（AGES）、终末氧化蛋白产物

(AOPP) 等，可引起各系统症状、微炎症状态，加快残余肾功能的损害。

营养不良可表现为血浆和组织的必需氨基酸及其相应的"必需酮酸"（指可以经过转氨基作用转变为相应的必需氨基酸的α–酮酸）水平下降，某些非必需氨基酸水平增高等，血清白蛋白、前白蛋白、转铁蛋白、免疫球蛋白、补体和组织蛋白水平下降。微炎症状态的存在和多肽激素的紊乱，也是营养不良的重要原因。因此，补充必需氨基酸、α–酮酸，不仅营养价值高于普通蛋白质，而且具有促进蛋白质合成、抗氧化等作用。

微炎症状态的存在，可能与体内白介素 I （IL–1）、IL–6、肿瘤坏死因子（TNF–α）水平增高有关，而这些因子增高常导致蛋白质分解增多或/和合成减少，以至在部分长期透析病人（占透析病人的20%~50%）中存在"营养不良—炎症—动脉粥样硬化综合征"。

（三）糖代谢和脂肪代谢紊乱

糖代谢异常主要表现为糖耐量减低，偶有低血糖发生。部分患者热量摄入不足。高脂血症（约80%病人）主要表现为中度高甘油三酯血症，少数病人表现为高胆固醇血症，或兼有高甘油三酯血症和高胆固醇血症。脂蛋白异常表现为血浆脂蛋白a、极低密度脂蛋白（LDL）水平升高，高密度脂蛋白（HDL）水平则明显降低，部分患者LDL水平升高。

（四）其他代谢紊乱

微量元素（铁、锌、硒等）、维生素（B_1、B_2、B_6、B_{12}、叶酸等）、L–肉碱的代谢异常，是CRF患者蛋白质代谢紊乱、免疫功能降低、某些临床症状（如食欲减退、恶心、肌肉无力、贫血、高同型半胱氨酸血症、周围神经病变等）的重要原因之一。如锌不足可影响蛋白质合成；维生素B_6缺乏可致食欲减退、恶心、高同型半胱氨酸血症、周围神经病变等。L–肉碱的缺乏

上篇 基础篇

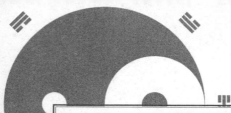

可影响心肌和骨骼肌的代谢与功能。

二、慢性肾衰竭患者对各种营养素的需要量与正常人不同

慢性肾衰竭患者在不同阶段对各种营养素的需要量明显不同。症状轻者其需要量与正常人相近，但症状较重者或有严重并发症者以及透析患者的营养素需要量，则比正常人明显增加。以蛋白质需要量为例，根据联合国FAO/WHO报告，正常青年蛋白质推荐量平均$0.63g/(kg \cdot d)$（短期氮平衡试验）或$\geq 0.58g/(kg \cdot d)$（长期氮平衡试验），综合平均结果$\geq 0.60g/(kg \cdot d)$（CV12.5%），"安全水平"为$0.75g/(kg \cdot d)$；老年人蛋白质推荐量$\geq 0.75g/(kg \cdot d)$。病情稳定的轻中度慢性肾衰竭患者蛋白质需要量与正常人接近或稍高，但由于患者蛋白质（氮）代谢产物增多及排出障碍，故不宜增加蛋白质摄入量，而只能适当限制并保证蛋白质的最低需要量〔低蛋白饮食，$0.6\sim0.8g/(kg \cdot d)$〕。但症状较重的终末期肾衰患者和透析患者则蛋白质需要量明显增加，因为这些患者均有不同程度的蛋白质摄入减少和蛋白质分解增多、合成减少。又如，慢性肾衰竭患者对维生素B_6的需要量一般比正常人高得多，这是由于某些尿毒症毒素抑制了维生素B_6的活性之故。而饮食中维生素B_6的摄入往往不足，故需要额外补充维生素B_6。

能量摄入对蛋白质的需要量有重要影响，如能量摄入较低，则蛋白需要量就会高于平均水平；反之，则会低于平均水平。CRF患者应用低蛋白饮食时必须给予充足的热量摄入，就是这个原因。

不同类型蛋白质（如植物蛋白和动物蛋白）的生物价不同，是影响蛋白质需要量的重要因素之一。一般来说，动物蛋白一般属于"高生物价"蛋白，而植物蛋白多数属于"非高生物价"蛋白，但黄豆、荞麦、蘑菇等植物蛋白的生物价与鱼、肉等相当接近，也属于"高生物价"蛋白。目前，已经明确食用植物蛋白可以获得植物蛋白和植物雌激素两类物质的益处。植物雌激素主要指大豆中的异黄酮和亚麻子中的木酚素，这类物质具有与内生雌激素相似的结构，在代谢等方面发挥雌激素样的效应。也有不少实验和临床研究提示，植物蛋白具有延缓慢性肾病进展的作用。植物蛋白（主要是豆类蛋白）具有减轻肾小球高滤过和抗自由基的作用，不会引起肾单位高滤过，而肉类、奶酪等动物蛋白则可引起明显的肾单位高滤过。

三、合理的营养疗法是治疗慢性肾衰竭的基本措施

优质低蛋白质饮食的优点是：①能减轻残余肾小球"三高"现象和肾小管高代谢；②能减少蛋白质代谢产物的产生和蓄积；③能降低尿蛋白，减轻由此引起的肾损害；④能改善尿毒症症状。不过，患者同时必须摄入足量的碳水化合物和脂肪，以供给机体所必需的热量，才能减少体内蛋白质为提供热量的分解，达到氮平衡的目的。因此，临床应用优质低蛋白质饮食疗法，每能得到良好的效果，患者血尿素氮下降，氮质血症改善，胃肠道症状减轻甚至消失。

（一）蛋白质和磷的摄入量

蛋白质和磷这两类营养物质与慢性肾衰竭的进展密切相关，故饮食治疗的重点应放在限制蛋白质和磷的摄入上。蛋白质和磷的摄入量应根据患者肌酐清除率（GFR）加以调整。一般认为，当GFR降至50ml/min以下时，便必须进行适当的蛋白量限制。其中60%的蛋白质必须是富含必需氨基酸的蛋白（即高生物效价蛋白），如鸡蛋、牛奶和瘦肉等。粗略地计算，1只鸡蛋、200ml牛奶，各含蛋白质约6g；50g鱼、鸡、瘦猪肉或牛肉，约含蛋白质8~10g。40%可选用具有高生物价的植物蛋白，如黄豆、荞麦、蘑菇等。目前，已经明确食用植物蛋白可以获得植物蛋白和植物

雌激素两类物质的益处。具有延缓慢性肾病进展的作用。植物蛋白（尤其是豆类蛋白）具有减轻肾小球高滤过和抗自由基的作用，不会引起肾单位高滤过，而肉类、奶酪等动物蛋白则可引起明显的肾单位高滤过。

当GFR>20ml/min者，每日摄入蛋白量约40g（0.7g/kg）；当GFR降至10~20ml/min者，每日摄入蛋白约35g（0.6g/kg）；GFR降至5~10ml/min者，每日摄入蛋白量约25g（0.4g/kg）；GFR下降至<5ml/min者，每日摄入蛋白量约20g（0.3g/kg）。米、面中所含的植物蛋白质如有条件，最好能设法除去，例如可部分采用麦淀粉作主食（即澄面），因100g米中含植物蛋白质达6.7g，不宜多食。如觉饥饿，可食芋头、马铃薯、甜薯、苹果、马蹄粉、莲藕粉、山药粉、胡萝卜、白萝卜等。

治疗慢性肾衰竭继发甲旁亢的关键在于控制磷的代谢，其中重要一环是积极控制饮食中的含磷量，这样也可延缓肾衰的发展速度。当GFR降至30ml/min之前，就应控制饮食中的含磷量，每日不超过600mg，减少蛋白质摄入，避免进食富含磷的蛋白质饮食，如干酪、奶油、鸡蛋、牛奶，肉食，特别是脑、肾、沙丁鱼等。

（二）高热量摄入

足量的碳水化合物和脂肪，可以保证人体足够的热量需求，并可减少体内蛋白质为提供热量而分解。高热量饮食可使低蛋白饮食的氮得到充分的利用，减少体内蛋白质的消耗。每日宜供应125kJ（30kcal）/kg热量。胃口不佳的患者，可配合中药，如温胆汤加减（半夏10g，茯苓15g，陈皮10g，炒黄连6g，砂仁5g，炒麦芽15g）以调理脾胃，促进食欲。为了能摄入足够的热量，可食用植物油和食糖。同时口服维生素 B_6 10mg，每日 3 次；维生素 Bco2 片，每日 3 次；维生素 C 0.1g，每日 3 次；叶酸 5mg，每日 3 次。

（三）其他

1. 钠的摄入

除有高血压、水肿、少尿者要限制食盐外，其他患者不宜加以严格限制。因为在GFR<10ml/min之前，患者通常能排出多余的钠，但在体内钠缺乏时，却不能相应的减少钠的排出。

2. 钾的摄入

一般来说，只要每日尿量>1000ml，通常无需限制饮食中钾的摄入。有高钾血症者，应积极处理，其措施是：①限制钾的摄入，要避免进食含钾多的蔬菜、水果，如白菜、梨、桃、葡萄、西瓜等。②可口服降血钾树脂和静脉使用葡萄糖酸钙、胰岛素等对症处理。③当血钾>7mmol/L时，应进行透析治疗。

3. 水的限制

有水肿、少尿、心力衰竭者，宜按急性肾衰竭一样严格控制进水量。但对每日尿量>1000ml，而又无水肿者，则不必限制水量，并且最好于睡前饮水400ml。

有学者报道，对血清肌酐在176.8~265.2μmol/L的慢肾衰患者，采用饮食疗法后，6年后才需要透析治疗。而未用该法者，16个月就需作透析治疗。说明合理的饮食治疗，对延缓慢肾衰患者的肾功能进展非常重要。对于开始透析治疗的患者，应改用透析时的饮食治疗方案。

（四）必需氨基酸的应用

由于低蛋白饮食往往限制过严而很难保证慢肾衰患者营养需要和正氮平衡，近年来临床多主张低蛋白饮食与必需氨基酸（EAA）或酮酸氨基酸（α-KA）合用，用于治疗慢肾衰失代偿期的患者，这样有助于改善营养需要和正氮平衡，延缓肾功能恶化进程。必需氨基酸（EAA）疗法主要是用8种必需氨基酸配合低蛋白、高热量饮食治疗尿毒症，能使患者达到正氮平衡和改善症状。因为供给必需氨基酸后，促进了体内蛋白质的合成，改善了

上篇 基础篇

患者的营养状况；同时必需氨基酸在体内合成蛋白质的过程中，可以利用一部分尿素，因而可降低血尿素氮水平，改善尿毒症的症状。必需氨基酸有口服制剂和静脉滴注剂（均含有8种必需氨基酸），成人用量为每日0.1~0.2g/kg，分次口服或一次缓慢静脉滴注，能口服者以口服为宜。

凡用必需氨基酸（EAA）疗法者，均应给予低蛋白饮食（每日0.3g/kg），即每日蛋白质摄入量减至20g，并尽量限制非必需氨基酸的摄入，以促进体内尿素的利用。要尽量给患者补充足够的热量［8360~12 540kJ（2000~3000kcal）/d］，同时配合使用维生素B_6，以促进消化道内必需氨基酸的吸收。

α-酮酸或α-羟酸是氨基酸的前体，通过转氨基或氨基化的作用，α-酮酸在体内可转变为相应的氨基酸。α-羟酸也可通过类似作用转变为氨基酸。α-酮酸制剂内含有5种EAA，5种α-酮酸或α-羟酸。应用方法和剂量与EAA疗法相同。α-酮酸比EAA疗效更好，其突出的优点是：①尿素氮生产率及血尿素氮下降更为显著，蛋白质合成与分解比率高；②可降低血磷、碱性磷酸酶以及PTH水平；③在动物实验中α-酮酸无导致GFR下降或白蛋白排泄增加现象；④能延缓慢肾衰时的肾功能进展。α-酮酸制剂的缺点是价格昂贵，因其含有钙盐，长期服用须检测血钙水平，高钙血症时忌用。

四、临证经验

中医认为，人体营养物质的吸收和消化功能，全赖于脾胃的功能，脾胃的运化、升降功能正常，气、血、精的生成就旺盛，人体的营养状况就良好。脾胃功能低下，或由于其他因素影响脾胃的运化、升降功能，都会出现营养不良。我们在临床上经常见到一些慢性肾衰竭患者，凡是脾胃功能尚好，有食欲者，即使血肌酐较高，全身营养状况也不是太差。若脾胃功能衰退，食欲不振，恶心呕吐，全身营养状况也就很差，低蛋白血症也就比较突出。所以，中医治疗营养不良的关键是调理脾胃，促进食欲。作者常采用健脾、和胃、止呕的中药，如温胆汤加减（半夏10g，茯苓15g，陈皮10g，炒黄连6g，砂仁5g，炒麦芽15g）以伏龙肝100g所煎的水熬药，分3次服。用药轻淡，患者乐于接受，有很好的健脾、开胃、止呕的效果。当脾胃功能得到改善，营养状况也就逐步好转。

下篇

临床篇

第六章 原发性肾小球疾病

第一节 急性肾小球肾炎

急性肾小球肾炎（acute glomerulonephritis）简称急性肾炎（AGN），是以急性肾炎综合征为主要临床表现的疾病。临床上表现为起病急骤，以血尿、蛋白尿、少尿、水肿、高血压和一过性的氮质血症为特点。多见于链球菌感染后，而其他细菌、病毒及寄生虫感染亦可引起。多发于儿童和青年。本节主要介绍急性链球菌感染后肾炎（ASPGN）。

一、病因病机

本病常因β-溶血性链球菌"致肾炎菌株"（常见为A组12型等）感染所致，常见于上呼吸道感染（多为扁桃体炎）、猩红热、皮肤感染（多为脓疱疮）等链球菌感染后。本病主要是由感染所诱发的免疫反应引起，链球菌的致病抗原从前认为是胞壁上的M蛋白，而现在多认为胞浆或分泌蛋白的某些成分，可能是主要致病抗原，导致免疫反应后通过循环免疫复合物（CIC）沉积于肾小球致病。或抗原种植于肾小球后再结合循环中的特异抗体，形成原位免疫复合物而致病。肾小球内的免疫复合物导致补体激活、中性粒细胞及单核细胞浸润，导致肾脏病变。病理类型为毛细血管内增生性肾小球肾炎。

下篇 临床篇

125

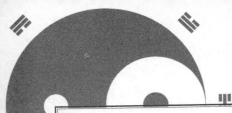

二、诊断要点

（1）起病急骤，病情轻重不一。

（2）临床主要表现为：血尿、蛋白尿、水肿和高血压，可有一过性氮质血症。

（3）起病前1~3周，多有感染史，如扁桃体炎或皮肤脓疱疮。

（4）血清抗链球菌溶血素"O"滴度升高。大部分患者血清总补体（CH_{50}）和C_3下降，C_3通常低于正常值的1/2，于8周内逐渐恢复正常。

（5）预后良好，病情于8周内显著减轻或"临床痊愈"。

（6）必要时作肾活检，其病理改变为毛细血管内增生性肾小球肾炎，光镜下通常为弥漫性肾小球病变，以肾小球内皮细胞及系膜细胞增生为主，早期可伴有炎症细胞浸润（中性粒细胞、单核细胞、嗜酸性粒细胞）；免疫病理检查可见IgG及C_3呈粗颗粒状沉积于系膜区与毛细血管壁；电镜下可见肾小球上皮细胞下驼峰状电子致密物沉积。

三、治疗

急性肾炎经合理、及时地治疗，大多数患者均能临床治愈。在治疗方法上，可在西医对症治疗的基础上，采取中医辨证论治是主要的治疗方法。

（一）中医辨证论治

1. 水湿浸渍证

主证：颜面及全身浮肿，身重困倦，胸闷纳呆，头昏恶心，尿少，舌质淡红，舌体胖大，有齿印，苔白腻，脉沉缓。此型主见于急性肾炎水肿期。

治法：健脾化湿，通阳利水。

方药：五苓散合五皮饮加减。茯苓30g，猪苓30g，泽泻15g，白术15g，桂枝10g，大腹皮10g，生姜皮6g，益母草30g，玉米须30g。水煎2次兑匀，分3次服（下同）。

加减：若肿甚且胸满气喘者，加麻黄10g、杏仁10g、葶苈子10g（包）；腹水加椒目10g、全葫芦10g；头昏恶心者，加姜半夏10g、陈皮10g、石菖蒲10g。

2. 湿热内蕴证

主证：全身浮肿，尿少色赤，口苦口黏，腹胀便秘，舌质黯红，苔黄腻，脉滑数。此型主见于急性肾炎水肿消退期。

治法：清热利湿，活血利水。

方药：清热健肾汤（作者经验方）加减。白花蛇舌草30g，半枝莲15g，白茅根30g，石韦30g，泽兰15g，车前草30g，青风藤15g，益母草15g，蝉蜕10g，莪术15g。

加减：上焦湿热，如咽喉红肿疼痛，或扁桃体红肿，加金银花30g、元参10g、僵蚕10g；皮肤疖肿加紫花地丁30g、蒲公英30g；中焦湿热，如脘腹胀满，加炒薏仁30g、黄连10g、广木香10g；下焦湿热，如尿频、尿急、尿疼，加土茯苓30g、地榆30g。

3. 肺卫不固证

主证：此型多见于急性肾炎恢复期，平时无明显肾系症状，只是易于感冒，尿检有少量蛋白和/或反复镜下血尿，感冒后尿检异常加重，舌质淡红，苔薄白，脉弱。

治法：益气固表，清除余热。

方药：补中益气汤加减。黄芪30g，党参15g，当归10g，白术15g，柴胡10g，防风10g，山药30g，地榆15g，白花蛇舌草30g。

加减：血尿加小蓟30g、紫珠草30g、藕节15g；阴虚者加女贞子15g、旱莲草15g。

（二）对症治疗

1. 一般治疗

急性期应卧床休息，一般需2~3周，直至肉眼血尿消失、水

下篇 临床篇

肿消退和血压恢复正常。同时应避免受寒受潮，以免引起肾小动脉痉挛，加重肾缺血。饮食以低盐、优质低蛋白和高维生素饮食为宜。

2. 控制感染

有咽喉炎、扁桃体炎、脓皮病、中耳炎等应积极治疗。应给予青霉素类或大环内酯类抗生素，彻底控制感染。

3. 利尿

经控制水盐入量后，水肿仍较明显者，可应用利尿剂。常用噻嗪类利尿剂，如氢氯噻嗪12.5~25mg，1~3次/d；或襻利尿剂，如呋塞米20~40mg，1~2次/d。

4. 降压

经休息、限水盐、利尿后，血压仍高者，应给予血管紧张素转换酶抑制剂（ACEI）或受体拮抗剂（ARB）如卡托普利12.5mg~25mg，一日2次；或依那普利5~10mg，一日2次；或贝那普利10~20mg，一日1次；或伊贝沙坦150mg，一日1次。如对上述药物过敏引起咳嗽者，改用钙通道阻滞剂（CCB），如硝苯地平控释片30~60mg，一日1次；或非洛地平缓释片（波依定）5~10mg，一日1次等。

5. 并发症的治疗

急性肾炎并发心力衰竭时，宜纠正水钠潴留，采用呋塞米治疗，而不是应用强心剂如洋地黄制剂。必要时可应用酚妥拉明或硝普钠以减轻心脏的前后负荷。少数发生急性肾衰竭而有透析指征时，应及时给予透析治疗，以帮助患者度过急性期。

四、临证经验

（1）急性肾炎根据其临床表现属于中医"水肿"、"风水"、"肾风"等范畴。患者素体肺气虚弱，卫表不固，易感外邪。风邪上受，首先犯肺，肺之宣通和肃降功能失调，不能通调水道，下输膀胱，风水相搏，风遏水泛而成水湿浸渍之证。水湿内阻，郁而化热，产生湿热之证。所以肺卫不固、水湿浸渍、湿热内蕴是急性肾炎常见的中医证型。水湿浸渍证多见于急性肾炎水肿期；湿热内蕴证主见于急性肾炎水肿消退期；肺卫不固证多见于急性肾炎恢复期。

(2) 急性肾炎以链球菌感染后发生者最为常见，但病毒（水痘病毒、腮腺炎病毒、柯萨奇病毒、某些流感病毒等）感染后出现的急性肾炎综合征，也不少见，但一般临床表现较轻，常不伴有血清补体下降，少有水肿和高血压，肾功能一般正常，治疗方法与链球菌感染后肾炎相同，只不过清热解毒药必须选用具有抗病毒作用的药物为好。

(3) 急性肾炎的发病与链球菌感染关系密切，对有扁桃体病灶明显的患者可行扁桃体切除术。但手术宜在肾炎病情稳定，无临床症状和体征，尿检基本正常后进行为宜。

(4) 笔者采用具有清热利湿，活血利水功效的清热健肾汤（作者经验方）加减治疗急性肾炎58例，疗程2周，结果：治愈52例（89.66%），好转4例（6.89%），未愈2例（3.45%），总有效率96.55%。说明急性肾炎以湿热内蕴型居多，清热利湿，活血利水法是治疗的主要方法，疗效可靠，无毒副作用。

第二节　急进性肾小球肾炎

急进性肾小球肾炎（rapidly progressive glomerulonephritis，RPGN）是临床以急性肾炎综合征、少尿、血尿、肾功能急剧恶化为特征的一组疾病，病理呈广泛的新月体形成，故又称为新月体性肾小球肾炎。由于病情急剧恶化，常有迅速发生和发展的贫血和低蛋白血症，肾功能急性进行性恶化。

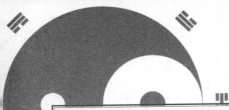

一、病因病机

原发性急进性肾小球肾炎是一种免疫损伤性弥漫增生性新月体性肾炎，其抗原可能与感染、自身免疫、碳氢化合物有关，根据血清抗体及免疫病理，本病的发病机理可分为三个类型：①Ⅰ型又称抗肾小球基膜型肾小球肾炎，由于抗肾小球基底膜抗体与肾小球肾基膜（GBM）抗原相结合激活补体而致病。②Ⅱ型又称免疫复合物型，因肾小球内循环免疫复合物的沉积或原位免疫复合物形成，激活补体而致病。此型患者常有前驱上呼吸道感染史，提示其致病抗原可能为某些病原体（病毒或细菌）。③Ⅲ型为非免疫复合物型，以往认为发病机制与细胞免疫相关。现已证实50%~80%的该型患者为肾微血管炎（原发性小血管炎肾损害），肾脏可为首发、甚至是唯一受累器官或与其他系统损害并存。原发性小血管炎患者血清抗中性粒细胞胞浆抗体（ANCA）常呈阳性。

二、病理改变

肾脏体积常较正常增大，病理类型为新月体性肾小球肾炎。光镜的特征性表现是广泛（50%以上）的肾小球囊腔内有大量新月体形成（占据肾小球囊腔50%以上），病变早期为细胞新月体，导致肾小球硬化和荒废。肾小管、间质发生退行性变，可伴有不同程度的肾间质细胞浸润和纤维化。免疫病理检查是分型的主要依据，Ⅰ型IgG及C_3呈光滑线条状沿肾小球毛细血管壁分布；Ⅱ型IgG及C_3呈颗粒状沉积于系膜区及毛细血管壁；Ⅲ型肾小球内无或仅微量免疫沉积物。电镜下可见Ⅱ型电子致密物在系膜区和内皮下沉积，Ⅰ型和Ⅲ型无电子致密物。

新月体形成后可产生两种危害：①压迫血管球，造成血流障碍，血管球逐渐萎缩、硬化；②阻塞球囊腔，影响原尿的生成。

因而，肾小球的功能逐渐丧失并纤维化。

三、诊断要点

（1）起病急骤，发展迅速，很快出现少尿甚至无尿。

（2）血尿明显、可有蛋白尿、管型尿。

（3）常有迅速发生和发展的贫血和低蛋白血症。

（4）肾功能进行性恶化，如未能及时有效控制，多在几周至几个月内发展至肾衰竭。

（5）排除继发性急进性肾炎综合征（如SLE等）即可诊断为原发性。

（6）肾活检常为新月体性肾小球肾炎。

四、治疗

治疗本病的关键在于尽早做出病因诊断和免疫病理分型，以便尽快进行强化治疗。

（一）强化治疗

1. 甲泼尼龙冲击疗法

甲泼尼龙0.5~1.0g，溶于5%葡萄糖中静脉点滴，每日或隔日1次，3次为1疗程。必要时间隔3~5d可进行下一疗程，一般不超过3个疗程。滴注时要监测血压，静脉注射前3h至滴注后24h，避免使用利尿剂，以保持药物效果。如缺乏甲泼尼龙，可用地塞米松150mg代替。冲击治疗后改用泼尼松口服，每日1mg/kg，8周后逐渐减量，至维持量（每日0.5mg/kg）时需服用较长时间，整个疗程长达1~5年，冲击期间停服泼尼松。由于超大剂量使用糖皮质激素，可出现许多副作用，因此对患有精神病、糖尿病、活动性溃疡、肺结核及其他活动性感染患者禁用。对有严重水钠潴留，甚至肺水肿，血钾明显升高者，可先作透析准备，然后再给予冲击治疗。

下篇 临床篇

2. 细胞毒性药物

常用于激素的同时使用，可用环磷酰胺。环磷酰胺成人量为0.2g，加入生理盐水20ml中，缓慢静脉注射，隔日1次，累计总剂量为150mg/kg。近年有人用环磷酰胺冲击疗法（1g溶于5%葡萄糖中静脉点滴，每月1次）。据文献报道，激素与细胞毒性药物合用，对免疫复合物型、无免疫球蛋白和补体沉积型的RPGN，80%治疗效果良好。

3. 抗凝疗法

肝素，每日1万~3万单位，持续静脉滴注或分次肌注，疗程约1个月。治疗期间应经常查凝血机制，以防发生出血。笔者认为，使用大剂量肝素，有一定危险性，临床疗效亦不确切，不如应用活血化瘀的中药，既有抗凝作用，又无副作用。

4. 抗血小板聚集药物

潘生丁，25~50mg，阿司匹林0.3g，均每日3次。

（二）一般治疗

对肾功能衰竭及其并发症的治疗，其处理与一般肾衰相同。

（三）替代治疗

凡急性肾衰竭已达透析指征者，应及时透析。

（四）中医治疗

中医文献中没有急进性肾炎病名，根据其临床表现，本病大多属中医的"癃闭"、"关格"、"水肿"等范畴。中医认为本病多因风热毒邪外袭，首先犯肺，导致肺失宣降，水道通调失常，以致水液内停，风水相搏，泛溢肌表，发为水肿。继而风热之邪化为热毒，热毒炽盛与湿相合，湿毒内蕴，弥漫三焦，困阻脾胃，损伤肾脏，导致肺、脾、肾、三焦功能失调，水液代谢紊乱加剧，出现三焦水道壅塞，脾胃升降逆乱，肾关开合失常等一系列病理变化。故中医治疗本病应重点放在祛除"毒、瘀、浊"三方面。

1. 清热解毒

选用白花蛇舌草30g，半枝莲30g，龙葵15g，金银花30g，地榆20g等。

2. 活血化瘀

选用丹参30g，赤芍15g，川芎15g，红花15g，水蛭4.5g（研细冲服）。

3. 泄浊法分

芳香化浊常用藿香10g，佩兰15g，白豆蔻10g，紫苏梗10g。渗湿泄浊常用茯苓30g，泽泻30g，金沙藤30g，车前草30g。通腑降浊常用大黄15g，芒硝10g，或用降氮胶囊，每次4粒，每日3次，冲服。待病情平稳后，气虚加黄芪、太子参、黄精；阴虚加女贞子、旱莲草、龟板、鳖甲；阳虚加仙茅、仙灵脾、巴戟天；血虚加制首乌、当归、鸡血藤。

总之，治疗急进性肾炎宜采取中西药有机结合，多途径给药，多种治疗手段的综合治疗，以期达到中西药在治疗上的协同作用和中药对西药毒副作用的监控，以提高治疗效果。

五、临证经验

急进性肾炎的临床表现酷似重症急性肾炎，易于误诊，因此一定要严密观察病情，尽早做出正确的诊断，方能及早正确地用药。若能恰当地使用甲基强的松龙冲击治疗，可抑制新月体毁坏肾小球（其破坏过程仅需1~2周时间），以挽救患者的生命。若患者在新月体破坏大部分肾小球之前，便予以正确的治疗，有效率可达80%。

突击使用超大剂量糖皮质激素，常可出现许多副作用，如抵抗力下降、易感染、满月脸、兴奋失眠、五心烦热、自汗盗汗、多毛痤疮等，此时若能恰当地配合中药治疗，不仅能减轻激素的副作用，而且能提高激素的效应。笔者经验是：在大剂量激素治

下篇 临床篇

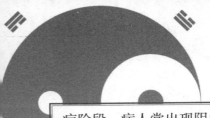

疗阶段，病人常出现阴虚火旺症候，此时若配合使用滋阴降火法治疗，如养阴健肾方（作者经验方）加减：生地30g，玄参15g，女贞子15g，旱莲草15g，知母15g，黄柏10g，益母草30g，地龙15g。每日1剂。既能拮抗外源性激素的反馈抑制作用，减轻激素的副作用，又能提高病人对激素的敏感性。当激素减量阶段，病人常出现气阴两虚症候时，配合使用益气养阴法治疗，如益气健肾汤（作者经验方）加减：黄芪30g，太子参15g，生地20g，女贞子15g，旱莲草15g，当归20g，益母草30g，地龙15g，莪术15g。即能防止激素撤减综合征，又可防止复发。进入激素维持治疗阶段，患者常出现脾肾气（阳）虚症候，配合使用健脾补肾的中药治疗，如补阳健肾汤（作者经验方）加减：红景天15g，锁阳15g，淫羊藿15g，肉苁蓉15g，茯苓15g，益母草30g，莪术15g。以温肾补阳，巩固疗效。在三个治疗阶段中均加入活血化瘀药物，如莪术、益母草、泽兰、丹参、水蛭等对提高疗效大有好处。

第三节　隐匿性肾小球肾炎

隐匿性肾小球肾炎（latent glomerulonephritis）简称隐匿性肾炎（LGN），也称无症状性血尿或/和蛋白尿。患者常无水肿、高血压及肾功能损害，多在体检或偶然情况下作尿常规检查时发现血尿和/或轻度蛋白尿。依据临床表现可分为3种形式：①单纯性血尿；②无症状性蛋白尿；③无症状性血尿和蛋白尿。

一、病理类型

引起单纯性血尿的原发性肾小球疾病中常见的病理类型为轻微病变性肾小球肾炎、轻微系膜增生性肾小球肾炎（包括IgA肾病、非IgA系膜增生性肾小球肾炎）及局灶性节段性肾小球肾炎等，但病理改变多较轻。引起无症状性蛋白尿的肾小球疾病的病理类型与肾病综合征大致相同，主要有膜性肾病、微小病变肾病、局灶性节段性肾小球硬化、系膜增生性肾炎等，一般为上述病理类型的轻型。无症状性血尿和蛋白尿见于多种不同病理类型的原发性肾小球疾病，如系膜增生性肾炎、IgA肾病、微小病变肾病、局灶性肾炎、轻微毛细血管内增生性肾炎、轻微系膜毛细血管增生性肾炎和局灶性节段性肾小球硬化等。

二、诊断要点

（1）无急慢性肾炎或其他肾脏病史，肾功能基本正常。

（2）无明显临床症状、体征，仅表现为单纯性蛋白尿和/或肾小球源性血尿。

（3）排除非肾小球性血尿或功能性血尿。

（4）以轻度至中度蛋白尿为主，且无其他异常者，称为无症状性蛋白尿。以持续或间断镜下血尿为主而无其他异常，相差显微镜检查尿红细胞以变形为主者，称为单纯性血尿。血尿兼有轻度蛋白尿者，称为无症状性蛋白尿和血尿。

（5）病理改变多较轻，如轻度微小病变性肾小球肾炎、轻微系膜增生性肾小球肾炎及局灶性节段性肾小球肾炎等。

三、临床分类

（一）无症状性蛋白尿

多见于青年，往往在体检时作尿液检查才发现。临床上除轻度蛋白尿（<1.0g/24h）外，无其他尿检异常，且无水肿、高血压等临床症状，肾功能正常，血液的生化及免疫学检查均在正常范围。但必须排除生理性直立性蛋白尿、溢出性蛋白尿（如多发性骨髓瘤无症状期）、肾小管性蛋白尿（如慢性肾盂肾炎）和系统性疾病所致蛋白尿（如肾淀粉样变、糖尿病肾病早期、轻型狼疮

性肾炎）等才能确立隐匿性肾炎无症状性蛋白尿。

引起无症状性蛋白尿的肾小球疾病的病理类型主要有：膜性肾病、微小病变肾病、局灶性节段性肾小球硬化、系膜增生性肾炎等，但一般为上述病理类型的轻型。

（二）单纯性血尿

本类型多见于青少年，以肾小球源性血尿为突出表现，可呈持续性或反复发作性，常在剧烈运动或上呼吸道感染后加重，但无水肿、高血压、蛋白尿及肾功能减退为特征，故称为"单纯性血尿"或"无症状性血尿"或"隐匿性肾炎血尿型"，其病理类型，常见有轻微病变性肾小球肾炎、IgA肾病、非IgA系膜增生性肾炎、局灶性节段性肾小球肾炎等。

（三）无症状性血尿和蛋白尿

持续性或反复发作性镜下血尿，同时有轻度蛋白尿（<1g/24h），无高血压、水肿和肾功能减退等临床症状和体征的原发性肾小球疾病，称之为无症状性血尿和蛋白尿，属隐匿性肾炎的一种临床表现形式。

无症状性血尿和蛋白尿见于多种不同病理类型的原发性肾小球疾病，如系膜增生性肾炎、IgA肾病、微小病变肾病、局灶性肾炎、轻型毛细血管内增生性肾炎和局灶性节段性肾小球硬化等。

四、治疗

西医对隐匿性肾炎无特殊疗法，治疗本病主要采用中医治疗。

（一）中医辨证论治

1. 无症状性蛋白尿

（1）气虚证。

主证：疲乏无力，食欲不振，易患感冒，舌淡胖，苔白，脉细弱。

治法：益气，健脾，固表。

方药：补中益气汤加减。生黄芪30g，山药15g，白术15g，柴胡10g，当归10g，防风10g，石韦30g，益母草30g。水煎2次兑匀，分3次服，每日1剂（下同）。

加减：阴虚加生地15g、枸杞子10g、女贞子10g；血瘀加红花10g、桃仁10g、赤芍15g。

（2）湿热证。

主证：咽喉干痛，或皮肤疖肿，或脘闷纳差，口黏口苦，或小便灼热，舌质红，苔黄厚，脉滑数。

治法：清热利湿。

方药：清热健肾汤（作者经验方）。白花蛇舌草30g，半枝莲15g，龙葵15g，青风藤30g，石韦30g，白茅根30g，当归15g，益母草30g，莪术15g，蝉蜕10g。

加减：咽喉干痛或扁桃体肿大，加金银花30g、元参10g、僵蚕10g；或皮肤疖肿加紫花地丁30g、蒲公英30g；脘腹胀满加柴胡10g、黄连10g；小便灼热加土茯苓30g、滑石15g；血瘀加赤芍15g、桃仁10g、红花10g。

（3）血瘀证。

主证：病情迁延，眼眶黯黑，或面色晦黯，舌质黯红，或有瘀点，脉沉涩，血液呈高黏或高凝状态。

治法：活血化瘀。

方药：活血化瘀汤（作者经验方）。益母草50g，赤芍30g，泽兰15g，川芎10g，地龙10g，莪术15g，山药30g。

加减：血瘀重者，加水蛭4.5g（研细粉末，分3次冲服）；兼湿热者，加石韦30g、白花蛇舌草30g、龙葵15g。

下篇 临床篇

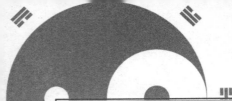

2. 单纯性血尿

（1）阴虚内热证。

主证：尿血鲜红，或呈镜下血尿，口干咽燥，五心烦热，腰酸腿软，舌红苔少，脉细数。

治法：清热凉血止血。

方药：小蓟饮子加减。小蓟30g，生地20g，藕节15g，山栀子10g，当归10g，白茅根30g，丹皮10g，地骨皮15g。

加减：外感风热，鼻塞咽痛，加金银花15g、连翘15g、防风10g；小便灼热加滑石12g、生甘草6g、石韦30g；咽喉、扁桃体和皮肤感染者，加紫花地丁30g、蒲公英30g、元参12g、僵蚕10g；血瘀加三七粉4.5g（分3次冲服）。

（2）湿热证。

主证：咽喉干痛，脘闷纳差，口黏口苦，小便黄赤，灼热涩痛，舌质黯红，苔黄厚，脉滑数。

治法：清热利湿。

方药：清热健肾汤（作者经验方）。白花蛇舌草30g，半枝莲15g，龙葵15g，青风藤30g，石韦30g，白茅根30g，当归15g，益母草30g，莪术15g，蝉蜕10g。

加减：咽喉干痛或扁桃体肿大，加金银花30g、元参10g、僵蚕10g；或皮肤疖肿加紫花地丁30g、蒲公英30g；脘腹胀满加柴胡10g、黄连10g；小便灼热加土茯苓30g、滑石15g；血瘀加赤芍15g、桃仁10g、红花10g。

（3）气阴两虚证。

主证：血尿时轻时重，平时以少量镜下血尿为主，少有劳累血尿即加重，气短乏力，手足心热，口干咽燥，舌质红，苔薄白，脉沉细或细数。

治法：益气养阴，凉血止血。

方药：益气健肾汤加减（作者经验方）。黄芪30g，太子参

15g，生地15g，女贞子15g，旱莲草15g，当归15g，益母草30g，石韦30g，小蓟30g，藕节15g。

加减：咽喉干燥加元参10g、麦冬10g；血尿加小蓟30g，藕节15g，三七粉4.5g（分3次冲服）。

3. 无症状性血尿和蛋白尿

无症状性血尿和蛋白尿的中医辨证论治基本与上述单纯性血尿和无症状性蛋白尿相同，可参照上述几种证型进行辨证论治。

（二）西医治疗

①对患者应定期（至少每3~6个月1次）检查，监测尿沉渣、肾功能和血压变化。②保护肾功能，避免应用损害肾脏的药物。③对反复发作的慢性扁桃体炎与血尿、蛋白尿发作密切相关者，可待急性期过后行扁桃体摘除术。

五、临证经验

（1）隐匿性肾炎的血尿、蛋白尿，时轻时重，反复发作，迁延难愈，是治疗上的棘手问题。目前现代医学尚无特殊疗法，只有预防和治疗感染，避免应用损害肾脏的药物。笔者多年经验认为，中医中药确有很好的疗效，所以中医治疗是主要方法，应坚持在门诊作长期治疗和随访观察。

（2）隐匿性肾炎的中医治疗应按中医辨证分型论治，该病临床往往无肾系症状可辨，应根据患者体质类型进行辨证分型。正常人体质类型有：①气虚质。表现为体弱乏力，不耐劳作，动则汗出，易于感冒，面色发白，舌质淡，脉细弱。②阴虚质。表现为形体消瘦，口干咽燥，喜凉饮，五心烦热，舌红少苔，脉细数。③阳虚质。表现为面色苍白，畏寒肢冷，口淡不渴，小便清长，舌淡体胖，脉沉弱。④痰湿质。表现为体胖困重，脘闷食少，痰多口腻，面色萎黄，舌胖苔腻，脉濡或滑。⑤血瘀质。表现为眼眶黯黑，肌肤甲错，舌有瘀点或瘀斑，尿FDP升高。隐匿

下篇 临床篇

性肾炎以气虚质、阴虚质和血瘀质为多见。但有时会以邪实兼证为突出表现，如湿热留恋，常常是血尿、蛋白尿持续难消的主要原因，所以说"湿热不除，蛋白难消"，此时就应彻底清利湿热为治疗大法。

（3）笔者采取中西医结合治疗隐匿性肾炎45例，其中无症状性蛋白尿13例，单纯性血尿18例，无症状性血尿和蛋白尿14例。中医治疗采取上述辨证分型论证，西医治疗用潘生丁25~50mg，有感染者短期内使用抗生素。疗程6~18个月。结果：完全缓解17例（37.78%），其中无症状性蛋白尿4例，单纯性血尿5例，无症状性血尿和蛋白尿8例。显著缓解21例（46.67%）。有效3例（6.67%），无效4例（8.89%），总有效率为91.11%。在45例中有11例从开始治疗至停药，一直按湿热证采取清利湿热、活血化瘀法治疗，结果：有5例完全缓解，3例显著缓解，3例有效。说明清利湿热、活血化瘀法在治疗中的重要性。

第四节 IgA 肾 病

IgA肾病（IgA nephropathy）是一病理诊断名称，它是以肾小球系膜区有IgA（主要为IgA1）、补体C_3呈颗粒样沉积的系膜增生性肾小球肾炎。本病自1968年法国学者Berger首次报告以来，世界各地相继均有报道。据统计我国本病占原发性肾小球肾炎的26%~36.9%，日本为36%，新加坡则高达56%，欧美国家发病率较低，占4%~5%。值得注意的是，在原发性肾小球肾炎中引起慢性肾衰竭者，IgA肾病占20%~30%。

IgA肾病临床表现多样，疾病进展速度也差异很大。一般认为儿童患者、有反复肉眼血尿者、肾功能损害较轻者、病理改变为轻度的系膜增生性肾炎者，预后较好。发病年龄愈大（40岁以上）、有氮质血症、高血压或大量蛋白尿（>2g/24h）、病理改变有弥漫性增殖性病变伴有局灶性肾小球硬化、肾小管萎缩或间质纤维化、新月体数目超过30%者，预后不良。

一、病因病机

IgA肾病的发病机制目前尚不完全明了。根据IgA肾病患者有不少常在呼吸道或消化道感染后发病或出现肉眼血尿的特点，故推测黏膜免疫与本病的发病有关。由于肾小球系膜区和毛细血管球有颗粒状IgA和C_3沉积，且皮肤也有沉积，并且部分病例可测出循环免疫复合物，提示IgA肾病可能是一循环性免疫复合物介导并激活补体旁路途径的疾病。此外，因单核—巨噬细胞系统清除多聚IgA免疫复合物（IgAIC）功能下降，补体溶解IgAIC的功能受损或IgA因其本身结构异常等原因可引起IgAIC或IgA多聚体清除受损、体内蓄积，继而沉积于肾小球系膜区，激活炎症介质，导致IgA肾病及其临床症状的出现。

二、病理类型

IgA肾病的主要病变特点是弥漫性肾小球系膜细胞和基质增生，故IgA肾病的病理类型主要为系膜增生性肾小球肾炎（MsPGN），由于IgA肾病相对较多，约占原发性MsPGN的50%，故通常把IgA肾病从MsPGN中单独分出。此外，IgA肾病还可见轻微病变性肾小球肾炎、局灶增生性肾小球肾炎、毛细血管内增生性肾小球肾炎、系膜毛细血管性肾小球肾炎、新月体肾小球肾炎、局灶性节段性肾小球硬化和增生硬化性肾小球肾炎等多种病理类型，病变程度轻重不一。主要决定于肾小球硬化或新月体形成数量的多少，系膜增生的严重程度，肾小管—间质损害的严重程度。

下篇 临床篇

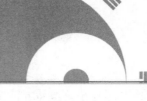

三、诊断要点

IgA肾病的确诊决定于肾活检，其诊断特点是：光镜下常见弥漫性系膜增生或局灶节段性增生性肾小球炎；免疫荧光可见IgA或以IgA为主的免疫复合物沉积于系膜区，这是IgA肾病的诊断标志。电镜可见系膜区为主的电子致密物沉积。

1982年WHO正式将IgA肾病的肾脏病理改变分为五级：I级：轻微损害；II级：微小病变伴有少量节段性系膜增殖；III级：局灶节段性肾小球肾炎，少于50%的肾小球呈现显著变化；IV级：弥漫性系膜损害伴有增殖和硬化；V级：弥漫性硬化性肾小球肾炎，累及80%以上的肾小球。

实验室检查：有50%的病例，血IgA水平增高，而血补体成分浓度多正常。有10%~15%的患者血中IgA循环免疫复合物升高。掌侧前臂皮肤活检常可见毛细血管的IgA、C_3和纤维素沉积。尿红细胞形态分析以畸形红细胞为主（≥80%）。

四、鉴别诊断

由于肾小球系膜区IgA沉积可见于其他许多疾病，故临床应除外下列疾病，并与之鉴别。

（一）急性链球菌感染后肾炎

该病与IgA肾病均可于上呼吸道感染（或急性扁桃体炎或咽炎）后出现血尿，并可表现为蛋白尿、水肿及高血压。但IgA肾病在感染后1~3d出现血尿，可伴有血清IgA升高，而急性肾炎在感染后1~2周出现急性肾炎综合征症状，血清补体降低，IgA正常可予以鉴别。

（二）非IgA系膜增生性肾炎

该病与IgA肾病均可表现为单纯性血尿，临床上鉴别困难，可作肾穿刺病理检查鉴别之。

（三）过敏性紫癜性肾炎

为继发性肾小球疾病，本病与IgA肾病均可表现为镜下血尿或肉眼血尿，肾穿刺两者同样有肾小球系膜区IgA沉积，但过敏性紫癜性肾炎，有皮肤紫癜、腹痛、关节痛等全身症状，可予以鉴别。

五、临床分类

（一）反复发作肉眼血尿型

此型患者常在上呼吸道感染或肠道感染期间出现肉眼血尿，持续2~3d后变为镜下血尿，如此反复发作。有肉眼血尿时常可伴有不同程度的蛋白尿，肉眼血尿消失后尿蛋白也随之减少或消失。患者一般无水肿、高血压和肾功能改变，但常伴有腰痛，可为单侧性或双侧性，体检肾区无明显的叩击痛。此类型多见于儿童，约占本病的20%。

（二）无症状性镜下血尿型

镜下血尿常持续存在，尿中红细胞以畸形红细胞为主（≥80%），可伴有轻度蛋白尿（<1g/24h），临床无症状，多在体检时发现而确诊。此类型最多见，约占50%。

（三）肾炎综合征型

除持续性镜下血尿外，常有轻度蛋白尿、水肿、高血压或缓慢进行性肾功能损害，此类型占10%~15%，预后较差。

（四）肾病综合征型

表现为大量蛋白尿，低蛋白血症和镜下血尿，占IgA肾病的7%~16%。若伴有高血压、肾功能损害，则预后不良。

（五）其他类型

如急进性肾炎综合征，急性肾衰竭。临床上较少见，预后不良。

下篇 临床篇

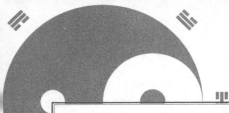

六、治疗

目前对IgA肾病的发病机理尚不完全清楚，现代医学尚无有效的治疗措施。近年来国内学者采用中医中药治疗本病，取得了一定进展。

（一）西医治疗

根据临床分类及病理改变确定治疗原则。

1. 反复发作肉眼血尿型

有上呼吸道感染或肠道感染时应及时采用强有力的抗生素和中药治疗。肉眼血尿消失后继续应用中药治疗，并可施行扁桃体摘除。

2. 无症状性镜下血尿型

病理检查为正常或轻微改变的（I~II级）IgA肾病，可单纯采用中医治疗，必要时配合火把花根片。

3. 肾炎综合征型

治疗重点应放在控制血压，保持肾功能，延缓肾功能的恶化，可采用血管紧张素转换酶抑制剂（ACEI）及中药治疗。力求将血压控制在125/75mmHg。如单用ACEI效果不好，需加用长效的钙离子拮抗剂、利尿剂或β、α受体阻滞剂。

4. 肾病综合征型

可采用分级治疗：I级采用糖皮质激素加中药治疗（二联疗法）。II级采用糖皮质激素，雷公藤多甙片及中药治疗（三联疗法）。III级是在II的基础上加用环磷酰胺（四联疗法）。采取分级治疗的目的是尽可能的少用或不用对人体毒副反应较大的药物。

5. 临床少见的急进性肾炎综合征或急性肾衰竭者

可选用甲基强的松龙冲击疗法或联合环磷酰胺、抗凝剂及抗血小板聚集药物治疗，必要时配合透析治疗。

（二）中医辨证论治

根据IgA肾病临床表现以血尿为主和感受风热、湿热之邪常可出现肉眼血尿的特点，可参考中医"血证"中治疗"溺血"、"溲血"的经验，进行辨证论治。

中医学认为尿血的病位在肾，其主要的病机是热伤脉络及脾肾不固。正如《景岳全书·血证》中所说："血本阴精，不宜动也，而动则为病；血主营气，不宜损也，而损则为病。盖动者多由于火，火盛则逼血妄行；损者多由于气，气伤则血无以存。"在火热之中，又有实火与虚火之分。外感风热，湿热内蕴，肝郁化火，下焦湿热等皆属实火；而阴虚火旺之火则属虚火。气虚之中又有脾肾气虚及气阴两虚之别。因此，治疗本病应分清标本虚实，按照"急则治其标，缓则治其本"的原则，进行治疗。基于此种理论，笔者将IgA肾病分为湿热伤络，阴虚内热，气阴两虚及脾肾气虚四型论治，其治疗经验是：

1. 湿热伤络证

此证为实证。见于外感风热，湿热内蕴，肝郁化火，以及膀胱湿热引起的急性发作，临床以肉眼血尿为主。治疗的重点应是清热解毒，清化湿热，减少抗原的产生。

（1）上焦湿热证。

主症：发热，咽喉红肿疼痛，或扁桃体红肿或化脓，或咳嗽，痰黏不利，或皮肤疖肿，腰酸痛，尿赤，舌红苔黄，脉浮数。

治则：疏风清热，凉血止血。

药用：金银花15g，白花蛇舌草30g，荆芥10g，元参10g，牛蒡子10g，山豆根10g，白茅根30g，茜草根15g，地锦草30g，紫珠草30g，桔梗10g，生甘草6g。水煎2次兑匀，分3次温服（以下同）。止血胶囊（三七、琥珀各等份，打为极细粉，装入1号胶囊，每粒0.3g）每次6粒，一日3次，冲服。

下篇 临床篇

（2）中焦湿热证：湿热蕴结于肠道或肝胆。

主症：腹痛腹泻，大便不畅或便溏，或口苦胁痛，尿赤尿血，舌红，苔黄腻，脉弦数。

治则：清化湿热，凉血止血。

药用：柴胡15g，葛根15g，黄连10g，广木香10g，藿香10g，地榆15g，小蓟30g，茜草根15g，地锦草30g，薏米仁30g。每日1剂。止血胶囊，每次6粒，一日3次，冲服。

（3）下焦湿热证：以尿路感染为多见。

主症：小便黄赤灼热，尿血鲜红，腰痛，舌红苔黄腻，脉滑数。

治则：清热利湿，凉血止血。

药用：小蓟30g，石韦30g，土茯苓20g，萹蓄20g，瞿麦20g，生蒲黄10g，茜草根15g，当归10g，藕节15g，山栀10g，甘草6g。每日1剂。止血胶囊，每次6粒，一日3次，冲服。

2. 阴虚内热证

主症：腰酸腰痛，手足心热，口干咽燥，尿液持续有镜下血尿。舌红少苔，脉细数。

治则：滋阴清热，凉血止血。

药用：生地20g，女贞子15g，旱莲草15g，丹皮10g，白茅根30g，石韦30g，地锦草30g，茜草根30g，当归15g，苍术10g。每日1剂。止血胶囊，每次6粒，一日3次，冲服。此型属虚中夹实证，治疗应扶正祛邪，扶正以调整脏腑阴阳，祛邪以清除循环免疫复合物，方中当归、苍术独具此功。以下两证亦如此。

3. 气阴两虚证

指脾气虚和肾阴虚并见。

主症：疲乏无力，腰膝酸软，手足心热，口干不思饮，镜下血尿持续不消，舌淡红，苔薄白，脉细数。

治则：益气养阴，凉血止血。

药用：生黄芪30g，太子参15g，当归15g，生地15g，女贞子15g，旱莲草15g，白茅根30g，地锦草30g，茜草根15g，藕节15g，苍术10g。每日1剂。止血胶囊，每次6粒，一日3次，冲服。

4. 脾肾气虚证

镜下血尿日久不消。

主症：体倦乏力，纳差腹胀，腰膝酸软，头晕耳鸣，面色少华，舌淡红，苔白厚，脉沉细。

治则：健脾固肾，活血止血。

药用：生黄芪30g，党参15g，当归15g，女贞子15g，旱莲草15g，枸杞子10g，苍术15g，蒲黄炭10g，茜草根15g，小蓟30g，山药25g，益智仁10g。每日1剂。止血胶囊，每次6粒，一日3次，冲服。治疗血尿，或凉血止血，或活血止血，或二者兼用，决不能见血止血，偏用炭性收敛。对久病血尿，更应加强活血化瘀之品，如桃仁，红花、川芎、三七之类，方能收敛，IgA肾病血尿尤为如此。

七、临证经验

（1）IgA肾病是一病理诊断，临床上往往可能被诊断为"单纯性血尿"、"隐匿性肾炎"或"慢性肾炎"等，故凡出现无症状性肾小球源性血尿，兼或不兼有蛋白尿者，应考虑IgA肾病的可能，尤其是男性青年，在发生咽部感染后出现血尿或血尿加重者更应考虑。血尿以畸形红细胞为主，蛋白尿为高、中分子或混合性蛋白尿，血清IgA可能升高。但确切的诊断必须靠肾穿刺免疫病理检查。

（2）IgA肾炎多以血尿为主要临床表现，故止血便成了治疗的主要目的，治疗血尿决不能见血止血，过早使用收涩性较强的止血药，而应在辨证论治的基础上加用凉血止血药，如大小蓟、藕节、白茅根、地榆、大黄等，或活血止血药如蒲黄、茜草、三

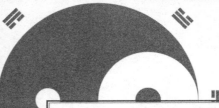

七等。对病程日久，血尿不止患者，更应采用活血化瘀法治疗。作者常用三七、琥珀各等份，研为极细粉末，装入胶囊，每粒0.3，每次6粒，一日3次，冲服，有很好的疗效。

第五节　慢性肾小球肾炎

慢性肾小球肾炎（chronic glomerulonephritis，CGN）简称慢性肾炎，系指以蛋白尿、血尿、高血压、水肿为基本临床表现，起病方式各有不同，病情迁延，病变进展缓慢，可出现不同程度的肾功能减退，最终将发展为慢性肾衰竭的一组原发性肾小球疾病。由于慢性肾炎病理类型及病期的不同，主要临床表现也各不相同，疾病表现呈多样化。

一、病因病机

慢性肾小球肾炎仅有少数是由急性肾炎发展而来（直接迁延或临床痊愈若干年后再发）。绝大多数慢性肾炎的确切病因尚不清楚，起病即属慢性。慢性肾炎的病因、发病机制和病理类型不尽相同。大部分是免疫复合物疾病，可由血液循环内可溶性免疫复合物沉积于肾小球，或由抗原（外源性种植抗原或肾小球固有抗原）与相应抗体在肾小球局部形成，激活补体等炎症介质，从而引起组织损伤。导致病变继续发展的机制除免疫因素外，非免疫机制（血流动力学、肾小管间质损伤等）亦起着重要作用。

二、病理类型

慢性肾小球肾炎的病理改变为双肾弥漫性肾小球病变，因反复发作和/或长期持续进展，肾间质纤微化、肾小管萎缩及肾小球硬化均可呈现，故慢性肾炎后期肾皮质变薄、肾脏体积通常缩小，其病理类型可分为：①系膜增生性肾炎（包括IgA肾病和非

IgA系膜增生性肾小球肾炎）；②膜性肾病；③局灶性节段性肾小球硬化；④系膜毛细血管性肾炎；⑤增生硬化性肾炎。当病变进展至后期，所有上述不同类型病理变化均可转化为程度不等的肾小球硬化，相应肾单位的肾小管萎缩、肾间质纤维化。疾病晚期双肾体积缩小、肾皮质变薄，病理类型均可转化为硬化性肾小球肾炎。

三、诊断要点

（1）起病隐匿，进展缓慢，病情迁延，临床表现可轻可重，或时轻时重。

（2）长期、持续性蛋白尿和/或血尿，血尿呈肾小球性血尿。

（3）有较长期的高血压，轻度肾功能损害或/和水肿。

（4）肾功能损害呈缓慢、渐进地进展，最终发展至肾衰竭。

（5）双肾可对称地缩小。

（6）排除继发性慢性肾炎综合征后，方可诊断为原发性慢性肾炎。

四、治疗

慢性肾炎的治疗，西医除对症治疗外，尚无特殊的治疗药物，一般不主张采用糖皮质激素及细胞毒药物治疗，中医和中西医结合治疗有一定的优势，下面介绍的是我个人的一点经验，供参考。

（一）中医辨证论治

1. 本证

（1）肺肾气虚证。

主症：面色无华，面浮肢肿，倦怠乏力，易感冒，自汗，腰膝酸软，手足不温，尿频数清长或夜尿多。舌淡红，苔白，脉弱。

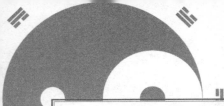

治法：益气固表，利水活血。

方药：益气固肾汤（作者经验方）加减。药用：黄芪30~60g，党参15g，菟丝子15g，女贞子15g，旱莲草15g，芡实20g，益母草30g，石韦30g，莪术15g。每日1剂。蛋白尿加益肾Ⅰ号胶囊（水蛭等研为极细粉末，装入胶囊，辐照灭菌，每粒0.3g，每次6粒，一日3次，冲服）；血尿加益肾Ⅱ号胶囊（三七、琥珀各等份，研为极细粉末，装入胶囊，辐照灭菌，每粒0.3g，每次6粒，一日3次，冲服）（以下各型相同）。

（2）脾肾阳虚证。

主证：面色㿠白，形寒肢冷，腰膝酸软，尿少浮肿，甚则出现胸腹水，神疲乏力，腹胀纳差，大便稀溏，性功能低下或月经失调。舌淡胖、有齿印，苔白滑，脉沉细或沉迟无力。

治法：温肾健脾，利水活血。

方药：补阳健肾汤（作者经验方）加减。药用：红景天15g，淫羊藿15g，肉苁蓉15g，菟丝子15g，女贞子15g，山药30g，猪苓15g，益母草30g，当归15g，莪术15g。每日1剂。蛋白尿加益肾Ⅰ号胶囊，血尿加益肾Ⅱ号胶囊。成人每次6粒，一日3次，小儿酌减。

（3）肝肾阴虚证。

主证：头晕耳鸣，腰膝酸软，咽干舌燥，五心烦热，潮热盗汗，失眠多梦，目睛干涩或视物模糊，性功能低下或月经不调。舌红少苔，脉弦细或细数。

治法：滋补肝肾，养阴活血。

方药：养阴健肾汤（作者经验方）加减。生地30g，玄参15g，女贞子15g，旱莲草15g，知母15g，黄柏10g，益母草30g，地龙15g。每日1剂。蛋白尿加益肾Ⅰ号胶囊，血尿加益肾Ⅱ号胶囊。成人每次6粒，一日3次，口服。

（4）气阴两虚证。

主证：面色无华或面色晦黯，倦怠乏力，易感冒，腰膝酸软，手足心热，口干咽燥，午后潮热，下肢浮肿。舌红少苔，脉细数或细涩。

治法：益气养阴，活血通络。

方药：益气健肾汤（作者经验方）加减。药用：黄芪30g，太子参15g，生地25g，女贞子15g，旱莲草15g，益母草30g，石韦30g，当归15g，莪术15g，地龙15g。每日1剂。蛋白尿加益肾Ⅰ号胶囊，血尿加益肾Ⅱ号胶囊。成人每次6粒，一日3次，口服。

（5）湿热蕴结证。

主证：面浮肢肿，咽喉肿痛，或皮肤疖肿，或尿短赤或涩痛不利，或倦怠乏力，口干或口黏，脘闷纳呆。舌暗红，苔黄厚，脉滑数。

治法：清热利湿，祛风通络。

方药：清热健肾汤（作者经验方）加减。药用：白花蛇舌草30g，半枝莲30g，青风藤30g，龙葵15g，蝉蜕10g，当归15g，益母草30g，白茅根30g，石韦30g，莪术15g。每日1剂。蛋白尿加益肾Ⅰ号胶囊，血尿加益肾Ⅱ号胶囊。成人每次6粒，一日3次，口服。

2. 标证

凡具备下列任何1项者，即可确定。

（1）湿热证：①全身中度以上水肿或伴胸腹水；②皮肤疖肿、疮疡、咽部肿痛、扁桃体红肿；③脘闷纳呆，口干不思饮；④小便黄赤、灼热或涩痛不利；⑤腰困痛，血尿；⑥舌苔黄腻，脉濡数或滑数。凡有湿热证者，首先用清热健肾汤（作者经验方）加减治疗，湿热不除，蛋白难消。

（2）血瘀证：①面色黧黑或晦暗；②腰痛固定或呈刺痛；③

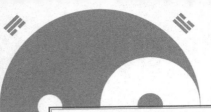
肌肤甲错或肢体麻木；④舌质紫暗或有瘀点、瘀斑，脉细涩；⑤尿纤维蛋白降解产物（FDP）含量升高；⑥血液流变学检测全血黏度、血浆黏度升高。慢性肾炎各证型均有血瘀存在，只是程度轻重不同，故都必须加用活血化瘀药，如丹参、赤芍、桃仁、红花、莪术、水蛭等。

（3）湿浊证：①脘闷纳呆，恶心呕吐；②身体困倦或精神委靡；③尿素氮、肌酐升高。说明患者已出现肾功能损害。应按"慢性肾衰竭"治疗。

（二）西药辅助治疗

1. 高血压

首选ACEI或ARB制剂，如依那普利5~10mg，一日2次；贝那普利（洛丁新）10~20mg，一日1次；或氯沙坦钾片（科素亚）50mg，一日1次等，这类药物除能降低全身血压外，还能降低肾小球毛细血管内压力，可延缓肾功能恶化，并能减少蛋白尿。如发生剧烈咳嗽或SCr>350µml/L时不宜使用，以免加重肾功能恶化。可改用钙通道阻滞剂（CCB），如非洛地平缓释片（波依定）2.5~10mg，一日1次；或氨氯地平缓释片（洛活喜）5~10mg，1日1次。肾性高血压的降压靶目标值应根据蛋白尿排泄量确定：尿蛋白<1g/L，靶目标值为130/80mmHg，蛋白尿>1g/L，靶目标值为125/75mmHg。

2. 水肿

在有高度水肿时可选用利尿剂，以袢利尿剂为好，如呋塞米20~40mg，一日2次，以肌肉注射或静脉注射效果较口服为好。

3. 抗凝治疗

如低分子肝素2500~5000Iu，皮下注射，每日1次，2周为1疗程。

4. 抗感染

对重度感染患者可选用对肾无损害的药物。

五、临证经验

（1）慢性肾炎仅有少数患者（6%~18%）是由急性肾炎发展而来，有的病情迁延不愈，病史超过1年以上；有的过去有急性肾炎病史，但临床痊愈若干年后，症状又复出现，并持续存在。绝大多数慢性肾炎当临床症状明显时即属慢性。因此，在诊断时必须查明病机，决不能疏漏。在认真排除继发性肾小球肾炎及遗传性肾小球肾炎后，才可诊断为慢性肾炎。

（2）慢性肾炎的中医病机特点是，病本属虚，病标属实，是一种虚中夹实之证。本虚主要是肺、脾、肾、肝四脏的不同程度虚损，其中以脾肾虚损尤为重要。现代医学亦认为慢性肾炎是一种与免疫介导有关的炎症反应性病变，而免疫介导反应又和中医脏腑功能虚损有关，因此，肺、脾、肾、肝四脏虚损是构成慢性肾炎发病的内在因素。表实是指邪气盛，如风邪、湿邪、热邪、瘀血和湿热之邪，其中以瘀血和湿热的影响最大。正虚导致病变的发生，邪实则为病变持续发展和肾功能进行性减退的重要原因。临证务必辨明标本虚实的孰轻孰重，采取标本结合，扶正祛邪，或急则治标，缓则治本的治法。

（3）笔者于1982~1986年对符合慢性肾炎诊断标准的130例患者，采用上述中医辨证分型方案进行治疗，结果：完全缓解59例（45.4%），基本缓解34例（26.2%），好转21例（16.1%），无效16例（12.3%）。治疗前肾功能有不同程度损害者61例，其中I期37例，Ⅱ期24例，治疗后有38例患者有不同程度的改善，其中有21例恢复到正常［中医杂志，1986，(9)：22］。

（4）笔者于2001~2002年对符合慢性肾炎诊断，中医辨证为湿热证的128例患者随机分为两组，治疗组98例，采用具有清热利湿，活血通络功效的清热健肾颗粒（作者经验方），每次1包（5g），一日3次；水蛭粉4.5g，装入胶囊，分3次冲服。对照组30

下篇 临床篇

例，采用肾炎四味片，每次8片，一日3次，口服。疗程8周。结果：治疗组98例，总有效率88.8%，缓解率70.4%；对照组30例，总有效率76.7%，缓解率46.7%，两组疗效有显著性差异（P<0.05，0.01），治疗组明显高于对照组。治疗组治疗前有肾功能损害者32例（占32.7%），治疗后BUN、Scr均有明显下降（P<0.05）。对照组9例（占30%），治疗后BUN、Scr虽有下降，但无统计学差异。提示清热健肾颗粒是治疗慢性肾炎安全有效的药物，不仅能减少尿蛋白，而且尚有改善肾功能的作用［中国中西医结合杂志，2004，5（10）：583］。

第六节　原发性肾病综合征

肾病综合征（nephrotic syndrome，NS）是一组以大量蛋白尿、低蛋白血症、明显水肿和高脂血症为主要表现的临床症候群。它不是一个独立的疾病，而是许多疾病过程中，损伤了肾小球毛细血管滤过膜的通透性而发生的一个症候群。根据病因可分为原发性和继发性两大类，前者为原发于肾小球疾病，后者则是由全身性疾病损伤肾小球所致，如过敏性紫癜肾炎、系统性红斑狼疮肾炎、糖尿病肾病、肾淀粉样变性、骨髓瘤性肾病等。这里主要介绍的是原发性肾病综合征(idiopathic nephrotic syndrome)。

一、病因

按目前国内的临床分型，原发性肾小球疾病中，急性肾小球肾炎、急进性肾小球肾炎、慢性肾小球肾炎以及肾小球肾病，都可在其疾病过程中出现肾病综合征。

二、病理类型及其临床特征

引起原发性肾病综合征的肾小球病主要病理类型有：

（一）微小病变性肾病（MCD）

光镜下肾小球基本正常，近端肾小管上皮细胞可见脂肪变性。免疫病理检查阴性。电镜下有广泛的肾小球脏层上皮细胞足突融合，是其主要病理特征和诊断依据

本病发病男性多于女性，好发于儿童，成人发病率较低，但老年人发病率又呈升高趋势。典型的临床表现为肾病综合征，仅15%左右的患者伴有镜下血尿，一般无持续性高血压及肾功能减退。但可因严重的钠、水潴留而导致一过性高血压和氮质血症，当利尿后即可消失。本病约50%病例可在发病后数月内自行缓解。90%的病例对糖皮质激素治疗敏感，用药后2周左右即尿量增多，水肿消退，蛋白尿亦随之减少至阴性，血浆白蛋白逐渐恢复正常水平，最终可达临床完全缓解。但本病复发率高达60%，若反复发作或长期大量蛋白尿未能得到控制，即有可能转变为系膜增生性肾小球肾炎，进而可发展为局灶性阶段性肾小球硬化。一般认为，成人的治疗缓解率和缓解后复发率均较儿童为低。

（二）系膜增生性肾小球肾炎（MesPGN）

光镜下可见肾小球系膜细胞和系膜基质弥漫增生，依其增生程度可分为轻、中、重度。免疫荧光检查可将本组疾病分为IgA肾病和非IgA系膜增生性肾小球肾炎。前者以IgA沉积为主，后者以IgG（我国多见）或IgM沉积为主，常伴有C_3在肾小球系膜区、或系膜区毛细血管壁呈颗粒样沉积。电镜下在系膜区，有时还可在内皮下见到电子致密物。

本组疾病在我国的发病率很高，约占肾活检病例的50%，在原发性肾病综合征中约占30%，显著高于西方国家。本病男性多于女性，好发于青少年。约50%患者有前驱感染史，可于上呼吸道感染后急性起病，甚至表现为急性肾炎综合征。部分患者为隐匿起病。本组疾病中，非IgA系膜增生性肾小球肾炎患者约30%表现为肾病综合征，约70%患者伴有血尿；而IgA肾病者几乎均

下篇　临床篇

有血尿，约15%出现肾病综合征。随着肾脏病变程度加重，肾功能不全及高血压的发生率逐渐增加。

本组疾病呈肾病综合征者，对糖皮质激素及细胞毒药物的治疗反应与其病理改变轻重程度相关，轻者疗效好，重者疗效差。

（三）局灶性节段性肾小球硬化（FSGS）

又称局灶性硬化，光镜下可见病变呈局灶、节段分布，主要表现为受累节段的硬化（系膜基质增多，毛细血管闭塞，球囊粘连等），相应的肾小管萎缩、肾间质纤维化。免疫病理检查显示IgM和C_3在肾小球受累节段呈团块状沉积。电镜下可见肾小球上皮细胞足突广泛融合。

本病好发于青少年男性，多为隐匿起病，部分病例可由微小病变型肾病转变而来。临床上以肾病综合征为主要表现，其中约3/4患者伴有血尿，约20%患者可见肉眼血尿。本病确诊时患者常已有高血压和肾功能减退，多数患者可伴有肾性糖尿、氨基酸尿及磷酸盐尿等近曲肾小管功能障碍。

本病对糖皮质激素和细胞毒药物治疗反应较差，大多数疗效不佳，逐渐发展至肾衰竭。但约有25%轻症病例（受累肾小球较少）或继发于微小病变型肾病者经治疗仍有可能得到临床缓解，病情可趋向稳定。

（四）系膜毛细血管性肾小球肾炎（MCGN）

又称膜增生性肾小球肾炎，光镜下较常见的病理改变为系膜细胞和系膜基质弥漫重度增生，可插入到肾小球基底膜和内皮细胞之间，使毛细血管袢呈现"双轨征"。免疫病理检查常见IgG和C_3呈颗粒状系膜区及毛细血管壁沉积。电镜下系膜区和内皮下可见电子致密物沉积。

本病男性多于女性，好发于青壮年。约70%患者有前驱感染，发病较急，近30%患者可表现为急性肾炎综合征。部分为隐匿起病。本病60%患者表现为肾病综合征，部分呈肾炎综合征。

几乎所有患者均有血尿，并常有肉眼血尿。肾功能损害、高血压及贫血出现较早，病情多持续进展。50%~70%病例的血清C_3持续降低，对诊断本病有重要意义。

本病所致的肾病综合征治疗困难，糖皮质激素和细胞毒药物治疗可能仅对部分儿童病例有效，多数成人疗效差。病变进展较快，发病10年后约有50%的病例将进展至慢性肾衰竭。

（五）膜性肾病（MD)

光镜下可见肾小球弥漫性病变，早期仅于肾小球基底膜上皮侧见到多数排列整齐的嗜复红小颗粒（Masson染色）；进而有钉突形成（嗜银染色），基底膜逐渐增厚。免疫病例显示IgG和C_3呈细颗粒状在肾小球毛细血管壁沉积。电镜下早期可见基底膜上皮侧有排列整齐的电子致密物，常伴有广泛足突融合。

本病男性多于女性，好发于中老年。通常起病隐匿，约80%表现为肾病综合征，约30%可伴有镜下血尿，一般无肉眼血尿。常在发病5~10年后逐渐出现肾功能损害。本病极易发生血栓栓塞并发症，肾静脉血栓发生率可高达40%~50%。

本病变常呈缓慢进展。有20%~35%患者的临床表现可自发缓解。有60%~70%的早期膜性肾病患者（尚未出现钉突者）经糖皮质激素和细胞毒药物治疗后可达临床缓解。但随病情逐渐进展，病理变化加重，治疗疗效较差，常难以减少尿蛋白。

综上所述，成人（15岁以上）和儿童（15岁以下）原发性肾病综合征的病理类型有所不同，微小病变性肾病的发病率，成人为28%，儿童为83%；系膜增生性肾小球肾炎的发病率，成人为20%，儿童为3%；局灶性节段性肾小球硬化的发病率，成人为15%，儿童为8%；膜性肾病的发病率成人为25%，儿童为1%；系膜毛细血管性肾小球肾炎的发病率，成人为12%，儿童为5%。年龄越小，微小病变性肾病的发病率越高；年龄越大，则其他类型病损的发病率越高。

下篇　临床篇

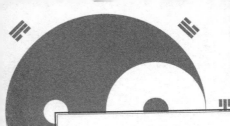

三、诊断要点

(1) 大量蛋白尿，24h尿蛋白定量>3.5g。

(2) 低蛋白血症，血浆白蛋白<30g/L。

(3) 水肿。

(4) 高脂血症（血清胆固醇6.5mmol/L以上）。

其中以（1）、（2）项为必备条件。但必须注意的是，严重的低蛋白血症时，尿蛋白排出量常减少，达不到上述标准。确诊时首先必须排除继发性肾病综合征后，方可诊断为原发性肾病综合征。

四、治疗

目前肾病综合征的治疗主要采用糖皮质激素、细胞毒药物，但这类药物的副作用大，为了最大限度地减少药物的副作用，提高疗效，减少复发。实践证明：只有采用中西药有机结合的一体化治疗措施，取长补短，充分发挥中西医各自的优势，才能取得最好的疗效。下面介绍我个人在这方面的一些经验。

（一）大剂量激素首始治疗阶段

初发病例激素的首始剂量一定要用足，才能诱导肾综迅速缓解。成人强的松的用量为1mg/(kg·d)；小儿用量为60mg/m²，凌晨一次顿服，连服6~8周。年龄越小，用量越大，但每天不超过80mg。如患者肝功能有损害，则应改用甲基强的松龙，剂量与强的松相同。由于激素为燥热之品，大剂量长期服用会导致人体阴液亏损，产生阴虚火旺的症候，临床表现为兴奋失眠，潮热盗汗，五心烦热，食欲亢进，口干舌燥，满月脸，水牛背，多毛痤疮，舌质暗红，脉象弦数或细数。此阶段应采用滋阴降火法治疗，常用养阴健肾汤（作者经验方）加减。药用：生地30g，玄参15g，丹皮15g，地骨皮15g，女贞子15g，旱莲草15g，知母

15g，黄柏10g，益母草30g，地龙15g。每日1剂。既能拮抗外源性激素的反馈抑制作用，减轻和减少大剂量激素所致的副作用，又能提高肾综患者对激素的敏感性。

（二）激素减量阶段

大剂量激素连续治疗6~8周后，开始每周递减原剂量的10%，成人每周减量一般为5mg。在减量至小剂量时〔成人0.5mg/（kg·d），小儿0.75~1mg/（kg·d）〕继续凌晨一次顿服，每2周递减5mg（儿童为2.5mg），直至维持剂量。如果经8周大剂量激素治疗病情不见好转，甚至恶化，即应按此递减法继续减量，直至停药。如为部分缓解（尿蛋白减少<3g/d，或较治疗前减少一半以上，水肿等症状有所减轻），可加用细胞毒药物，常可提高缓解率，减少复发。细胞毒药物临床常选用环磷酰胺（CTX），其用法是：CTX0.2g加入生理盐水20ml中，静脉注射，隔日1次，或2~3mg/（kg·d）口服，累积量应小于150mg/kg。在激素减量阶段，可出现不同程度的激素撤减综合征，并用CTX时可导致血白细胞减少和肝脏损害，患者常出现疲乏无力，食欲不振，腰膝酸软，头晕耳鸣，手足心热，口干咽燥，舌红少苔，脉象细数等气阴两虚证，治宜益气养阴，活血通络，常用益气健肾汤（作者经验方）加减。药用：黄芪30~60g，太子参15g，当归15g，生地20g，女贞子15g，旱莲草15g，益母草30g，莪术15g，石韦30g。每日1剂。通过激素减量阶段，阴虚火旺症候逐渐缓解，但由于"壮火食气"，对人体气阴的耗损非常严重，因此这一阶段重在益气养阴，既可防止出现激素撤减综合征，又可巩固疗效。方中重用黄芪，是由于该药具有提高血浆蛋白的水平、改善血脂代谢紊乱、降低血液高凝状态、减少蛋白尿和降低IL-6的作用。黄芪与当归合用，可补气生血，减轻CTX对骨髓的抑制作用，升高血白细胞。

（三）激素维持治疗阶段

在完成小剂量激素治疗阶段进入维持剂量时〔成人0.125mg/

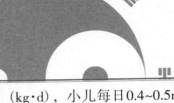

（kg·d），小儿每日0.4~0.5mg/（kg·d）〕，清晨顿服，每1个月递减2.5mg，直至减完。此阶段激素量已接近人体生理剂量，副作用较少，患者常表现疲乏无力，腰膝酸痛，少气懒言，食欲欠佳，怕冷甚至畏寒肢冷，舌淡苔白，脉沉细等脾肾气虚（阳虚）证候，证型由气阴两虚证转变为脾肾气（阳）虚证，治疗上就应温肾健脾，活血通络，常用补阳健肾汤（作者经验方）加减。药用：红景天15g，锁阳15g，淫羊藿15g，菟丝子10g，女贞子10g，炒白术15g，益母草30g，莪术15g。每日1剂。有助于调节机体免疫功能，巩固疗效，防止复发。我在应用补阳药时，多选用温而不燥之品，如锁阳、淫羊藿、菟丝子，以防大热大燥之品损耗刚刚恢复的肾阴。

五、应用激素和细胞毒药物时应注意事项

（1）肾病综合征患者常有水肿，严重者可伴有胸水、腹水，首始应用激素时，成人体重应按理想体重计算。我国成人理想体重（kg）=〔身高（cm）－150〕×0.6+49；儿童体表面积（m²）=体重（kg）×0.035+0.1。若体重超过30kg，应在1.1基础上每增加5kg，体表面积应增加0.1m²。

（2）肾综患者有以下情况之一者往往对激素的疗效不好：①持续血肌酐升高，或SCr>353.6μmol/L者不宜使用激素，因此时已达氮质血症期，肾脏有严重病变，间质也有纤维化，而激素对这些病变无效；②持续性高血压，或舒张压≥115mmHg；③选择性蛋白尿的情况差（SPI<0.2）；④尿FDP较高；⑤有较严重的镜下血尿；⑥年龄>45岁，因为，此时病人微小病变性（MCD）和早期系膜增生性肾炎（MsPNS）的发生率较低，而膜性肾病（MN）的发生率较高；⑦病程超过6个月。

（3）肾综患者有以下表现之一者，绝对禁忌使用激素：①抗菌药不能控制的细菌感染和真菌感染；②消化道溃疡；③精神

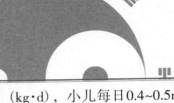

刘宝厚诊治肾脏病经验

病、角膜溃疡、骨质疏松；④充血性心衰、糖尿病、活动性肺结核、孕妇。但对一些病情较重并有使用激素的指针，也可在严密控制副作用的处理下使用激素。

（4）使用CTX时应注意以下几点：①用药1周后，每周查外周血白细胞1次，若总数<3×10⁹/L时应停药；②本药不宜在下午6点后使用，以免代谢物停留在膀胱内滞留时间过长，引起出血性膀胱炎；③CTX有促使抗利尿激素分泌的作用，使肾不能稀释尿，故使用本药时应定期检测尿比重和血清钠，必要时多喝水；④CTX剂量<3mg/kg，疗程<90d，累计量<150mg/kg时，对睾丸产生精子的能力损害性要小的多，纵使发生，也可恢复。

（5）长期应用激素的患者易发生感染、药物性糖尿、骨质疏松等副作用，应密切观察，及时处理。

六、对症治疗

（一）利尿消肿

可采用噻嗪类利尿剂，如氢氯噻嗪25mg，每日3次，口服，长期服用为防止低血钾，可配合氨苯蝶啶50mg，每日3次；作用较强的利尿剂属袢利尿剂，常用呋塞米（速尿）20~120mg，分次口服或静脉注射。在渗透性利尿药物（如低分子右旋糖苷或706代血浆）应用后随即给药效果更好，但应谨防低钠血症及低钾、低氯血症性碱中毒的发生。

（二）提高血浆胶体渗透压

肾病综合征患者高度水肿，血浆白蛋白<20mg/L时，可采用血浆或血浆白蛋白等静脉输注，均可提高患者血浆胶体渗透压，促进组织中水分回吸收并利尿，但应在输完血浆或白蛋白后，紧接着给予呋塞米120mg加于葡萄糖溶液中缓慢静脉滴注，每能获得良好的利尿效果。但不宜频繁使用。

下篇 临床篇

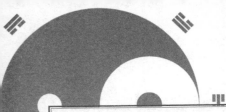

（三）降低血脂

仅血浆总胆固醇（TC）升高时，可予以辛伐他汀（舒降脂）10~20mg，每晚1次口服；或洛伐他汀（美降脂）10~20mg，每晚1次口服。若仅甘油三酯（TG）升高，可予安妥明0.25~0.5mg，每日3次，饭后服；或利贝特（降脂新）25mg，每日3次，饭后服。若血浆总胆固醇和甘油三酯两者均高，可用辛伐他汀或氟伐他汀（来适可）20~40mg，每晚1次口服；或阿托伐汀（阿乐）10~20mg，每晚1次口服。

七、临证经验

（1）糖皮质激素是治疗肾病综合征的一线药物，其药理作用主要是抗免疫作用和抗炎作用。正常人肾上腺糖皮质激素的分泌有一定的规律性，清晨7~8点钟是分泌的高峰期，以后逐渐下降，至次日凌晨1~2点之间达最低峰，形成一昼夜节律。在血浆糖质激素浓度处于高峰期时，下丘脑—垂体—肾上腺皮质轴对外源性激素的反馈抑制作用不太敏感，故此时服用激素，就能减少激素对下丘脑—垂体—肾上腺皮质轴的反馈抑制作用。所以，治疗肾病综合征时糖皮质激素应在每日清晨顿服为宜。

（2）从糖皮质激素使用方法与疗效关系来看，泼尼松每日60mg分3次口服的疗效强于每日清晨一次顿服，隔日口服的疗效最差。但在疗效增强的同时，其副作用和不良反应也随之增加，作者多年的经验，如果配合滋阴清热的中药治疗，激素的副作用和不良反应就会得到很好的控制。故在原发性肾病综合征中，因激素的总疗程不像难治性肾病综合征那么长，所以作者主张只采用清晨一次顿服的方法，而不采用隔日口服的方法，既不影响疗效，又不增加激素的副作用。

（3）治疗肾病综合征时糖皮质激素种类的选择，应根据激素的治疗作用强、副作用小的原则来选定。综合各种糖皮质激素的药理作用特点，长期口服以泼尼松龙最佳，因为它是一种具有活性的激素制剂，无需肝脏转化而直接发挥作用。但其价格较贵，不适于长期应用。对伴有肝功能不全的患者较为适宜。地塞米松虽然具有很强的抗炎作用，水盐作用又非常弱，有利于肾病综合征时对水肿的治疗，但其糖代谢作用过强，尤其是对下丘脑—垂体—肾上腺皮质轴的抑制作用太强，因而不作为常规选用。一些基层医生认为，治疗肾病综合征时地塞米松的疗效较泼尼松要好，特别是泼尼松治疗效果不佳时，改用地塞米松后，可获得良好疗效。这是因为两种药物的半衰期不同，地塞米松的有效作用时间为36~72h，而泼尼松为12~36h，由于半衰期的差别，等效剂量的地塞米松与泼尼松相比，相当于增加了1倍的药量，并非是地塞米松的疗效优于泼尼松。

（4）中医没有肾综的名称，但根据其临床表现可散见于"水肿"、"虚劳"、"癃闭"等病证中。中医认为本病的病机主要是本虚标实。本虚是指肺、脾、肝、肾功能的失调，引起脏腑阴阳、气血虚衰，其中以脾肾亏虚最为重要。肾虚不能通调水道，水液代谢失调，引发水肿；肾气不足，封藏失职，精气外泄，出现大量蛋白尿；脾虚则精微物质，生化无源，加之肾失封藏，导致机体精气更亏，故而出现低蛋白血症；脾主运化，脾虚不能运化水湿，水湿内停，水肿加重；脾肾俱虚，损及肝脏，肝阴亦虚，出现阴虚阳亢证，如头晕目眩，血压升高。

标实是指风邪、湿热和血瘀。

风邪上受，首先犯肺，故风热、风寒之邪常作为诱发因素而引发肾综的发生、复发或加重。

湿热之邪是肾综最多见的标实证之一。其形成原因：一是大剂量激素和细胞毒药物地使用，损伤肝脾所致；二是脾肾亏虚，水湿内生，郁久化热，而成湿热；三是饮食不节或外感湿邪，湿热久恋，伤津耗气，使脾肾更虚，病变迁延不愈。

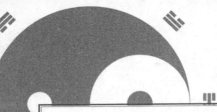

　　血瘀既是病因，又是病理产物，引起血瘀的原因主要有：一是湿热内蕴，阻遏气机，血运不畅而致瘀；二是脾气虚弱，不足以推动血液运行而致瘀；三是久病入络，气血瘀阻；四是长期大剂量应用激素和细胞毒药物，导致肝脾俱虚，气血亏损所致。故肾综患者普遍存在血液高凝高黏状态。

　　（5）祛邪注重湿、瘀。

　　①肾综在应用大剂量激素治疗阶段，感染特别是上呼吸道感染，是病情复发、恶化的危险因素。

　　咳嗽、咯痰、咽喉肿痛等上呼吸道感染症状，中医辨证则为上焦湿热；尿频、尿急、尿痛等尿路感染症状，中医辨证为下焦湿热，足见感染和湿热的病因相同，只是中西医在理论上解释有所不同，因此我主张在肾病综合征的病程中，只要有湿热证存在，必须清除湿热，才能使病情缓解，所以我提出"湿热不除，蛋白难消"的观点。清除湿热我常用清热健肾汤（作者经验方）加减治疗，药用：白花蛇舌草30g，半枝莲30g，青风藤30g，石韦30g，龙葵15g，蝉蜕10g，益母草30g。每日1剂。感染重者也可选用敏感抗生素治疗。

　　②肾综患者普遍存在血液高黏、高凝状态，中医辨证也常发现患者有面色晦暗，腰部疼痛，舌质暗红或有瘀点、瘀斑等血瘀见证。

　　所以，我常在治疗的各个阶段主方中加入活血化瘀药，如当归、益母草、泽兰叶、川芎、三七、水蛭等。必要时也可用川芎嗪注射液400~600mg+5%葡萄糖液500ml，静脉滴注，每日1次，连续14d为1疗程。川芎嗪是从中药川芎中提取的四甲基吡嗪，具有抗血小板聚集，提高红细胞表面电荷，恢复受损红细胞的变形能力，扩张微血管，抑制微血栓形成，降低高血凝及全血黏度，改善微循环，增加肾血流量及肾小球滤过率等作用。所以我提出"瘀血不去，肾气难复"的观点。

（6）不要轻易给肾病综合征患者输血浆制品：肾病综合征患者由于丢失大量尿蛋白、血浆蛋白水平低下、高度水肿，输注血浆制品虽然可以提高患者血浆胶体渗透压，有助于水分从第三间隙（皮下组织及体腔）返回血循环，帮助利尿，但这样做的结果是弊多利少。一是输入的血浆蛋白于24~48h内即全部从尿中排出，根本无法持续维持患者血浆蛋白水平。二是频繁输注血浆制品反而给肾脏造成危害。因为输入的血浆蛋白很快经肾脏从尿排出，造成或加重肾小球内高压、高灌注及高滤过，肾小球长期处于这种状态即可诱发"蛋白超负荷肾病"（肾小球脏层上皮细胞从肾小球基底膜上剥脱），进而促进局灶节段性肾小球硬化的发生；同时，大量蛋白质从肾小球滤过，也会导致近端肾小管上皮细胞对其大量重吸收，诱发肾小管损伤；肾小球滤过的蛋白质被肾小管重吸收后，还可通过一系列机制导致肾间质炎症及纤维化。所以，频繁输注血浆制品可导致肾小球及肾小管损伤，诱发肾间质炎症及纤维化，造成患者对糖皮质激素及免疫抑制剂疗效变差，肾功能恶化。三是输注血浆制品还可引起过敏反应及输血传播感染（如乙型及丙型肝炎病毒感染、获得性免疫缺陷病毒感染等）。

那么，临床上是否完全不能给肾病综合征患者输注血浆制品呢？也并非完全如此，对绝大多数肾病综合征患者而言，输注血浆代用品（如低分子右旋糖苷），既能扩容、利尿，又无输血传播感染的危险，而且价格低廉。如果不能应用血浆代用品，患者尿量又少于400ml/d时，或合并重度感染的患者，均可应用血浆制品。

（7）笔者于1991~1994年对符合原发性肾病综合征诊断标准的132例患者随机分为两组，对照组54例，采用标准疗程的激素治疗，治疗组78例采用激素+中药的中西医结合分阶段治疗。结果：经8个月治疗，治疗组和对照组的完全缓解加显著缓解率分

下篇 临床篇

别为65.4%和37.0%，总有效率分别为88.5%和59.3%，有显著差异（P<0.01），提示中西医结合分阶段治疗可提高临床疗效。同时观察到对减轻激素的副作用和减少复发，治疗组明显优于对照组（P<0.01）。 [中国中西医结合杂志，1994，14（11）：658]

第七节　难治性肾病综合征

难治性肾病综合征（refractory nephrotic syndrome，RNS）是指对激素抵抗、依赖和经常复发的肾病综合征病例。这部分患者运用常规激素诱导治疗无效，常需配合使用细胞毒药物来增强疗效，或改用其他免疫抑制剂治疗才能取得一定的疗效。

一、病理改变

（1）少数微小病变性肾病。

（2）系膜增生性肾小球肾炎（MsPGN），包括重症IgA肾病和非IgA系膜增生性肾小球肾炎。

（3）局灶性节段性肾小球硬化（FSGS），又称局灶性硬化。

（4）膜性肾病（MN）。

（5）系膜毛细血管性肾小球肾炎（MCGN），又称膜增生性肾炎（membranoproliferative glomerulonephritis，MPGN），包括：Ⅰ型：伴有内皮下成极为、沉积物；Ⅱ型（致密物沉积病）：伴有肾小球基膜、肾小球囊基膜和肾小管基膜的膜内致密物沉积；Ⅲ型：伴有上皮下和内皮下的沉积物，肾小球基膜呈网状。

在原发性肾病综合征中，难治性肾病综合征的发生率与病理类型有关，微小病变性肾病中约占7%；系膜增生性肾小球肾炎中约占40%；局灶性节段性肾小球硬化中约占70%；系膜毛细血管性肾小球肾炎中约占50%；膜性肾病中几乎占98%。病理损害程度越重，难治性的发生率越高，对糖皮质激素的敏感性越差。

二、诊断要点

在确诊为肾病综合征的基础上，具备下列任何一项，即可诊断为难治性肾病综合征（RNS）。

（一）经常复发型

经标准疗程激素治疗临床控制，停药后3个月内又复发者。

（二）激素抵抗型

激素常规治疗6~8周无明显疗效者。

（三）激素依赖型

在激素减量过程中或激素停药后2周内复发者。

三、治疗

糖皮质激素是临床治疗肾病综合征患者最常使用、也是最有效的药物。然而难治性肾病综合征患者对常规激素治疗产生依赖或无效，常需联合应用细胞毒药物增强疗效，或改用其他免疫抑制剂治疗，才能取得一定的疗效。

（一）糖皮质激素

首始剂量［成人1mg/（kg·d），儿童60mg/（m²·d）］用药8周后开始减量，成人每周递减泼尼松5mg，当减量至小剂量［成人0.5mg/（kg·d），儿童1mg/（kg·d）］时，将2d量合并隔日清晨顿服，连服6个月。然后每2周递减原减量的10%，当减至0.4mg/kg隔日顿服时，持续服用8个月或更长时间，然后每月递减2.5mg，直至停药。

甲基泼尼松龙冲击疗法：适用于急进性肾炎、狼疮性肾炎以及肾脏病理改变有新月体形成、血管炎性病变者，能迅速、完全地抑制一些酶的活性，并使激素特异性受体达到饱和，在短时间内发挥激素抗炎的最大效应。另一方面，大剂量激素的免疫抑制作用及利尿效应也较常规激素更为明显。因而它可用来治疗对常

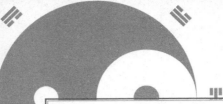

规激素治疗无效的难治性肾病综合征，可使部分患者肾病得到缓解。甲基强的松龙冲击治疗难治性肾病综合征的治疗方案是：第1、3、5个月月初应用甲基泼尼松龙0.5~1.0g，静脉冲击疗法，连续用药3d，然后以小剂量强的松，每日0.5mg/kg口服，持续27d；而第2、4、6个月则停服激素，改服苯丁酸氮芥每日0.4mg/kg，整个疗程为6个月。

（二）细胞毒药物

1. 环磷酰胺（CTX）

CTX是临床最常使用的烷化剂类细胞毒药物，它能增加激素治疗难治性肾病综合征的缓解率，并使部分常规激素治疗无效的难治性肾病综合征得到缓解或好转。成人使用剂量为每日口服1~2mg/kg，儿童剂量为每日口服2~4mg/kg或每日75mg/m²，维持治疗8~12周，总剂量不超过8g。作者常采用常规激素联合CTX每次8~12mg/kg+NS100ml中静脉滴注，连续2d，每2周1次，病情减轻后，每月1次，累积量150mg/kg。对治疗难治性肾病综合征，较口服用药的疗效为好，且CTX的副作用较小。

2. 苯丁酸氮芥

本药是与环磷酰胺药理作用相似的烷化剂，临床证实该药可减少肾病综合征的复发，并可提高肾病综合征的缓解率。由于该药对生殖系统的蓄积毒性作用小于环磷酰胺，因而临床上儿童患者使用较多，常用剂量为每日0.1~0.2mg/kg，持续治疗6~12周。

3. 霉酚酸酯（MMF）

亦称骁悉，它的药理作用与硫唑嘌呤相似，但具有高度的选择性，因而对骨髓抑制及肝细胞损伤等副作用少。MMF诱导剂量为1.5~2g/d，分2次口服，持续治疗3个月后，减量至0.5g/d时，维持治疗6~12个月。由于MMF费用昂贵，限制了它的临床使用，同时治疗难治性肾病综合征的确切疗效也有待进一步观察。

（三）环孢霉素（CsA）

CsA可替代激素治疗难治性肾病综合征，使肾病综合征达到完全缓解，但CsA具有一定的肾、肝毒副作用，与激素治疗肾病综合征一样，停药后仍有相当一部分患者会复发，加之费用昂贵，因而临床上不作为首选药物。用法是：儿童起始剂量为100~150mg/（m²·d），成人不超过5mg/（kg·d），分2次口服，使血浓度保持在100~200mg/L（谷值）。如病情缓解，尿检蛋白转阴性，可在治疗6~12周后逐渐减量，每月减量25%，至最小剂量2mg/（kg·d），维持治疗2年以上。

（四）雷公藤多甙（TW）

雷公藤具有激素相似的免疫抑制及抗炎作用，而无激素的副作用。使用雷公藤多甙治疗原发性肾病综合征国内已有大量报道，可使病情得到缓解。近年报道，使用双倍剂量的雷公藤多甙片，治疗难治性肾病综合征取得了良好效果。用法是：儿童每日1mg/kg，维持治疗3个月以上；成人为每日1~2mg/kg，维持治疗4~8周，以后改为每日1mg/kg，维持治疗6~12个月。在双倍剂量雷公藤多甙治疗期间，应注意肝功能和白细胞的检测。

（五）中医药治疗

为减轻激素和细胞毒药物的毒副作用，巩固疗效，配合中医药治疗的经验已有大量报道。作者采取中西药有机结合分阶段治疗的方法，即：第一阶段是大剂量激素首始治疗阶段，病人服用大剂量激素后，常出现阴虚火旺的症候，如兴奋失眠、怕热多汗、满月脸、手足心热、口干咽燥、血压升高、舌红少津、脉数等，此阶段应配合中医滋阴降火法治疗，如养阴健肾汤（作者经验方）加减治疗，既能拮抗外源性激素的反馈抑制作用，减轻激素的副作用，又能提高病人对激素的敏感性。第二阶段是激素减量阶段，病人常由阴虚转变为气阴两虚证，表现出疲乏无力、腰酸腿软、头晕耳鸣、手足心热、口干咽燥、舌淡苔薄，脉细微数等，此时需配合应用益气养阴法治疗，如益气健肾汤（作者经验方）加减治疗，既可防止激素撤减综合征，又可防止复发。第三阶段是激素维持治疗阶段，此阶段激素已接近人体生理剂量，患者逐渐出现脾肾气（阳）虚症候，如疲乏无力、腰酸腿软、食欲欠佳、少气懒言、怕冷甚至畏寒肢冷、舌苔白、脉沉细等，应配合采用补肾健脾的中药治疗，如补阳健肾汤（作者经验方）加减治疗，可巩固疗效，以防复发。在三个治疗阶段中均加入活血化瘀药物，对提高疗效大有好处。具体方法详见《原发性肾病综合征》一节。

（六）其他治疗

1. 血管紧张素转换酶抑制剂（ACEI）或受体拮抗剂（ARB）

从理论上来说ACEI或ARB同样能减少肾病综合征患者的蛋白尿，不管这些患者是否合并高血压。在肾功能正常者常可选用组织亲和性较好的ACEI，而在肾功能减退者可选用双通道的ACEI。ACEI联合ARB的降蛋白尿作用较单独使用更明显。

2. 降血脂药

若单纯血浆胆固醇高，可用洛伐他丁（美降脂）20~80mg，晚餐时1次服；或辛伐他丁（舒降脂）10~20mg，晚餐时1次服。若单纯甘油三酯升高，可用氯贝丁酯（安妥明）0.25~0.5g，一日3次，餐后服；或利贝特（降脂新）25mg，一日3次，餐后服。

3. 肝素或低分子肝素

肝素或低分子肝素治疗肾病综合征，一方面可以降低血浆黏度和红细胞变性，改善高凝倾向和肾小球血液流变学异常，另一方面可增加肾脏GBM的阴电荷屏障，减少尿蛋白的漏出。普通肝素用法：100mg（12 500u）溶于5%葡萄糖500ml中持续静脉滴注6~8h，或患者的凝血酶原时间（PT）延长2倍，每日1次，2周为1疗程。低分子肝素0.4ml，皮下注射，每日1~2次，2~4周为1疗程，以后根据病情还可重复使用。

四、临证经验

（1）对于难治性肾病综合征，及早作肾穿，明确病理诊断，非常重要，根据患者不同病理改变，采用不同的治疗方案，则会提高疗效。

（2）难治性肾病综合征采用激素治疗的疗程明显延长，为防止激素的副作用，作者除采用清晨顿服方法外，从小剂量阶段起便采用将2d量合并为隔日顿服的方法，以减轻激素对下丘脑—垂体—肾上腺轴的反馈抑制作用。这样虽疗效差一点，但激素的副作用会明显减少。

（3）有些肾病综合征患者本来对激素敏感，但由于合并感染、高凝血症和血栓栓塞形成或由于某种原因导致肾小管—间质损害者，往往变得对激素不敏感，这就一定要寻找原因，采取相应的治疗措施，如抗感染、抗凝等治疗，往往会提高临床疗效。

（4）作者对符合难治性肾病综合征诊断标准的106例患者，随机分为单纯西药对照组（激素+CTX）和西药+中药分阶段治疗的治疗组，疗程24个月，停药后随访1年，结果：治疗组和对照组的总缓解率分别为94.64%和64.0%，提示激素+CTX+中药分阶段治疗，不仅能提高近期疗效，而且能明显提高远期缓解率，对减少复发和减轻激素、细胞毒药物的副作用也有良好的效果。说明，中西医结合治疗难治性肾病综合征较单纯西药治疗效果明显为好。［中国中西医结合肾病杂志，2000.1（1）：28］

第八节　老年肾脏病

随着社会的发展和进步，老年人口日益增多，老年肾脏病患者也随之增多。据报道，英国1990年肾活检患者中的30%为60岁以上老人；而日本1999年新导入透析患者中，65岁以上患者占

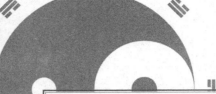

50%；我国尚无确切数据。为此，在人口老龄化日益进展的今天，重视老年肾脏病的治疗，有效延缓其肾功能的进展是迫切需要解决的问题。

一、老年肾脏的生理特点

人体随着年龄的增大，肾脏将产生形态和功能的变化。形态学的变化表现为肾脏体积缩小，肾实质尤其是肾皮质变薄，肾小球和肾小管基底膜增厚，肾小管萎缩，血管内皮增厚，肾小球出、入球动脉间瘘管形成。功能上的变化表现为肾血流量减少、肾小球滤过率降低，导致肾脏清除功能的降低，肾小管浓缩稀释功能低下。故人到30岁以后，肾小球的滤过率每年以0.75ml/min速率降低。

二、老年肾脏病的临床特点

老年人的各脏器功能、机体的应激能力和维持内环境稳定的能力均较青壮年人低下，加之免疫功能降低和动脉硬化，使得老年肾脏病的发病具有独特的表现。临床上以继发性肾小球疾病多见，如高血压性肾病、糖尿病肾病、恶性肿瘤引起的肾损害等。在原发性肾小球疾病中，以肾病综合征发病者居多，并易出现肾功能的急剧减退。从病理学上看，膜性肾病、微小病变病、新月体性肾炎等的发病率增加，而IgA肾病的发病率相对降低。特别是老年患者常并发有多脏器的疾病，如肺、心、脑、肾的病变常会同时并存，往往给治疗用药带来很多麻烦。

三、老年肾脏病常见病理类型

（一）膜性肾病（MN）

是老年原发性肾小球疾病最常见的类型，发病率为25%~50%，自然病程为15~20年，30%~40%患者发生终末期肾疾病

（ESRD）。治疗上糖皮质激素、细胞毒性药物单独或联合用药，仅能减少蛋白尿，而不能改变老年患者的长期肾功能恶化进程，且药物不良反应明显增多。此外，老年MN患者常常继发于恶性肿瘤，合并血栓性疾病明显增多，临床应予以足够地重视。因此，老年MN患者的治疗一般不主张使用激素和免疫抑制剂，应给予低蛋白饮食、ACEI或ARB、抗凝治疗、中药治疗以及对症治疗。

（二）新月体性肾炎

老年肾脏病患者中，新月体性肾炎患者增多，约占老年急性肾功能衰竭的50%，尤其是合并中性粒细胞胞浆抗体（ANCA）阳性的患者明显增多。采用甲基强的松龙冲击疗法、环磷酰胺静脉注射、并联合中药一体化治疗，一般可改善症状，且副作用小。本病的预后取决于早期诊断、肾脏组织的硬化程度和并发症的发生，年龄不是绝对的影响因素。

（三）微小病变病（MCD）

老年MCD有上升趋势，占老年肾小球疾病的15%~20%。与儿童患者不同的是，老年MCD患者约1/3患者有镜下或肉眼血尿，44%患者合并高血压，特别是发生特发性急性肾功能衰竭者明显增多。与儿童患者相似，老年MCD患者对糖皮质激素也有良好的反应性，80%~90%患者可完全缓解，但激素起效时间延迟。对激素抵抗的患者，70%对环磷酰胺具有良好的疗效。并且，老年MCD患者的复发率明显少于儿童。

四、老年肾脏病的治疗特点

由于老年人生理功能的变化，影响老年患者的药物代谢，因此在治疗用药上有其特殊性。

（一）饮食疗法

老年肾脏病患者胃肠道消化、吸收功能低下，易合并营养不良，因此，饮食疗法在老年肾脏病的治疗上非常重要。其要点是：

（1）老年人基础代谢率降低，热能需求相对减少（6280~8374 kJ/d，即1500~2000kcal/d），但因经常合并营养不良，因此一般需要提供120~147 kJ/(kg·d) 热量。

（2）老年人氮质利用率降低，血清必需氨基酸、白蛋白水平低下，故蛋白质需求量增加。老年肾脏病患者蛋白质摄入量，在无肾功能衰竭时需1.0g/(kg·d)，合并肾功能衰竭者只需0.6~0.8g/(kg·d)。以低脂奶、大豆等优质蛋白为宜。

（3）老年人常常合并低密度脂蛋白和胆固醇升高、高密度脂蛋白降低，因此老年肾脏病患者脂肪摄入占总热量的20%为宜，不饱和脂肪酸/饱和脂肪酸应2:1，胆固醇摄入量应少于300mg/d（合并高胆固醇血症者应少于200mg/d）。

（4）老年人糖耐量降低，故老年肾脏病患者碳水化合物摄入量占总热量的60%~65%为宜，并提倡进食富含纤维素的食物。

（5）老年肾脏病患者，应注意补充B族维生素和钙、铁、锌等矿物质。

（二）降压治疗

老年肾脏病患者，尤其高龄患者，常常合并动脉硬化，血管顺应性下降，易于发生体位性低血压，并且血压日间波动较大。因此，治疗上的个体化是老年肾脏病患者降压治疗的主要原则。对60岁以上的肾病患者，有学者推荐24h血压监控方法的监控目标为（105~140）/(60~85) mmHg。患者家中自测血压的控制目标为（110~150）/(60~90) mmHg。

降压药物的选择，应首选血管紧张素转换酶抑制剂（ACEI）或血管紧张素受体拮抗剂（ARB）、钙通道阻滞剂（CCB），至于β受体阻滞剂尽管有良好的降压、心脏保护作用，但其对肾脏有无保护作用尚无定论。

（三）利尿剂的使用

适当的利尿能改善水肿、协同降压作用，并增强ACEI疗效。但老年肾脏病患者，尤其高龄患者，由于肾集合管对抗利尿激素、心房利钠肽的反应性低下，经常发生体液量不足，并易发生电解质紊乱。因此，应用利尿剂时需特别注意电解质失衡和循环衰竭的发生。利尿剂的使用应间断给予，避免长期应用。

（四）肾功能不全的防治

老年肾脏病患者由于自身脏器功能低下、应激能力和维持内环境稳定能力均降低，加之高血压、糖尿病等对肾功能的影响，因而药物、感染、失水、低血压、手术等引起的急性肾功能衰竭较为多见。并且，发生肾功能衰竭后，神经精神症状、心功能不全等并发症也易于发生。因此，对老年肾功能衰竭患者应更加积极早期实施血液净化治疗。但与成人相比，预后较差。急性肾功能衰竭者难以恢复到原有的肾功能水平；慢性肾功能衰竭者实施血液净化治疗的年生存率低下。所以，治疗的目的是延缓肾功能的进展。

（五）中医治疗

中医药在治疗老年肾脏病上具有重要的作用。中医认为肾虚是衰老的主要原因。脏腑虚弱、气血亏损与湿浊瘀血相互作用，是老年肾脏病发生、发展的重要病机。肺、脾、肾三脏虚损为该病之本，湿热浊毒、瘀血阻络为该病之标，故老年肾脏病是本虚标实之证。治疗时应在辨证论治的基础上，采取培补脾肾、益气活血、标本兼施的方法予以治疗。具体参见有关章节。

下篇 临床篇

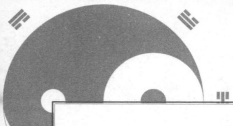

第七章　继发性肾小球疾病

第一节　过敏性紫癜性肾炎

过敏性紫癜（allergic purpural）又称Schonlein-Henoch紫癜（SHP），是一种常见的血管变态反应性疾病，因机体对某些致敏物质发生变态反应，导致全身性毛细血管脆性及通透性增加，血液外渗。临床上以皮肤紫癜、出血性胃肠炎、关节炎及肾脏损害为特征，其肾脏损害者称为紫癜性肾炎（purpura nephritis），好发于儿童及青少年，平均发病年龄5~6岁，但以3~17岁儿童最为常见，男女之比为5:1，发病有一定季节性，以春秋两季居多。

一、病因病机

引起过敏性紫癜的病因与感染（细菌如β溶血性链球菌引起的呼吸道感染、扁桃体炎、猩红热及其他局灶性感染，病毒如麻疹、水痘、风疹等）、食物（如鱼、虾、蟹、蛋、鸡、牛奶等）、药物（如青霉素、氨苄青霉素、头孢素类抗生素等）以及疫苗接种、昆虫叮咬、寒冷刺激等有关。SHP的发病机制至今仍不完全清楚，但已明确蛋白质及其大分子变应原作为抗原，刺激人体产生抗体（主要为IgG），抗原与抗体两者结合形成抗原—抗体复合物，沉积于小血管和毛细血管内膜，激活补体，导致中性粒细胞的游走、趋化及一系列炎性介质的释放，引起血管炎症反应。此种炎性反应除见于皮肤、黏膜小动脉及毛细血管外，尚可累及肠道、肾脏及关节腔等部位小血管。

小分子变应原作为半抗原，与人体内某些蛋白质结合构成抗原，刺激机体产生抗体，此类抗体吸附于血管及其周围的肥大细胞，当上述半抗原再度进入体内时，即与肥大细胞上的抗体产生免疫反应，致肥大细胞释放一系列炎性介质，引起血管炎症反应。

二、病理类型

光镜下，SHP的肾脏病理改变与IgA肾病相似，主要是系膜增生性肾小球肾炎，多表现为局灶性系膜增生或节段性硬化，部分表现为弥漫性系膜增生，少数严重病例表现为新月体性肾炎。严重病例肾小球出现多形核细胞和单核细胞浸润。单克隆抗体染色显示，SHP的肾小球中单核细胞和巨噬细胞以及CD_4、CD_8、T细胞数目明显增多。免疫荧光显示系膜区有IgA（主要是IgA I）、补体沉积。

三、诊断要点

(1) 常见于3~17岁儿童，但任何年龄均可发病。

(2) 发病前1~3周，有低热、咽痛、全身乏力或上呼吸道感染史。

(3) 出血性皮疹高出皮肤，呈斑点状，常见于臀部和下肢伸侧，多伴有腹痛（约2/3病人）和关节痛（约1/3病人）。

(4) 在皮肤紫癜的基础上，因肾小球毛细血管炎性反应而出现血尿、蛋白尿及管型尿，偶见水肿、高血压及肾衰竭等表现。肾损害多发生于紫癜发生后1周，亦可延迟出现。

(5) 血小板计数、功能及凝血检查正常，50%病人血清IgA升高，血清冷球蛋白多呈阳性。

(6) 临床上可表现为：隐匿性肾炎、急性肾炎、肾病综合征及急进性肾炎等类型。

四、治疗

（一）西医治疗

1. 清除致病因素

防治感染，清除局部病灶（如扁桃体炎等），驱除肠道寄生虫，避免可能致敏的食物及药物等。

2. 一般治疗

（1）抗组胺药：①异丙嗪（非那根）。成人口服一次12.5mg，一日3次；肌肉注射一次25mg。儿童口服一次0.125/kg，一日3次；肌肉注射一次0.125/kg，一日3次。②氯苯那敏（扑尔敏）。成人口服一次4mg，一日3次，小儿0.35mg/(kg·d)，分3~4次。③阿司咪唑（息斯敏）。口服每次1.34mg，一日2次；肌肉注射，一日1.34~2.68mg。④去氯羟嗪。成人一次25~50mg，一日3次，口服。⑤静脉注射钙剂等。

（2）改善血管通透性药物：维生素C以大剂量（5~10g/d）静脉注射疗效较好，持续用药5~7d。口服曲可芦丁（维脑路通），每次300mg，一日2~3次，口服。

3. 糖皮质激素

糖皮质激素有抑制抗原—抗体反应、减轻炎性渗出、改善血管通透性等作用。轻症患者，可选用泼尼松30mg/d，晨顿服或分次口服，疗程一般不超过30d。重症者常呈肾病综合征或急进性肾炎综合征表现，宜用糖皮质激素联合环磷酰胺治疗。

4. 对症治疗

腹痛较重者可予阿托品或山莨菪碱口服或皮下注射；关节痛可酌用止痛药；呕吐严重者可用止吐药；伴发呕血、血便者，可用抑制胃酸分泌等治疗。

5. 对反复发作者可酌情使用

①免疫抑制剂，如硫唑嘌呤、环孢素、环磷酰胺等；②抗凝疗法，适用于肾型紫癜患者，初以标准肝素钠100~200u/（kg·d），静脉滴注，4周后改用华法林4~15mg/d，2周后改用维持量2~5mg/d，2~3个月。

（二）中医治疗

治疗最好按其不同的临床表现如隐匿性肾炎、急性肾炎、慢性肾炎、肾病综合征及急进性肾炎等类型，采取不同的中西药有机结合的治疗措施。

1. 隐匿性肾炎型

此型的临床特点是无症状性血尿和/或蛋白尿，约占本病的50%。对此型患者的治疗，作者的经验是仅采取中药治疗，便能获得较好的疗效，无须采用激素。中药治疗可采用具有清热解毒，活血化瘀功效的清热健肾汤（作者经验方）加减治疗。药用：白花蛇舌草30g，半枝莲30g，紫草15g，青风藤30g，益母草20g，生地30g，赤芍15g，丹皮15g，桃仁10g，红花10g，蝉蜕10g，生甘草9g。血尿选加白茅根、小蓟、藕节、紫珠草；气虚者加黄芪、黄精、太子参；阴虚者加龟板、知母、元参、地骨皮；关节痛者加五加皮、鸡血藤。水煎2次兑匀，分3次服。如有扁桃体炎可同时应用抗生素。待病情控制后，摘除扁桃体。

2. 急性肾炎型

约占本病的30%，治疗宜采取对症治疗和中医药治疗。对症治疗如抗感染、降压、抗凝等。中药治疗可采用清热利湿，祛风通络的清热健肾汤（作者经验方）加减治疗。药用：白花蛇舌草30g，半枝莲30g，青风藤30g，龙葵15g，蝉蜕10g，白茅根30g，石韦30g，当归15g，益母草30g。每日1剂。血尿加小蓟、藕节、紫珠草。皮肤紫癜加紫草15g、丹皮15g、生地20g。或合用火把花根片，每次5片，一日3次。

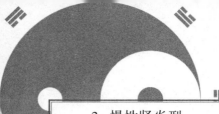

3. 慢性肾炎型

部分病人病情迁延，表现为血尿、蛋白尿、高血压和缓慢进展的肾功能损害。其治疗方法参见"慢性肾小球肾炎"的治疗。

4. 肾病综合征型

成人约占10%，儿童较多见。目前是否采用激素治疗，仍有争议。据作者的经验对肾病综合征型和腹型还是应用为好，因激素有抑制抗原—抗体反应、减轻炎性渗出、改善血管通透性等作用。但必须配合中药治疗，以减轻激素的副作用，减少复发。使用激素配合中药治疗的方法，参见《肾病综合征》一节。对使用激素治疗效果不佳或反复发作者，作者还常使用环磷酰胺（CTX），以0.2g加入生理盐水20ml中，静脉缓慢注射，隔日1次，累积总剂量≤150mg/kg。

5. 急进性肾炎型

临床少见，但由于预后差，故应予以积极治疗，其治疗方法参见《急进性肾炎》一节。

五、临证经验

（1）紫癜性肾炎的病因迄今尚未完全阐明，多数学者认为与细菌或病毒感染有关。作者通过大量临床观察亦发现，本病的发生、复发、加重和迁延不愈多与呼吸道感染、扁桃体炎密切相关，因此在治疗上预防感染或控制感染是非常重要的一个环节。鉴于抗生素只能起到杀菌或抑菌作用，而不能清除细菌或病毒所产生的毒素，作者认为中药的清热解毒作用，既能杀菌或抑菌，又能清除细菌或病毒所产生的毒素，起到既抗菌又解毒的双重功效，所以采用中医中药治疗本病效果较好，作者常用清热健肾汤（作者经验方）加减治疗。药用：白花蛇舌草30g，半枝莲30g，紫草15g，益母草20g，生地30g，赤芍15g，丹皮15g，桃仁10g，红花10g，蝉蜕10g，生甘草9g，为基础方。血尿选加白茅根、小蓟、藕节、紫珠草；气虚者加黄芪、黄精、太子参；阴虚者加龟板、知母、元参、地骨皮；关节痛者加五加皮、鸡血藤。水煎2次兑匀，分3次服。如有扁桃体炎可同时应用抗生素。待病情控制后，摘除扁桃体。

（2）过敏性紫癜是由感染等引起的变态反应性疾病，起病急，皮肤紫癜等临床表现与中医学中的"风邪"所致的疾病极其相似，中医认为"风善行而数变"，"风邪上受，首先犯肺"，"肺与皮毛相合"。祛风即可抗过敏，故祛风药有抗过敏的作用。作者常常在清热解毒药中加入祛风药如荆芥、防风、蝉蜕、青风藤、穿山龙等；中成药如雷公藤多甙片、火把花根片、盐酸青风藤碱片(商品名有正清风痛宁片、喜络明片)等能提高治疗效果。

（3）过敏性紫癜属中医的斑疹、肌衄，其病机为热伤血络，脉络瘀阻，故活血化瘀是必不可少的治法，活血化瘀药作者常用丹参、赤芍、丹皮、桃仁、红花、益母草、泽兰等。作者观察到清热解毒药配合活血化瘀药不仅能提高清热解毒和抗过敏的效果，而且对改善血液循环（包括肾脏的微循环）有协同作用。总之，清热解毒、祛风通络、活血化瘀是治疗过敏性紫癜性肾炎之大法。

第二节　高血压性肾病

高血压性肾病（hypertension nephropathy）是原发性高血压常见的并发症之一，它包括肾动脉硬化、良性肾小动脉硬化和恶性肾小动脉硬化，其中以良性肾小动脉硬化最为常见，它是由长期高血压缓慢发展而来的肾脏小动脉硬化、肾脏缺血性改变，导致的肾小管和肾小球功能受损。

下篇　临床篇

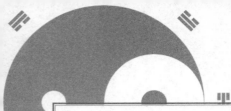

一、病因及病理

由于长期未控制好良性高血压而引起。高血压持续5~10年，即可能出现良性肾小动脉硬化症的病理改变，10~15年即可出现临床症状。本病主要侵犯肾小球前小动脉，导致入球小动脉玻璃样变，小叶间动脉及弓状动脉肌内膜增厚。如此将造成这些小动脉管腔狭窄、供血减少，而继发缺血性肾实质损害，导致肾小球硬化、肾小管萎缩及肾间质纤维化，最终导致肾衰竭。

二、诊断要点

（1）有长期高血压病史（一般15年左右）。

（2）有视网膜小动脉痉挛甚至硬化，可引起视网膜出血和渗出。

（3）夜尿多，低比重尿，尿常规检查有持续性轻度或中度蛋白尿（蛋白尿常少于1.5g/d），镜检有少量红细胞及管型。

（4）最早出现的肾功能异常是肾小管最高马尿酸清除值（TmPAH）和肾浓缩尿的功能障碍，常伴肾血流量减少，进一步发展可有肾小球滤过率降低。

三、鉴别诊断

本病首先须与慢性肾炎高血压相鉴别，其鉴别要点为：①本病常发生于年龄较大（>50岁），慢性肾炎发病年龄常较轻（<35岁）；②本病先有多年（>15年）高血压病史，而慢性肾炎常先有反复浮肿、蛋白尿等肾脏病史；③本病尿蛋白较轻，常<1.5g/d，较少有低蛋白血症，而慢性肾炎蛋白尿较严重，常>1.5g/d，较多有低蛋白血症；④本病常有视网膜动脉硬化，且多有其他器官（心、脑）动脉硬化的表现，而慢性肾炎以渗出病变为主；⑤本病贫血较轻，慢性肾炎贫血较重；⑥本病早期以肾小管功能损害为主，肾小球功能正常或轻微损害，而慢性肾炎肾功能损害发生较早，以肾小球功能损害明显。

其次须与糖尿病肾病相鉴别。糖尿病不论是1型或2型，均可发生肾损害而有高血压，肾小球硬化、肾小球毛细血管基底膜增厚为主要的病理改变。早期肾功能正常，仅有微量白蛋白尿，血压也可能正常；病情发展，出现明显蛋白尿及血压升高

四、治疗

高血压性肾病的中西医结合治疗原则是采用降压药积极稳妥地控制血压，以延缓或减轻小动脉性肾硬化的发展，同时也可减少心、脑等重要器官的发病率。中医中药以活血化瘀为主，结合辨证论治，对改善肾小球血流动力学、肾血流量和脂质代谢有很好的作用。

（一）降压药物治疗

高血压造成的肾脏损害是终末期肾病的重要因素，研究表明，有效控制血压可以延缓肾脏损害的进展，而选择合适的药物对肾脏有更好的保护作用。

近年来抗高血压药物发展迅速，临床可根据不同患者的特点可单用或联合应用各类降压药。目前常用降压药物可归纳为六大类：

1. 利尿剂

利尿剂可使细胞外液容量减低、心排血量降低，并通过利钠作用使血压下降。降压作用缓和，服药2~3周后作用达高峰，适用于轻、中度高血压，尤其适宜于老年人收缩期高血压及心力衰竭伴高血压的治疗。利尿剂分三类：①噻嗪类：如氢氯噻嗪12.5~25mg，每日1~2次，口服；吲达帕胺2.5~5mg，每日1次，此药同时具有利尿及血管扩张作用，能有效降压而较少引起低血钾。②保钾类：如螺内酯20mg，一日2次；氨苯蝶啶50mg，一日

下篇 临床篇

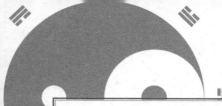

1~2次。此类利尿剂可引起高血钾，不宜与ACE抑制剂合用，肾功能不全者禁用。③袢利尿剂：呋塞米20~40mg，一日2次，利尿迅速肾功能不全时应用较多，但长期或大量使用，可致低血钾、低血压。

2. 血管紧张素转换酶抑制剂（ACEI）

降压作用是通过抑制ACE使血管紧张素Ⅱ生成减少，同时抑制激肽酶使缓激肽降解减少，两者均有利于血管扩张使血压降低。ACE抑制剂对各种程度高血压均有一定降压作用，对肾脏有保护作用，除降低血压外，还可减少蛋白尿，延缓肾功能恶化。故对伴有心力衰竭、左室肥大、心肌梗死后、糖耐量减低或糖尿病肾病蛋白尿或轻、中度肾功能不全者（非肾血管性）等并发症的患者尤为适宜。高血钾、妊娠、肾动脉狭窄患者禁用。最常见的不良反应是干咳，停药后即可消失。常用制剂有：①依那普利5~10mg，一日2次；②贝那普利（洛汀新）10~20mg，一日1次；③福辛普利（蒙诺）10~40mg，一日1次；④培哚普利（雅施达）4~8mg，一日1次；⑤咪达普利（达爽）5~10mg，一日1次。

3. 血管紧张素Ⅱ受体阻滞剂（ARB）

通过对血管紧张素Ⅱ受体的阻滞，可较ACEI更充分有效地阻断血管紧张素对血管收缩、水钠潴留及细胞增生等不利作用。适应证与ACEI相同，但不引起咳嗽反应为其优点。常用制剂有：①氯沙坦钾片（科素亚）50mg，一日1次；②洛沙坦25~100mg，一日1次；②伊贝沙坦150mg，一日1次；③厄贝沙坦（安博维）150mg，一日1次。

4. 钙通道阻滞剂（CCB）

由一大组不同类型化学结构的药物所组成，其共同特点是阻滞钙离子L型通道，抑制血管平滑肌及心肌钙离子内流，从而使血管平滑肌松弛、心肌收缩力降低，使血压下降。CCB有维拉帕米、地尔硫䓬及二氢吡啶类三组药物。前两组药物除抑制血管平滑肌外，并抑制心肌收缩及自律性和传导性，因此不宜在心力衰竭、窦房结功能低下或心脏传导阻滞患者中应用。二氢吡啶（如硝苯地平）类近年来发展迅速，其作用以阻滞血管平滑肌钙通道为主，因此对心肌收缩及自律性和传导性的抑制少，但由于血管扩张，引起反射性交感神经兴奋，出现心率增快、面部潮红、下肢水肿等。近年来二氢吡啶类缓释、控释或长效制剂不断问世，其降压迅速，作用稳定，可用于中重度高血压的治疗。尤适用于老年人收缩期高血压。常用制剂有：①硝苯地平控释片（拜新同）30~60mg，一日1次；②尼群地平10mg，一日3次；③非洛地平缓释片（波依定）2.5~10mg，一日1次；④氨氯地平缓释片（络活喜）5~10mg，一日1次；⑤拉西地平4~6mg，一日1次。

5. β受体阻滞剂

β受体阻滞剂的降压机制尚不完全明了。β受体阻滞剂的降压作用缓慢，1~2周内起作用，适用于轻、中度高血压，尤其是心率较快的中青年患者或合并有心绞痛、心肌梗死的高血压患者。β受体阻滞剂对下列疾病不宜使用：充血性心力衰竭、支气管哮喘、糖尿病、病态窦房结综合征、房室传导阻滞和脂质代谢异常者。常用制剂有：①普萘洛尔（心得安）10~20mg，一日2~3次；②倍他洛尔10~20mg，一日1次。

6. α受体阻滞剂

分为选择性和非选择性两类。非选择性类如酚妥拉明，除用于嗜铬细胞瘤外，一般不用于治疗高血压。选择性α_1受体阻滞剂通过对突触后α_1受体阻滞，对抗去甲肾上腺素的动静脉收缩作用，使血管扩张，血压下降。本类药物降压作用明确，对血糖、血脂代谢无副作用为其优点，但可能出现体位性低血压及耐药性，使应用受到限制。常用制剂有：①哌唑嗪（脉宁平）0.5~2mg，一日3次；②特拉唑嗪（降压宁）0.5~6mg，一日1次。

下篇 临床篇

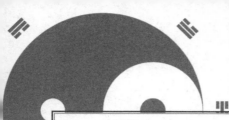

7. 其他

包括中枢交感神经抑制剂如可乐定0.075~0.15mg，一日3次；甲基多巴0.25g，一日3次；周围交感神经抑制剂如胍乙定5~25mg，一日3次；利血平0.25~0.5，一日1次；直接血管扩张剂如肼屈嗪（肼苯达嗪）10mg，一日3次；米诺地尔（长亚定）2.5mg，一日2次等。上述药物曾多年用于临床有一定的降压作用，但因其副作用较多且缺乏心脏、代谢保护，因此不适于长期服用。

一般来说，除非高血压很严重（舒张压>130mmHg）需要2~3种降压药同时使用外，绝大多数患者开始治疗时，先选用一种，如依那普利5~10mg/次，1~2次/d，若仍不能控制血压，可加用小剂量氢氯噻嗪，或其他类降压药配合治疗，使血压控制在目标值。

2003年第7次美国预防、发现、评估和治疗高血压国家联合委员会（JNC-7）的报告中列出了6种可供于临床的组合方案可供参考：①ACEI+利尿剂，如依那普利+氢氯噻嗪；②ACEI+CCB，如苯那普利+氨氯地平；③ARB+利尿剂，如科素亚+氢氯噻嗪；④β受体阻滞剂+利尿剂，如倍他洛尔+氢氯噻嗪；⑤中枢作用药物+利尿剂，如甲基多巴+氢氯噻嗪、利血平+氢氯噻嗪；⑥利尿剂+利尿剂，如安体舒通+氢氯噻嗪等。

（二）中医辨证论治

1. 阴虚热瘀证

主证：眩晕，耳鸣，头疼，视物模糊，健忘，手足心热，烦躁失眠，腰酸腿软，舌质黯红，苔薄白，脉弦细数。

治法：滋阴潜阳，活血通络。

方药：天麻钩藤饮加减。天麻15g，钩藤15g，生石决明30g（先煎），野菊花10g，黄芩10g，丹参15g，益母草30g，地龙15g，川牛膝10g，车前草30g。水煎2次兑匀，分3次服（以下同）。

加减：阴虚甚者，加生地15g、鳖甲30g；肝阳上亢甚者，加磁石30g、夏枯草15g；血瘀重者（如舌质暗红，有瘀点或瘀斑）加赤芍15g、桃仁10g、红花10g、水蛭4.5g（研末，分3次冲服）。

2. 气虚血瘀证

主证：头晕目眩，腰酸肢肿，疲乏无力，纳食不香，面色晦黯无华，唇舌黯或有瘀点或瘀斑，苔白厚，脉沉涩。

治法：补气活血。

方药：补阳还五汤加减。黄芪30~60g，当归15g，赤芍15g，地龙15g，泽兰15g，桃仁10g，红花10g，茺蔚子15g。

加减：水肿甚者加猪苓30g、泽泻15g；痰多者加清半夏10g、天竺黄10g；语言不利者加菖蒲10g、远志10g。

3. 痰湿血瘀证

主证：身体肥胖，头晕目眩，肢体重着，胸闷气短，舌黯苔厚腻，脉弦滑。

治法：健脾利湿，活血化瘀。

方药：实脾饮合桃红四物汤加减。茯苓30g，白术15g，厚朴10g，大腹皮10g，草果10g，木香10g，红景天30g，桃仁10g，红花10g，当归15g，赤芍15g，川芎15g，益母草30g。

加减：浮肿甚者加猪苓30g、泽泻15g；恶心呕吐者加藿香12g、姜半夏10g；大便秘结者加大黄10g。

4. 气滞血瘀证

主证：眩晕，头胀痛，痛着固定，经久不愈，面色晦黯，舌淡边有瘀点，脉弦涩。

治法：疏肝理气，活血化瘀。

方药：血府逐瘀汤加减。当归30g，川芎15g，赤芍20g，生地15g，桃仁10g，红花10g，柴胡10g，枳壳10g，川牛膝10g，益母草30g。

加减：阴虚血分有热者，重用生地30g，加丹皮10g、焦栀子

下篇 临床篇

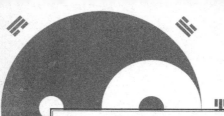

10g；若有肝阳上亢加菊花10g、夏枯草15g；瘀血日久加全虫10g、水蛭粉4.5g（分3次冲服）。

五、临证经验

（1）中医学认为，本病的发生与七情过度或饮食不节或年老失养导致脏腑功能失调有关。长期的精神紧张或忧郁恼怒，可使肝郁化火，肝阴耗损，肝阳上亢，上扰清窍，发为眩晕。年老肾阴亏虚，肾气不足，失其封藏固摄之权，出现夜尿多，尿中精微物质下泄，而出现蛋白尿。膏粱厚味损伤脾胃，水谷不化，聚湿生痰，湿浊内阻，导致气机不畅，气滞血瘀或久病瘀血阻络，湿瘀交阻，三焦气化不利，水液代谢失常，溢于肌肤，发为水肿。年老肾阳虚衰，或久病损伤阳气，脾阳不温，致脾肾阳虚，肾失气化，脾失温运，湿浊内留，阻滞中焦，胃失和降而出现恶心、呕吐。肾为胃之关，胃主受纳，关门不开，浊邪不降，久则格拒不纳，呈关格之候。总之，本病病程日久，每呈本虚标实，虚实夹杂之证。本虚以肾、肝、脾为主，尤以肝肾虚损为著，标实以血瘀、痰浊、水湿为多。

（2）高血压性肾病常表现为痰湿内蕴，瘀血阻滞，导致多脏功能失调，气血运行不畅，形成虚中夹实，虚实错杂之证。治疗时以补虚为主呢？还是祛邪为主？目前尚有争议，作者认为应以祛邪为主，兼以扶正为好。邪实主要是指痰湿与血瘀，正虚有气虚、阴虚、气阴两虚。邪气不除，正气难复，祛邪即可以扶正，因此，作者治疗高血压性肾病的基本原则是利水活血，常用方药是：茯苓30g，猪苓30g，泽泻15g，地龙15g，丹参30g，桃仁15g，红花10g，生石决明30g（先煎），野菊花10g，牛膝15g。头晕目眩加野菊花10g、钩藤30g（后下）；面部潮热加磁石30g（先煎）、珍珠母30g（先煎）；阴虚加生地20g、枸杞子10g，并减小利水药的剂量；气虚加黄芪50g、太子参15g。多年来用于临床常收到良好的效果。

（3）高血压性肾病在没有发生肾衰竭时，对降压药物的敏感性与没有肾脏并发症的原发性高血压基本相似，绝大部分患者选用1~2种降压药即可很好地控制血压。但当出现严重肾脏损害时的患者，比原发性高血压患者和无肾衰竭的慢性肾脏病患者，对降压药物的敏感性明显降低。在慢性肾衰竭的肾功能代偿期和氮质血症期，近一半的患者需要3种以上的降压药方能控制血压，到了肾衰竭期和尿毒症期，近一半的患者需要4种以上的降压药物才能控制血压。在使用降压药时，如果患者存在有水钠潴留，往往会影响降压药的疗效，在此情况下，不论用西药治疗还是采用中药治疗，都必须配合利尿药治疗，才能控制血压的目的。

第三节　糖尿病肾病

糖尿病肾病（dibetic nephropathy，DN）又称糖尿病肾小球硬化症，是糖尿病常见的微血管并发症。据估计，Ⅰ型糖尿病中，有30%~40%在5~10年后可发展为DN；Ⅱ型糖尿病中，约有25%在10~20年后发展为DN。糖尿病死于肾衰竭者占10%~15%。

一、发病机制

糖尿病及其并发症都是由于胰岛素绝对或相对不足及高血糖所致。在持续高血糖作用下，肾小球系膜细胞、上皮细胞和内皮细胞可分泌一系列能影响细胞功能的因子，参与糖尿病肾小球硬化的发生。目前认为较重要的因子有：①生长激素（GH）和胰岛素样生长因子（IGF）；②细胞因子，如转化生长因子-β（TGF-β）、血小板衍化生长因子（PDGF）、肿瘤坏死因子-α（TNF-α）、纤维细胞生长因子、血管内皮生长因子等；③花生四烯酸产物，如前列腺素和血栓素；④血管加压肽，如血管紧张素

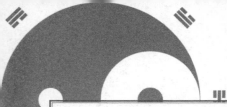

Ⅱ（AGNⅡ）和内皮素。这些激素和细胞因子均可促使肾小球血液动力学改变、基膜增厚、系膜细胞增生肥大及ECM增多，导致肾小球硬化。

二、病理改变

毛细血管间肾小球硬化症是糖尿病肾病主要的微血管病变，常见于病史超过10年的患者，是Ⅰ型糖尿病患者的主要死亡原因，在Ⅱ型糖尿病，其严重性仅次于冠状动脉和脑血管动脉粥样硬化病变，其病理改变有三种类型：①结节性肾小球硬化型病变，有高度特异性；②弥漫性肾小球硬化型病变，最常见，对肾功能影响最大，但特异性较低，在系膜毛细血管型肾小球肾炎和系统性红斑狼疮等疾病亦可见相似病变；③渗出性病变，肾活检所见的组织学改变与临床表现和肾功能损害程度缺乏恒定的相关性。

三、诊断要点

（1）糖尿病病史超过10年和/或糖尿病并见其他器官的微血管病变，如视网膜病变、周围神经炎、心肌炎、动脉硬化及冠心病等。

（2）蛋白尿持续>0.5g/24h，而除外高血压肾损害及其他肾脏病。

（3）尿微量白蛋白、尿白蛋白排泄率（AER）的测定有助于早期诊断。

（4）可表现为肾病综合征，晚期可出现肾衰竭。

本病的肾病综合征和本病并发原发性肾病综合征有时很难鉴别，而两者在治疗上有根本的不同，故必须做出明确的鉴别诊断，其鉴别要点是：①糖尿病肾病综合征常有糖尿病病史10年以上，而糖尿病并发原发性肾综者则不一定有；②DN有眼底改变，必要时作荧光眼底造影，可见微动脉瘤等糖尿病眼底变化，后者则不一定有；③前者多伴有周围神经炎、心肌病、动脉硬化和冠心病等，后者则不一定有；④前者尿检查通常无红细胞，后者可能有；⑤前者每有水肿、高血压和氮质血症，后者不一定有。对鉴别诊断确有困难的肾病综合征，应作肾活检。

四、临床分期

糖尿病性肾病的发生发展可分为五期。

Ⅰ期：糖尿病初期，肾脏体积增大，肾小球滤过率（GFR）升高，其他生化检查和尿微量白蛋白检查均为阴性。

Ⅱ期：隐匿期，肾小球毛细血管基底膜增厚，系膜基质增加，尿白蛋白排泄率（AER）多数在正常范围，或运动后呈间歇性增高（>30μg/min）。

Ⅲ期：早期肾病期，表现为持续的微量白蛋白尿，即AER持续在20~200μg/min（正常人<10μg/min）。

Ⅳ期：临床肾病期，出现持续性蛋白尿，AER>200μg/min，即尿白蛋白排出量>300mg/24h，相当于尿蛋白总量>0.5g/24h，GFR下降，而Scr仍可正常，临床上可伴有浮肿和高血压，肾功能逐渐减退。

Ⅴ期：肾衰竭期，AER降低，血肌酐、尿素氮升高，血压升高，Ccr下降，随着肾脏病变的加重，最终进展为尿毒症。

五、治疗

(一) 西医治疗

糖尿病肾病的早期诊断和早期治疗对预后关系重大，一旦尿常规检出蛋白，尽管积极治疗，也只能减轻糖尿病的并发症，其肾脏损害已难以逆转。当糖尿病肾病处在Ⅱ期阶段，如能严格地控制血糖、高血压和限制蛋白质的摄入，预防和治疗尿路感染，避免使用肾毒性药物，可有效地延缓肾损害的进展。

1. 严格控制血糖

包括饮食疗法、适量运动和降糖药物的使用。使血糖控制在理想目标：空腹血糖（FPG）<6mmol/L，餐后2h血糖（2HPG）<7.8mmol/L，糖化血红蛋白A$_1$（GhbA$_1$）<7%，（如果此三值不超过7、10、8，属尚可；若超过7、10、8，为不理想）。可供选用的降糖药有胰岛素、糖适平、美吡达等，对Ⅰ、Ⅱ、Ⅲ期DN尚能抑制和延缓肾脏病的发展，到了Ⅳ期，为时已晚。到Ⅴ期时，由于经肾灭活的胰岛素减少，每易出现低血糖，故应严密观察，及时调整胰岛素的用量。

（1）胰岛素治疗。适用于1型糖尿病、控制不理想的2型糖尿病及糖尿病肾病。对2型糖尿病患者，可选用中效胰岛素，每天早餐前半小时皮下注射1次，开始剂量为4~8u，根据尿糖和血糖测定结果，每隔数天调整胰岛素剂量，直至取得良好控制。近年来又主张采用强化胰岛素疗法，使血糖很快得到控制，Amadore和AGEs生成减少，并激活己糖激酶，抑制山梨醇代谢途径。但2型发生低血糖反应的机会必然增加，必须密切观察，精确调整剂量。本疗法可延缓35%的2期DN发展到3期。

（2）口服降糖药治疗。主要为：①磺脲类，作用于胰岛细胞表面受体，促使胰岛素释放，并改善胰岛素受体，增强靶细胞对胰岛素的敏感性。常用的如格列喹酮（糖适平）15~30mg，每日1~2次，餐前服用，从小剂量开始，逐渐增加剂量。此药的代谢产物由胆汁入肠道，很少经过肾排泄，故对糖尿病肾病患者较适宜；格列吡嗪（美吡达）2.5~5mg，每日1次，餐前服用。②α葡萄糖苷酶抑制剂，适应于空腹血糖正常而餐后血糖明显升高者。此药可单独使用，也可与磺脲类或双胍类合用，还可与胰岛素合用。常用制剂有阿卡波糖（拜糖平）开始剂量25mg，每日3次，在进食第一口饭时服药。若无副作用，可增至50mg，每日3次。

③双胍类，此类药物可增加外周组织（如肌肉）对葡萄糖的摄取和利用；通过抑制糖原异生及糖原分解，可降低糖尿病时的高肝糖生成率。双胍类药可改善糖代谢、降低体重，但不影响血清胰岛素水平，对血糖在正常范围者无降血糖作用，单独应用不引起低血糖，是肥胖的2型糖尿病患者第一线药物，与磺脲类合用则可增强其降糖作用。主要有甲福明（二甲双胍），500~1500mg/d，分2~3次口服，最大剂量不超过2g/d。肝肾功能不全者忌用。④噻唑烷二酮（TZD），亦称格列酮类药物，主要作用是增强靶组织对胰岛素的敏感性，减轻胰岛素抵抗，故被视为胰岛素增敏剂。主要用于使用其他降糖药疗效不佳的2型特别是有胰岛素抵抗的患者，可单独使用，也可与磺脲类或胰岛素联合应用。此类药物有罗格列酮（RSG）4~8mg/d，一次或分次服用；帕格列酮（PIO）15mg，每日1次。

2. 降压药的使用

高血压能加重蛋白尿和肾功能损害，降低血压可得到缓解。首选药物有血管紧张素转换酶抑制剂（ACEI），常用的如依那普利5~10mg，一日2次；贝那普利10~20mg，一日1次；福辛普利10~40mg，一日1次；血管紧张素Ⅱ受体拮抗剂（ARB），如氯沙坦钾片（科素亚）50mg，一日1次；洛沙坦25~100mg，一日1次；伊贝沙坦150mg，一日1次；厄贝沙坦（安博维）150mg，一日1次。或两者合用，较为理想，可减缓肾小球损伤的进展，并可减少蛋白尿。如Scr>350μmol/L则不宜使用，可改用钙通道阻滞剂（CCB），如非洛地平缓释片（波依定）2.5~10mg，一日1次；络活喜5~10mg，每日1次。目标血压值为（125~130）/（75~80）mmHg。尽可能不使用β-阻滞剂和噻嗪类利尿性降压药，保钾性利尿药。因β-阻滞剂可掩盖低血糖反应的症状；噻嗪类利尿性降压药影响血糖的控制；保钾性利尿药易引起高血钾，特别在糖尿病肾病时。

3. 降血脂药的应用

糖尿病常并发高脂血症，血清胆固醇>6mmol/L，甘油三酯>2.2mmol/L，应加用降血脂药。以血清胆固醇增高为主者，可用辛伐他汀（舒降脂）10~40mg，每晚1次；如以甘油三酯增高为主者，可用氯贝丁酯（安妥明）0.25~0.5g，每日3次，餐后服。

4. 饮食治疗

为基本的措施，有利于血糖和血脂的控制。糖尿病肾病肾功能正常者，每日蛋白质摄入应限制在0.8g/kg。血肌酐升高者，应限制在0.6g/kg。蛋白质来源应至少有1/3来自动物蛋白质，以保证必需氨基酸的供给。

（二）中医治疗

糖尿病肾病在中医学中没有相应的病名，根据其临床表现多属中医"消渴"、"水肿"、"虚劳"等范畴。由于本病病程较长，临床表现多呈虚实夹杂之证。本虚以肝肾阴虚、气阴两虚、脾肾气（阳）虚和阴阳两虚为主，标实以燥热、血瘀、湿浊为主。因此治疗本病应以扶正祛邪、攻补兼施为原则，根据本虚表实具体情况辨证施治。用药得当，中药既能辅助西药降低血糖，又能减少降糖药物的剂量。

1. 中医辨证施治

（1）肝肾阴虚证。

主证：头晕耳鸣，视物模糊，五心烦热，口干舌燥，腰膝酸软，舌红少苔，脉象细数。

治法：滋养肝肾，清热明目。

方药：杞菊地黄汤加减。生地30g，玄参20g，麦冬15g，山茱萸12g，山药15g，枸杞子15g，野菊花15g，决明子10g。

加减：燥热加知母、生石膏；血瘀选加丹参、当归、桃仁、红花、水蛭、地龙；阳亢者加生石决明、钩藤、磁石。

（2）气阴两虚证。

主证：倦怠乏力，口干咽燥，手足心热，腰膝酸软，舌质暗红，少苔，脉象细数。

治法：益气养阴，生津止渴。

方药：参芪地黄汤加减。黄芪30g，太子参30g，生地30g，山茱萸12g，麦冬15g，山药20g，葛根15g，五味子10g。

加减：热盛者加知母、黄柏、黄连；血瘀加丹参、当归、桃仁、红花；湿浊加茯苓、泽泻、车前子、大黄。

（3）脾肾气（阳）虚证。

主证：倦怠乏力，面浮肢肿，腹胀纳差，四肢不温，腰膝酸软，夜尿清长，舌淡体胖，脉象虚弱。

治法：培补脾肾，益气活血。

方药：参芪益肾汤加减。黄芪30g，党参20g，黄精15g，生地20g，山茱萸12g，葛根15g，当归15g，益母草30g，广木香10g，桂枝10g，车前子15g。

加减：有阳虚表现者，加制肉苁蓉、菟丝子；腹胀加炒白术、茯苓、大腹皮。

（4）阴阳两虚证。

主证：畏寒肢冷，腰膝酸软，面浮肢肿，神疲纳差，夜尿多，舌质紫暗，脉沉弱。

治法：阴阳双补，温肾利水。

方药：金匮肾气丸加减。制附子10g，肉桂5g，熟地黄15g，山萸肉12g，山药15g，茯苓30g，泽泻15g，仙灵脾15g，巴戟天15g，当归12g，车前子30g。

加减：水肿重者加水蛭粉；恶心呕吐者加苏梗、黄连、半夏、煅瓦楞。

2. 三七总苷注射液（商品名为血栓通注射液）

140mg+0.9%生理盐水250ml静脉滴注，每日1次，15d为1疗

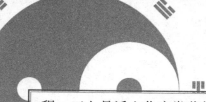

程。三七是活血化瘀类药物，三七总苷是由三七中提取的有效成分，临床观察到该药有明显降低血黏度、降低血脂、改善血液循环、降低毛细血管通透性及促进血液流动和抗血栓作用，可显著改善机体微循环。用于治疗糖尿病肾病可明显改善患者的临床症状，降低尿蛋白、微量白蛋白和β_2MG，对肾功能具有一定的保护作用。

四、临证经验

（1）糖尿病肾病初期以肝肾阴虚的表现为多见，但也有偏于阴虚者，也有偏于阴虚阳亢者，临证需辨证明确，前者治以滋养肝肾为主，方用杞菊地黄汤加减；后者则需滋阴潜阳，可用天麻钩藤饮化裁治疗。随着病情的发展，临床出现持续的微量白蛋白尿时，证型已由阴虚发展到气阴两虚证，治疗以参芪地黄汤加减为主。当出现浮肿、蛋白尿、肾功能减退时，病情已阴损及阳，发展到脾肾气虚→脾肾阳虚→阴阳两虚，患者逐渐进入肾衰竭期。此时治疗就应在辨证的基础上加用化湿泄浊之品，如大黄、藿香、佩兰等，晚期则需作透析治疗。

（2）糖尿病肾病是糖尿病并发的微血管病变，其特征是微血管基底膜增厚，微血管瘤形成和微循环障碍，因此在整个糖尿病肾病治疗过程中，必须加强活血化瘀药物的应用，笔者常在辨证的基础上选加水蛭、三七、莪术、丹参、川芎、红花等活血化瘀药，不仅能提高降糖效果，而且还能减少尿蛋白。

（3）湿热蕴结是导致糖尿病肾病病情加重的主要因素，也是加重肾功能损害的诱发因素。湿热与血瘀互为因果，因此要高度重视。湿热证的临床表现有呼吸道感染、皮肤感染和尿路感染，其中以尿路感染为多见。上焦湿热用鱼腥草30g，黄芩10g，银花15g，荆芥10g，桔梗10g，生甘草6g等；皮肤感染用紫花地丁30g，蒲公英30g，蚤休30g，赤芍15g等；下焦湿热用土茯苓30g，萹蓄15g，瞿麦15g，龙葵15g，地榆30g，海金沙15g等。

（4）笔者对81例临床期糖尿病肾病患者，按2:1随机分为肾复康Ⅱ号颗粒（作者经验方，现改名为益气健肾胶囊，由黄芪、太子参、黄精、生地、山萸肉、山药、益母草、莪术、地龙等组成），合格列喹酮治疗组54例，单纯格列喹酮治疗的对照组27例，疗程3个月。观察了临床疗效和血液流变学的改变。结果：治疗组总有效率为87.04%，对照组为66.66%，治疗组疗效明显优于对照组（P<0.01）。治疗组的尿蛋白、AER明显减少，Scr下降，Ccr上升，临床症状显著改善，血压正常，血糖维持稳定，血液流变学的全血黏度、血浆黏度和纤维蛋白原等指标均有明显改善，说明肾复康Ⅱ号方中的益气养阴，活血化瘀药物协同降糖药，对治疗糖尿病肾病有很好的治疗作用。

第四节　狼疮性肾炎

系统性红斑狼疮（systemic lupus erythematosus，SLE）是一种自身免疫性结缔组织病，由于体内有大量致病性自身抗体和免疫复合物，造成组织损伤，临床可以出现各个系统和脏器损害的症状，但以肾脏受累最为常见。当其损害肾脏时称为狼疮性肾炎（LN）。SLE的发病率在我国平均为（40~50）/10万，其中80%发展为狼疮性肾炎，有10%~20%进展为慢性肾衰竭。本病女性约占90%，常为育龄妇女。

一、病因病机

本病病因尚不明确，可能与遗传、环境因素（日光、紫外线等）和性激素（雌激素）有关。狼疮性肾炎的发病机制错综复杂，但目前已公认LN是一种免疫复合物介导性肾炎。有学者认为，LN的发展至少包括四个环节：①抗DNA抗体和免疫复合物

诱导肾脏损伤；②B淋巴细胞产生具有致病性的抗DNA抗体等自身抗体；③辅助性T淋巴细胞（TH）参与激活B细胞；④体内核小体增多或异常核小体的出现。

二、病理改变

WHO将LN分型为：①正常或轻微病变型。光镜下正常或轻微病变，免疫荧光和电镜检查系膜有异常。②系膜病变型。轻至中度弥漫性系膜细胞增生，免疫荧光可见系膜有免疫球蛋白和补体沉积，电镜下见电子致密物。③局灶增殖型。在弥漫性系膜细胞增多的基础上，少数肾小球有节段性细胞增生，常伴有纤维素样坏死，免疫荧光可见系膜和毛细血管壁有免疫球蛋白和补体沉积，电镜下见系膜和内皮下有电子致密物。④弥漫增殖型。多数肾小球系膜和内皮细胞弥漫性增生，可同时有膜增生性病变，新月体形成，"铁丝圈"病损（内皮下沉积物）和苏木紫小体，免疫荧光可见毛细血管壁及系膜有广泛免疫球蛋白和补体沉积。⑤膜性病变型。基底膜增厚，免疫荧光可见基底膜周围有免疫球蛋白和补体沉积。⑥肾小球硬化型。晚期病变。肾小管间质常有炎症、坏死和纤维化病变，免疫荧光可见免疫球蛋白和补体沉积。

三、诊断要点

（一）系统性红斑狼疮的诊断标准

目前多参照美国风湿学会（ACR）1982年修订的诊断标准，凡符合以下11项中任何4项以上者（含4项），即可诊断为系统性红斑狼疮，其诊断的敏感性及特异性均为96%左右。诊断标准是：

1. 颧部蝶形红斑
颧部隆起的或不高出皮肤的固定性红斑。

2. 盘状红斑

红色隆起斑片，表面附有角化性鳞屑及角质栓，陈旧损害可见萎缩性瘢痕。

3. 过敏

有光过敏史或检查时发现对光异常反应所引起的皮损。

4. 口腔溃疡

口腔或鼻咽部溃疡，常无痛，由医生检查发现。

5. 关节炎

累及两个或更多的周围关节，非糜烂性关节炎，特征为关节触痛、肿胀或积液。

6. 浆膜炎

①胸膜炎：有胸痛史，体检可听及胸膜摩擦音，发现胸腔积液；②心包炎：听及心包摩擦音或心电图，超声心动图证实有心包积液。

7. 肾损害

①持续性蛋白尿或蛋白尿"+++"以上；②细胞管型：为红细胞、血红蛋白、颗粒、或混合性管型。

8. 神经系统病变

①癫痫：排除药物和代谢紊乱如尿毒症，酮体血症或电解质紊乱；②精神症状：排除药物和代谢紊乱（同上）。

9. 血液学异常

①溶血性贫血伴网织红细胞增多；或②白细胞减少，$<4\times10^9$/L；或③淋巴细胞减少，$<1.5\times10^9$/L；或④血小板减少，$<100\times10^9$/L，排除药物所致。

10. 免疫学异常

①LE细胞阳性，或②抗dsDNA抗体滴定度升高，或③抗Sm抗体阳性，或④梅毒血清试验假阳性，至少持续6个月，并由苍白螺旋体制动试验（TPI）或荧光螺旋体抗体吸附试验（FTA）

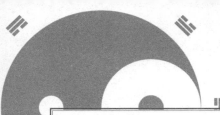

证实不是梅毒。

11. 抗核抗体阳性

1992年，ACR的诊断和治疗标准委员会重新评定了1982年对SLE的修订标准，建议对其中第10项作如下修改，且已获得研究理事会及指导委员会的批准，取消第10①项"狼疮细胞阳性"。将第10④项改为"抗心磷脂抗体阳性，对抗磷脂抗体的检测应使用标准方法"。

国内系统性红斑狼疮诊断标准是在ACR1982年制订的11项标准的基础上，加入狼疮带试验阳性和补体C_3低于正常两个条件，13项中符合4项者即可诊断。在有检验条件的单位，特别是对一些早期不典型病例，可用这一标准，敏感性为97.5%，特异性为93.6%。

（二）狼疮性肾炎的诊断要点

在符合SLE诊断标准的基础上，符合下列条件之一者即可诊断：

（1）肾活检示WHO Ⅱ b、局灶增生或弥漫增生性肾炎、膜性肾病。

（2）一年后肌酐清除率下降30%。

（3）24h尿蛋白定量>1g。

（4）持续性血尿，且尿红细胞>5个/HP。

由于本病临床表现复杂，不典型病例的误诊率较高，国内报道约30%。临床上必须与原发性肾小球疾病、慢性活动性肝炎、痛风、感染性心内膜炎、特发性血小板减少性紫癜、混合性结缔组织病等相鉴别。

（三）狼疮活动性的判断

目前尚无统一的标准，可用下面的简单积分法粗略地判断疾病活动情况。下面每项计1分：①发热；②关节炎；③浆膜炎；④典型皮疹；⑤神经精神症状；⑥脱发；⑦全身中毒症状；⑧尿常规异常；⑨血沉＞50mm/h；⑩贫血；⑪白细胞减少；⑫血小板减少；⑬心电图显示心肌受损；⑭低补体血症；⑮LE细胞阳性；⑯ANA≥1:80；⑰抗dsDNA（+）。如总分低于3分，则没有活动；4~5分轻度活动；6~8分中度活动；≥9分重度活动。

四、治疗

狼疮性肾炎的治疗应在西药治疗的基础上结合中医辨证论治，不但能调节患者的免疫功能，还可提高西药的疗效，降低激素、细胞毒药物的副作用，缩短其用药时间。

（一）西医治疗

1. 糖皮质激素（简称激素）

是治疗SLE的首选药物，几乎所有患者都可使用，一般选择标准疗程的强的松治疗，首始治疗阶段，予强的松每日1mg/kg，晨顿服，8周后开始减量，每周递减原用量的10%，至小剂量（每日0.5mg/kg）后，改为隔日晨顿服1mg/kg，维持4周后，每2周减5mg，直至维持剂量（隔日晨0.4mg/kg），用药2年。对暴发型狼疮或出现急进行肾功能衰竭，可先用甲基强的松龙（0.5~1.0g，加入生理盐水中静脉滴注）冲击治疗，每日1次，连续3次为1疗程。冲击间歇期可按病情服用标准疗程的强的松治疗。严重病例每月冲击1疗程。在应用激素治疗的三个阶段中，均应配合中药治疗，这不仅可明显减轻激素的副作用，而且可防止反跳（详见《难治性肾病综合征》）。

2. 细胞毒性药物

近年的临床实践表明，细胞毒性药物联合激素治疗LN较单纯应用激素治疗的疗效要好得多，对于控制狼疮的活动，诱导病情的缓解，效果较好。常用的细胞毒性药物有：

（1）环磷酰胺（CTX）：是治疗LN最常用的细胞毒性药物。据美国国家卫生研究院（NIH）资料介绍，狼疮性肾炎患者用激

下篇　临床篇

素联合CTX的长程治疗，对保存肾功能、减少肾脏死亡率较单纯使用激素治疗明显为好。激素治疗失败的患者加用CTX后，也常能取得良效。使用CTX以大剂量静脉冲击治疗效果为好，它对肾脏的保护效果较口服为佳，且各种副作用反而更轻。CTX静脉冲击治疗的方法，经笔者临床使用认为，国内叶任高教授的改良方法为好，其方法是：在标准激素治疗的同时，予以CTX8~12mg/kg加入生理盐水100ml中静脉点滴或静注，滴注时间≥1h，连用2d，病情减轻后改为4周冲击1次，病情较重者，每隔2周冲击1次，至累积总剂量为150mg/kg。以后每3个月冲击1次，直至病情稳定1年后，可考虑停止CTX冲击治疗。若停止CTX冲击治疗后，一旦病情有活动表现，可予再次冲击。

CTX不良反应主要有骨髓抑制、胃肠道反应、脱发、肝损害等。临床应用时应定期检查血常规和肝功能。CTX进入体内代谢后约20%从肾脏排泄，因此当患者Ccr<30ml/min时，要适当减少用药剂量。激素联合CTX疗效虽好，但可降低机体抵抗力，容易诱发感染。细胞毒性药物还可引起白细胞下降和肝损害等，常使治疗方案不能顺利进行，导致缓解率下降，复发率增高。因此，在西医用药方案的基础上，配合中医分阶段进行辨证论治，对减少药物的副作用、增强患者的体质和提高西药的疗效，均有满意的效果。

(2)硫唑嘌呤（Aza）：具有免疫抑制作用，能直接抑制B细胞功能，耗竭T淋巴细胞，并能减少狼疮病人的免疫复合物在肾脏的沉积，同时尚有非特异性抗炎作用。有资料显示，激素加口服Aza治疗与激素加CTX冲击治疗具有相同的疗效，而且不良反应更少。但对SLE急性和严重病例的疗效不及激素联合CTX冲击疗法。近年来多主张先用CTX冲击治疗6~8次后，再改为口服Aza治疗，待病情稳定后，再考虑撤药。Aza的常规免疫抑制剂量为每日2~2.5mg/kg，一般副作用很少。

刘宝厚诊治肾脏病经验

3. 环孢霉素A（cyclosporim CsA）

CsA主要用于其他治疗不敏感的SLE，特别是有活动性LN患者。有报道CsA能早期诱导LN临床缓解，减少激素和CTX用量及其相应的副作用。CsA用量为每日5mg/kg，分2次口服，服用3个月，以后每月减1mg/kg，至每日3mg/kg作为维持量。由于该药存在停药后极易复发的问题，且药价昂贵，故暂不作为第一线治疗药物。

4. 霉酚酸酯（MMF）

商品名为骁悉，是霉酚酸的2-乙基酯类衍生物，是一种新一代的免疫抑制剂。其作用机制为：选择性抑制淋巴细胞、鸟嘌呤核苷酸的经典合成途径，抑制T和B细胞增殖，抑制抗体生成。用量：0.5~1.5g，分2~3次口服。用药期间需注意血象改变及防止感染发生。目前，MMF对LN的治疗尚缺乏多中心、大样本、长时期的观察，其在LN治疗中的作用和地位仍有待进一步研究。

（二）辨证论治

1. 热毒炽盛证

主证：发热持续不退，烦躁不安，甚则神昏谵语，关节疼痛，肢体浮肿，面部对称性红斑，色泽鲜红，口舌生疮，舌质红或紫暗，苔黄而干，脉洪数。本型多见于狼疮性肾炎的活动期。

治法：清热解毒，凉血活血。

方药：清瘟败毒饮加减。水牛角30g，生地30g，白花蛇舌草30g，丹皮10g，赤芍12g，知母10g，玄参15g，黄芩10g，黄连10g，栀子10g。水煎2次兑匀，分3次服（下同）。

加减：热盛加生石膏30g；血尿加小蓟30g、藕节15g；皮肤红斑加紫草15g、茜草15g；血瘀加丹参20g、全蝎10g；关节疼痛加青风藤30g、鸡血藤20g。

2. 阴虚内热证

主证：持续低热，手足心热，面颧潮红，自汗盗汗，口干咽

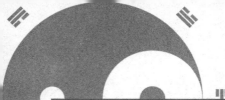

燥，腰酸腿软，关节疼痛，尿黄便干，脱发，舌质红，苔少或镜面舌，脉细数。本型多见于狼疮性肾炎的亚急性期或轻度活动期。

治法：滋阴降火。

方药：知柏地黄丸加减。生地24g，山萸肉12g，山药12g，茯苓10g，泽泻10g，知母10g，黄柏10g。

加减：热盛者加金银花15g、白花蛇舌草30g；头晕耳鸣者加天麻10g、钩藤10g；关节疼痛加青风藤30g、鸡血藤20g。

3. 肝肾阴虚证

主证：偶有低热，两目干涩，腰酸腿痛，毛发脱落，月经不调或闭经，或头晕目眩，耳鸣，口干咽燥。舌红少津，脉沉细。此型多见于狼疮性肾炎的缓解期。

治法：滋补肝肾，养阴清热。

方药：大补阴丸加减。黄柏10g，知母10g，生地20g，龟板30g，女贞子15g，旱莲草15g，泽兰15g。

加减：血尿、蛋白尿明显者加小蓟30g、茜草15g、山药30g；若阴虚兼有气虚，表现神疲体倦，少气懒言者为气阴两虚证，加黄芪30g、太子参20g。

4. 脾肾阳虚证

主证：面目四肢浮肿，疲乏无力，腹胀纳差，腰酸腿软，畏寒肢冷尿少便溏，面色苍白，舌淡胖大，有齿印，苔白厚，脉沉细。此型多见于狼疮性肾炎肾病综合征。

治法：温补脾肾，利尿解毒。

方药：实脾饮加减。附子10g，茯苓15g，白术10g，木瓜10g，大腹皮10g，益母草15g，车前草30g，红景天15g，生姜10g。

加减：恶心呕吐者加藿香10g、苏梗10g、陈皮10g；腰痛者加焦杜仲10g、炒川断10g。

（三）中药制剂

雷公藤多甙片，为中药雷公藤的提取物，有抑制淋巴、单核细胞及抗炎作用。用法：每次20~40mg，一日3次，口服。不良反应为对性腺的毒性，如月经减少、停经、精子活力及数目降低、皮肤色素沉着、指甲变薄软、肝损害、胃肠道反应等。

五、临证经验

（1）狼疮性肾炎是一种免疫复合物介导性肾炎，病情千差万别，治疗十分棘手。近年来采用激素联合环磷酰胺冲击治疗，对控制狼疮的活动，诱导病情的缓解，起到了较好的治疗效果。但短期应用仍会复发，长期应用则副作用很大。如激素和细胞毒药物均可降低机体抵抗力，容易诱发感染，细胞毒药物引起白细胞下降和肝损害等，常使治疗方案不能顺利进行，导致缓解率下降，复发率增高。笔者和国内同仁的共同经验是，在西医用药方案的基础上，配合中医分阶段进行辨证论治，对减少药物的副作用、增强患者的体质和提高西药的疗效，均有满意的效果。

（2）中医虽无狼疮性肾炎的病名，但依据其临床表现概属于"发热"、"蝴蝶疮"、"日晒疮"、"水肿"、"虚劳"等范畴。其病机要点为"脏腑衰败，热毒炽盛，血脉瘀阻"。因此在狼疮性肾炎的急性活动期多表现为热毒炽盛型，在亚急性期或轻度活动期多表现为阴虚内热型，在缓解期多呈肝肾阴虚型或气阴两虚型，肾病综合征多为脾肾阳虚型或气阴两虚型。治疗时需在辨证论证的基础上，根据病邪的轻重和兼症，酌加清热解毒药，如白花蛇舌草30g、半枝莲30g；活血化瘀药如益母草30g、泽兰15g、水蛭4.5g（研细冲服）、全蝎10g、蜈蚣2条。出现白细胞减少时加用补气养血药，如当归、制首乌、鸡血藤、枸杞子。出现肝功能损害者加养血柔肝药，如当归、杭白芍、枸杞子、黄精等。

（3）笔者对27例狼疮性肾炎，临床表现为肾病综合征的患

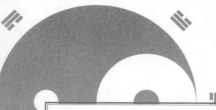

者，采用中西医结合的方法治疗，并设有相应可比性的纯西药对照组18例。西药治疗组采用标准疗程的激素联合CTX冲击治疗，中西医结合组的治疗是在西药治疗组的基础上，辨证论治，加用中药治疗。结果：中西医结合组27例中完全缓解9例（33.33%），显著缓解13例（48.14%），部分缓解4例（14.81%），无效1例（3.70%），总有效率96.30%。纯西药对照组18例中完全缓解3例（16.67%），显著缓解8例（44.44%），部分缓解3例（16.67%），无效4例（22.22%），总有效率77.78%。中西医结合总有效率高于对照组，两组比较，有明显差异（P<0.05）。中西医结合组出现副作用者9例（33.33%），主要是脱发，对治疗无影响。对照组有副作用者13例（72.22%），其中5例需暂时停药，延长疗程。

第五节　类风湿性关节炎肾损害

类风湿性关节炎（rheumatoid arthtitis，RA）是一种累及周围关节为主的多系统性炎症性的自身免疫性疾病。其特征性的症状为对称性、周围性多个关节慢性炎性病变，临床表现为受累关节疼痛、肿胀、功能下降，病变呈持续、反复发作过程。RA可出现在任何年龄，高峰为20~40岁，男女之比为1:3，世界患病率为1%左右，我国为0.32%~0.36%。类风湿性关节炎引起肾损害的原因有多种，除其疾病本身所致肾损害外，长期服用青霉胺、非甾体抗炎药等治疗药物也是主要原因之一。

一、病因病机

目前本病的病因尚不清楚，可能与某些感染因子、遗传因素有关。当抗原进入人体后首先被巨噬细胞或巨噬细胞样细胞所吞噬，经消化、浓缩后与其细胞膜的HLA–DR分子结合成复合物，若此复合物被其T细胞的受体所识别，则该T辅助淋巴细胞被激活，通过其所分泌的细胞因子、生长因子及各种介质，不仅使B淋巴细胞激活分化为浆细胞，分泌大量免疫球蛋白，其中有类风湿因子和其他抗体，同时使关节出现炎症反应和破坏。免疫球蛋白和RF形成的免疫复合物，经补体激活后可以诱发炎症。由此可见RA是由免疫介导的反应所形成。RA基本病理改变是滑膜炎。在急性期滑膜表现为渗出性和细胞浸润性，当进入慢性期，滑膜变得肥厚，形成许多绒毛样突起，突向关节腔内或侵入到软骨和软骨下的组织。血管炎可发生在患者关节外的任何组织，但很少累及肾脏，出现尿异常可能是抗风湿药物引起的肾损害，也可能是长期的RA并发的淀粉样变所致。

二、诊断要点

根据1987年美国风湿病协会修订标准，凡具备以下7项中的4项即可诊断为类风湿性关节炎。

（1）晨僵持续至少1h（每天），病程持续至少6周。

（2）有3个或3个以上关节肿胀，持续至少6周。

（3）腕、掌指关节或近端指间关节肿胀至少6周。

（4）对称性关节肿胀持续至少6周。

（5）有皮下结节。

（6）手X线检查有典型的类风湿性关节炎改变，包括关节间隙狭窄和骨质疏松。

（7）类风湿因子（RF）阳性（滴度>1:20）。

在RA的基础上，出现肾损害者（蛋白尿、血尿、肾功能异常等）应考虑类风湿性关节炎肾损害。

三、鉴别诊断

（一）系统性红斑狼疮

某些SLE临床酷似RA，若连续3次ANA阴性，支持RA诊断；

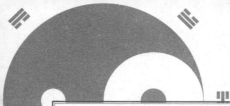

若ds-DNA阳性则支持SLE诊断。

（二）血清RF阴性关节炎

需与RF阴性的RA相鉴别。

1. 强直性脊柱炎

本病多发生于青壮年男性，以非对称性的下肢大关节炎为主极少累及手关节。骶髂关节炎具典型的X线改变。有家族史，90%以上患者HLA-B$_{27}$（+），血清RF阴性。

2. 银屑病关节炎

本病多发生于皮肤银屑病变后若干年，其中30%~50%的患者表现为对称性多关节炎，与RA极为相似。其不同点为本病累及远端指关节处更明显，且表现为该关节的附着端炎和手指炎。除外周关节外可同时有骶髂关节炎和脊柱炎，血清RF阴性。

3. 反应性关节炎

以多关节炎，皮肤血管炎多见。

（三）风湿性关节炎

多见于青少年，以发热、咽痛为先，后有游走性关节肿痛，血清ASO及抗链球菌激酶阳性，间隙期无关节肿痛，反复发作但无关节畸形。

（四）痛风性关节炎

多见于男性，常以夜间突发的拇趾关节肿痛起病，炎症关节红肿的皮色中略带紫色，剧痛难忍，如伴有痛风性结节，结合血尿酸升高可协助诊断。

四、治疗

（一）一般治疗

合理的营养，适当休息与功能锻炼相结合，理疗，心理护理等。

（二）药物治疗

1. 非甾体抗炎药（NSAID）

通过抑制环氧酶以减少花生四烯酸代谢为前列腺素，达到控制关节肿痛的目的，作为一线药物治疗类风湿性关节炎，其具有抗炎、消肿、退热的效应。可视情况选择下列药物治疗。

（1）阿司匹林：每日4~6g，分3次餐中或餐后口服。

（2）吲哚美辛（消炎痛）：每次25mg，每日2~4次。

（3）奇诺力（舒林酸，sulindac）：每次200mg，每日1~2次。

（4）萘普生（naproxen）：每次0.2~0.4g，每日2~3次。

（5）芬必得（fenbid）：每次0.2g，每日2次。

上述药物具有胃肠道反应、皮疹、血小板功能异常、肾功能损害等，应时刻警惕。

2. 奎宁类药

作为第二线药物（病情缓解药）治疗本病，起效慢，需3~6个月。

（1）羟氯喹（hydroxychloroquine）：200~400mg/d。

（2）磷酸氯喹（chloroquini phosphas）：25mg/d，每周仅用5d，6个月进行视网膜检查，防止不可逆损伤。

（3）硫代苹果酸钠：第一周肌注10mg，第二周肌注25mg，如无不良反应，以后每周肌注50mg，累计量300~700mg时，减药维持治疗。

（4）金诺芬（auranofin）：每次3mg，每日2次，口服。

（5）青霉胺（penicillamini）：开始剂量为125mg，每日2~3次，无不良反应者每2~4周后加倍剂量，至每日达500~750mg。待症状改善后减量维持。

（6）柳氮磺吡啶（sulfasalazine）：每日0.25g，逐步加量，最多用到每日4g，一般8周后可见效。

下篇 临床篇

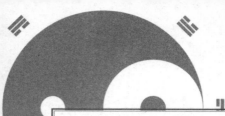

3. 糖皮质激素

作为第三线药，一般主张早期、小剂量、间期不宜超过1年。泼尼松10~30mg/d，适用于急性期伴有严重关节外表现者。对于重症和难治病例，可选择泼尼松龙冲击治疗，一旦病情好转，即应尽早减少用量。

4. 免疫抑制剂

（1）甲氨蝶呤（MTX）：每次7.5~20mg，每周1次，口服；或5~10mg，肌注，每周1次，持续给予6个月或更长。不良反应有肝损害、胃肠道反应、骨髓抑制等，停药后多能恢复。

（2）环磷酰胺（CTX）：每日50~150mg，口服或冲击治疗，剂量为每平方米体表面积用药0.75~1.0g，每月1次，症状控制后延长其间歇期，或用200mg，静脉注射，隔日1次。

5. 中医辨证论治

中医认为，类风湿性关节炎的发生，是由于素体正气亏虚，风寒湿热之邪乘虚袭入，引起人体气血运行不畅，经络阻滞，关节闭涩，或痰浊瘀血，阻于经隧，深入筋脉关节，久而久之，损伤肝肾阴血，筋骨失养，而形成痹证。而类风湿性关节炎肾损害，乃是由于久痹不已，内伤脏腑，导致肝、脾、肾三脏受损，气血阴阳亏虚，风寒湿热之邪留滞所致。

（1）湿热阻络证。

主证：四肢小关节对称性肿胀疼痛，发热、皮疹，口渴不欲饮，尿黄多泡沫，舌质红，苔黄腻，脉滑数。

治法：清热祛湿，宣痹通络。

方药：宣痹汤合三妙散加减。汉防己10g，苍术10g，黄柏10g，牛膝15g，黄芪30g，土茯苓30g，防风10g，萆薢30g，蚕砂15g，秦艽15g，薏苡仁30g，地龙15g，川芎15g。水煎2次兑匀，分3次服（下同）。

加减：大便秘结者，加生大黄10g（后下），以通腑泻浊；小便不畅者，加车前子15g（包煎）、白茅根30g，以去热通淋。

（2）瘀血阻络证。

主证：肌肉、关节疼痛剧烈，多呈刺痛感，部位固定不移，痛处拒按，局部肿胀，可有硬结或瘀斑，或面色黧黑，肌肤干燥无光泽，口干不欲饮，肢体水肿，夜尿增多，舌质紫暗，有瘀斑，脉沉涩。

治法：活血祛瘀，祛风除湿。

方药：桃红四物加味。桃仁15g，红花15g，熟地10g，赤芍15g，汉防己10g，当归15g，川芎15g，地龙15g，秦艽15g，土茯苓30g，黄芪30g。

加减：水肿甚者，加猪苓30g、泽泻15g，利水消肿；口干甚者，加天花粉10g、石斛15g，以养阴生津止渴。

（3）气阴两虚证。

主证：肌肉、关节酸痛无力，活动后疼痛反加重，肌肤无光泽，触之微热，或关节肿大变形，或肌萎着骨，气短，困倦，口干不欲饮，低热，午后为著，小便泡沫，夜尿量多，舌质偏红，或舌有裂纹，舌少苔，脉沉细无力。

治法：补益肝肾，祛风除湿，活血通络。

方药：独活寄生汤加减。桑寄生25g，独活12g，秦艽15g，川芎15g，杜仲15g，怀牛膝15g，当归15g，熟地12g，赤芍15g，茯苓15g，巴戟天20g，人参10g，黄芪30g。

加减：午后潮热明显者，加白薇15g、地骨皮15g，以滋阴清热；水肿者，加泽泻15g、猪苓30g，以利水消肿；血瘀重者，加桃仁10g、红花10g，以活血通络。

6. 中成药治疗

（1）雷公藤多苷：为中药雷公藤的提取物，每次10~30mg，一日3次，口服。有与非甾体抗炎药相似的抗炎作用，降低血沉，又有免疫调节作用，可降低RF滴度，减低已增高的免疫球蛋白

下篇 临床篇

211

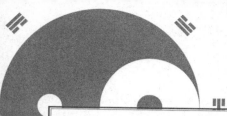

浓度。使用期间应定期复查血象、肝肾功能。

（2）火把花根片：主要成分为火把花根，有祛风除湿，舒筋活络，清热解毒的功效。适用于本病属湿热阻络证者。每次5片，一日3次，口服。

（3）瘀血痹冲剂：主要成分为当归、丹参、乳香、红花等，有活血化瘀，通络止痛的功效。适用于本病属瘀血阻络证者。每次1~2袋，一日3次，冲服。

五、临证经验

类风湿性关节炎肾损害的临床表现为血尿、蛋白尿，其原因可能是由于类风湿性关节炎导致肾淀粉样变，肾实质病变（肾小球和肾小管间质性）以及药物毒副反应所致。对于临床症状不典型者，必要时可作CT或核磁共振检查，或滑膜活检、滑液分析、血清免疫学检测，以便早期诊断。

中医认为类风湿性关节炎的发生是由于素体正气虚弱，复感风寒湿邪，气血不行，关节闭涩；或风寒湿热之邪留滞筋骨关节，久而久之损伤肝肾阴血，筋骨失养所致。而类风湿性关节炎肾损害则是由于久痹不已，内侵脏腑，导致肝、脾、肾三脏受损，进而使脏腑气血阴阳更亏，形成恶性循环。因此，治疗本病应辨明正虚与邪实的孰轻孰重，采取扶正祛邪或祛邪以安正等法治疗。一般来说，本病发生于类风湿性关节炎的晚期，患者肝、脾、肾三脏亏损为本虚的主证，治疗应采用补肝肾、健脾胃的治疗方法，有助于病情的长期稳定。

本病早期诊断、及时治疗对控制病情发展和预后至关重要。对病程长，持续关节疼痛的患者，应选用无明显肾损害的中药或针灸疗法，以缓解病情，可减少金制剂、青霉胺和非甾体抗炎药的肾损害；对于病情危重，合并严重的关节外表现者，如心包积液、严重眼疾、脑血管病变引起的中枢神经病变、严重贫血等，需中西医结合治疗。

中医治疗应在辨证的基础上，选加祛风除湿药，如青风藤、秦艽、川乌、草乌、汉防己、刺五加、薏苡仁、怀牛膝等。实验证明，上述药物对实验性动物炎症模型均有不同程度的抑制作用。其抗炎机制与提高垂体—肾上腺皮质系统功能，抗组胺及乙酰胆碱等过敏介质的释放，降低毛细血管通透性，扩张外周血管和改善微循环有关。本病病程长，多见有瘀证，治疗时必须加用活血化瘀药，必能提高疗效。作者常用的活血化瘀药有：丹参、川芎、桃仁、红花、当归、牛膝、鸡血藤、莪术、水蛭、地龙等，根据药理研究，活血化瘀药能改善血液循环与组织代谢，能降低血液黏滞性，增加氧运，消除水肿，吸收出血及渗出物，使结缔组织吸收，恢复正常状态，且能明显抑制抗原结合细胞数，对免疫的多个环节有作用。

第六节　乙型肝炎病毒相关性肾炎

乙型肝炎病毒相关性肾炎（hepatit virus associated glomeru-lonephritis），1971年Combes首次报道并证实乙型肝炎病毒（HBV）引起膜性肾病，并发现该患者血清中乙型肝炎病毒表面抗原（HBsAg）持续阳性，肾活检免疫荧光检查发现基膜有HBsAg沉积。此后，大量研究证实乙型肝炎病毒确是本病的致病原因。1989年北京座谈会将其命名为乙型肝炎病毒（HBV）相关性肾炎（HBV相关性肾炎），简称为乙肝肾炎。我国是乙型肝炎病毒感染的高发区，人群中乙型肝炎病毒携带率在15%左右，HBV感染伴肾小球肾炎的发病率为6.8%~20%。临床常以肾小球肾炎、肾病综合征、无症状性蛋白尿或单纯性血尿等形式出现，部分病例可能同时有慢性乙肝、肝硬化等症状，肝炎、肾炎的症状既可同时出现，也可先后发生，甚至没有任何乙型肝炎的临床表现和

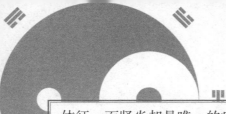

体征，而肾炎却是唯一的症状。

一、病因病机

尚不完全清楚，一般认为其基本病因分别是由HBsAg、HBeAg、HBcAg作为抗原，刺激机体产生抗体，形成免疫复合物，继而在肾脏激活补体，导致肾小球损伤。

二、病理类型

乙型肝炎病毒（HBV）相关性肾炎最常见的病理类型是膜性肾病（HBV-MN），其次为系膜毛细血管性肾炎（HBV-MCGN）、系膜增生性肾炎（HBV-MsPGN、）及膜增生性肾炎（HBV-MPGN）。

三、诊断要点

乙型肝炎病毒（HBV）相关性肾炎目前国际上尚无统一诊断标准，国内主要依据1989年北京乙型肝炎病毒相关性肾炎座谈会拟定的诊断标准：①血清HBV抗原阳性；②患肾小球肾炎，并可除外狼疮性肾炎等继发性肾小球疾病；③肾活检切片上找到HBV抗原。其中第③点为最基本条件，缺此不能诊断。若在肾切片上HBV抗原检查阴性，可补充检查肾组织洗脱液具有抗HBV活性这一项，若阳性亦可诊断。切片上检查HBV抗原时，所有抗体一定要纯，最好选用单克隆抗体。

四、鉴别诊断

（一）特发性膜性肾病

该病与HBV膜性肾病相似，但患者无肉眼血尿，血清补体C_3正常，HBsAg阴性，尤其是肾脏病理不一样，肾活检系膜区和内皮下无免疫复合物沉积，可资鉴别。

（二）狼疮性肾炎

较多的狼疮性肾炎患者肾组织活检中可见HBsAg沉积物，与HBV相关性肾炎的病理相似，但狼疮性肾炎为多系统的广泛损害，及典型的皮肤损害，抗dsDNA阳性，且无乙型肝炎的临床依据，二者可以区分。

五、治疗

（一）中医辨证论治

乙型肝炎病毒相关性肾炎多由于正气不足，禀赋虚弱，加之饮食不洁，或劳累过度，或情志抑郁，极易感受湿热疫毒之邪。湿热疫毒乘虚而入，内阻中焦，导致脾失健运，运化失司，症见神疲乏力，食欲不振，大便稀溏；湿热内蕴于肝胆，导致肝失疏泄，胆汁不循常道而外溢，证见胸胁胀痛，脘闷纳呆，腹胀乏力，口苦口黏，尿色黄赤等。肝肾精血同源，肝脏有病易累及肾脏，导致肝肾同病，出现肝失疏泄，肾失封藏，脾失健运多脏功能失常。

总之，本病病因为正气不足，外感湿热疫毒，病位主在肝、脾、肾，病机为疫毒内留，肝失疏泄，脾失健运，肾失封藏多脏功能失常。病之初期，正气尚充，多表现为邪实为主；病程日久，正气渐衰，邪气滞留，形成虚实夹杂，病势缠绵。故治疗前期以祛邪为主，后期则应祛邪扶正。祛邪以清热解毒，行气利水，祛湿化瘀为主；扶正以益气健脾，滋补肝肾为大法。总之应谨守病机，治病求本，祛邪不伤正，扶正不留邪。病性不同，治疗有别，或先攻后补，或攻补兼施，或先补后攻，可一法单用，也可数法合用，依法立方，以平为期。

1. 肝郁脾虚，湿热蕴结证

主症：胸胁胀痛，脘闷纳呆，腹胀乏力，口苦口黏，或见黄疸，小便黄赤，舌质暗红，苔厚腻，脉弦滑。

下篇　临床篇

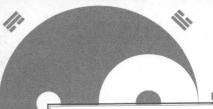

治法：疏肝健脾，清化湿热。

方药：柴胡疏肝散合黄连解毒汤加减。柴胡10g，白芍12g，枳壳10g，黄连10g，黄柏10g，栀子10g，茵陈15g，白花蛇舌草30g，半枝莲30g，虎杖15g，益母草15g，茯苓15g，苡仁30g。水煎2次兑匀，分3次温服（以下同）。

加减：肝胃不和，恶心欲吐加竹茹12g、半夏10g；肝郁化火，烦热口苦加丹皮10g、栀子10g；尿少黄赤加白茅根30g、公英30g；湿阻较重加白术10g、山药15g、车前子15g。

2. 脾肾气（阳）虚，水湿泛滥证

主症：神疲乏力，腰膝酸软，面浮肢肿，按之凹陷，尿少带泡沫，面色发白，舌体淡胖，苔白腻，脉沉细。

治法：益气健脾，温肾利水。

方药：温阳健肾汤（作者经验方）加减。红景天15g，淫羊藿10g，菟丝子10g，女贞子10g，山药15g，茯苓20g，猪苓20g，泽泻15g，益母草30g，水蛭粉4.5g（冲服）。

加减：肾阳虚加桂枝10g、附片15g（先煎）；肿甚而喘加车前子15g（包煎）、葶苈子10g（包煎）；血尿加三七粉4.5g（冲）。

3. 肝肾阴虚，湿热留恋证

主症：头晕耳鸣，腰酸腿软，五心烦热，口干咽燥，或有浮肿，小便黄赤，大便秘结，舌暗红少津，苔薄黄，脉弦细数。

治法：滋补肝肾，清利湿热。

方药：养阴健肾汤（作者经验方）加减。知母15g，黄柏10g，生地30g，女贞子15g，旱莲草15g，丹皮15g，地骨皮15g，石韦30g，白茅根30g，虎杖15g。

加减：气虚加黄芪30g、太子参15g；肝阳上亢加生石决明30g、龟板30g；浮肿加马鞭草15g、车前草15g。

4. 湿热留恋，瘀血阻络证

主症：久病迁延，面色黧黑，形体消瘦，疲乏无力，腰酸腿软，胁痛腹胀，尿色黄赤或夹泡沫，舌暗红，或有瘀斑，脉细涩。

治法：活血化瘀，清利湿热。

方药：复元活血汤加减。柴胡15g，当归15g，白芍12g，桃仁10g，红花10g，穿山甲15g，大黄10g，白花蛇舌草30g，半枝莲30g，虎杖30g。

加减：气虚加黄芪30g、党参10g；阳虚加巴戟天10g、仙灵脾10g；血虚加首乌15g、鸡血藤20g；阴虚加女贞子15g、旱莲草12g。

（二）西医治疗

乙型肝炎病毒相关性肾炎迄今尚无特效药物治疗，可根据肝病和肾病病情状况，选择激素、细胞毒以及干扰素等药物治疗。

1. 激素和细胞毒药物

激素有促使HBV在细胞内复制的危险，肝炎活动或有HBV活动复制指标时不宜使用激素或免疫抑制剂。若病理类型为HBV-MN或临床表现为肾病综合征的患者，且肝病病情平稳或HBV复制指标（HBV-DNA、HBV-DNA多聚酶、HBeAg及高效价抗-HBcIgM）阴性时，可使用泼尼松每日1mg/kg，分2次口服，6周为1疗程，部分病例可获缓解。如单纯用泼尼松效果不佳，可加用环磷酰胺每日3mg/kg，隔日1次加入10%葡萄糖250ml中静脉冲击，6周为1疗程。但要慎重用药，并密切监测肝病变化，若血清中GPT、HBeAg及HBV-DNA浓度明显增高，尽管无肝炎活动的临床表现，但已提示体内有病毒复制活动，即应停用。

2. 干扰素

可抑制HBV的复制。近年来不少医生用重组DNA白细胞干扰素（IFN-α）治疗乙型肝炎，用药后复制转阴，肾损害也随之缓解。其作用机制是：①抗病毒作用；②免疫调节作用；③替补作用。因乙肝患者内原性IFN的能力下降，故可用IFN代替。具体用

下篇 临床篇

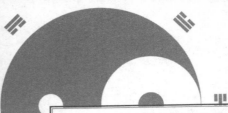

法是：α-干扰素每次500万单位（300万~500万单位），每日肌肉注射1次或隔日肌肉注射1次，疗程为8周至6个月不等，一般为16周。对HBV-MN的平均有效率为20%~62.5%。干扰素的副作用可有发热、寒战、全身不适、恶心、呕吐、腹泻、低血压、头痛、肌肉痛、脱发、骨髓抑制等。

3. 拉米夫定

是一种合成的二脱氧胞嘧啶核苷类药物。每日100mg，口服2~4周，血清HBV-DNA水平可明显下降，服药12周HBV-DNA阴转率可达90%以上。长期服用可降低丙氨基转移酶（ALT），改善肝脏炎症，但HBeAg的阴转率仅为16%~18%。本药副作用轻。

4. 胸腺刺激素联合阿糖腺苷

近年有用胸腺五肽联合阿糖腺苷、法昔洛韦（无环乌苷）治疗本病，使用方法是胸腺五肽每次2mg，每日或隔日1次，肌肉注射，共6个月（当HBV抗原转阴时停用）；阿糖胞苷（Vira-A）每日7.5~15mg/kg，用10%葡萄糖液稀释后静脉滴注，点滴8~12h，共2周。法昔洛韦500mg，一日3次，溶于适量溶液中静脉滴注，连续30d。

六、临证经验

（1）肝脏与肾脏有着密切的关系，中医学早就有"肝肾同源"的理论。根据中医"治病必求于本"的精神，乙肝相关性肾炎的辨证论治，肝病为原发，肾病为继发，原发为本，继发为标，故治疗上应以肝病为主，这是治疗乙肝肾的重要步骤。乙肝肾的病因病机为乙肝病毒（疫毒）侵入于肝，入于血分，形成瘀毒，湿热瘀毒互结，下侵于肾，损及肾络，伤及肾气，导致肾失封藏而出现蛋白尿和血尿。因此，湿热瘀毒蕴结肝肾是本病的基本病机，治疗上清热解毒，化瘀祛湿应贯穿整个病程的始终。清热解毒药，笔者常用白花蛇舌草、半枝莲、茵陈、栀子、虎杖等；化瘀祛湿药常用龙葵、马鞭草、车前草、益母草。培补正气也是本病治疗中不可忽视的方面，现代医学也认为，细胞免疫功能低下能使HBV在体内持续存在。故在本病的治疗上应始终不忘扶助正气，采取扶正祛邪，标本兼治。现代中药药理研究发现，黄芪、女贞子、仙灵脾、红景天等益气、养阴、补益肝肾类药物具有提高细胞免疫功能的作用。

（2）乙型肝炎病毒相关肾炎起病隐袭，临床常以肾小球肾炎、肾病综合征、无症状性蛋白尿或单纯性血尿等形式出现。部分病例可能同时有慢性乙肝、肝硬化等症状，如食欲减退、胃肠功能紊乱、肝区隐痛等。肝炎、肾炎的症状既可同时出现，也可先后发生，甚至没有任何乙型肝炎的临床表现和体征，而肾炎却是唯一的症状。在乙型肝炎病毒相关肾炎中约有75%的病例可有高血压。儿童患者多仅表现镜下血尿，极易漏诊，应常规检测血HBV标志物，以期早期发现。年龄小、病程短，肾小球内仅有少量沉积，且不伴肾小球硬化者，预后多良好，但如蛋白尿长期持续，肾小球已发生硬化，出现肾功能损害者预后不良。系膜毛细血管性肾炎，预后较差，常缓慢发展为肾衰竭。

第七节　多发性骨髓瘤的肾损害

多发性骨髓瘤（multiple myeloma，MM）是一种恶性浆细胞异常增生性疾病，好发年龄为40岁以上，男多于女。异常浆细胞（即骨髓瘤细胞）浸溶骨骼和软组织，产生大量M球蛋白及其轻链从肾脏排泄，合并高血钙、高尿酸、高黏滞血症等因素，易累及肾脏，就诊时50%以上患者已存在肾功能损害。

一、病因病机

病因尚不明确。目前认为骨髓瘤细胞起源于前B细胞或更早

下篇　临床篇

阶段。近年来研究发现C-myc基因重组，部分有高水平的N-ras基因蛋白质表达。被激活的癌基因蛋白质产物可能促使一株浆细胞无节制地增殖。淋巴因子中白细胞介素6（IL-6）是促进B细胞分化成浆细胞的调节因子。

二、肾脏病理改变

（一）MM肾小管间质病变
主要有两种类型：

1. 特征性改变

光镜下肾小管中大量骨髓瘤管型伴周围多核巨细胞反应，多见于远曲小管和集合管。管型色泽鲜亮，折光分层中有裂隙。电镜下可见管型由丝状或菱形结晶组成。

2. 仅表现为急性肾小管坏死而无管型

肾小管上皮细胞变性坏死，胞浆与基膜分离，间质水肿，炎细胞浸润，很少见浆细胞浸润。免疫荧光（IF）无特异性，部分有免疫球蛋白及补体沉积。管型中可有κ或λ轻链，白蛋白THP沉积，但与MM类型无关。若存在小管萎缩和间质纤维化则为慢性病变。

（二）MM肾小球病变
（1）轻链型淀粉样变（AL）发生在轻链型MM（占10%~20%）或IgD型MM中，多为轻链λ型。

（2）轻链沉淀病（LCDD），系膜增厚，基质增宽；系膜结节性硬化，如同糖尿病Kimmelstiel et Wilson改变。

三、诊断要点

参照MM诊断标准。血、尿免疫球蛋白电泳有助于MM分型，确诊依赖骨穿和骨髓活检（浆细胞多≥15%，且有形态异常）。在此基础上：

（1）可表现如急性肾衰竭（无尿常发生在肾功能正常或慢性肾衰竭的基础上，常因脱水、造影剂、感染、药物等诱发）、慢性肾衰竭（40%~70%，进展较快，贫血出现早，肾脏体积多无缩小）或慢性肾小管功能不全（表现为尿液浓缩、酸化功能障碍，尿钾、钠或碳酸氢盐丢失增多、肾性糖尿、范可尼综合征等）。

（2）有60%~90%患者出现蛋白尿，很少伴血尿、高血压，有明显骨痛和贫血。

（3）尿凝溶蛋白阳性，血浆球蛋白升高，血浆蛋白电泳有M球蛋白峰。

（4）骨骼X线检查（颅骨、骨盆、脊柱、肋骨等）有溶骨性损害。

（5）骨髓象可见骨髓瘤细胞超过10%。

其中（3）、（4）、（5）三项中至少有两项阳性，结合临床可做出诊断。

四、治疗

多发性骨髓瘤的肾损害，只能对症治疗，如能早期发现和治疗骨髓瘤，则有助于肾损害的改善。配合中医药治疗，对改善临床症状大有好处。

（一）中医辨证论治

1. 阴虚夹瘀证

主证：头晕耳鸣，胸胁疼痛，骨痛剧烈，固定不移，肢体屈伸不利，咽干口渴，全身乏力，五心烦热，大便干结，尿少色黄，舌暗红或有瘀斑，苔少，脉细数。

治法：滋补肝肾，活血化瘀。

方药：六味地黄汤合桃红四物汤加减。生地30g，山茱萸15g，牡丹皮10g，山药15g，枸杞子15g，野菊花10g，桃仁15g，红花10g，当归15g，赤芍15g，川芎10g。水煎2次兑匀，分3次服（下同）。

加减：骨痛剧烈者，加乳香10g、没药10g、元胡15g、全蝎10g、蜈蚣2条以活血化瘀，通络止痛；潮热多汗者，加煅牡蛎30g、煅龙骨30g、地骨皮15g，以潜阳固涩；烦躁失眠者，加酸枣仁30g、知母15g。

2. 阳虚痰阻证

主证：疲乏无力，食欲不振，脘腹胀满，腰酸腿软，肢体麻木，抬举无力，骨痛有包块，面色白，形寒肢冷，大便溏稀，小便清长或夜尿多，舌质淡，舌体胖大有齿印，脉沉细或沉迟。

治法：温补脾肾，化痰通络。

方药：实脾饮合消瘰丸加减。茯苓30g，白术15g，草果10g，厚朴10g，木香10g，制附子10g，党参15g，枸杞子10g，牡蛎30g，昆布30g，浙贝母30g，夏枯草15g。

加减：恶心呕吐者，加姜半夏10g、竹茹10g、伏龙肝30g；纳差腹胀严重者，加大腹皮10g、砂仁10g、焦三仙各10g。

3. 气阴两虚证

主证：面色少华，气短乏力，腰膝酸软，口干不欲饮，伴手足心发热，大便干，尿色黄，夜尿多，舌淡有齿印，脉沉细。

治则：益气养阴。

方药：参芪地黄汤加减。黄芪30g，太子参20g，生地15g，山茱萸15g，山药20g，茯苓15g，丹皮15g，枸杞子15g，当归15g，桃仁15g，红花10g，水蛭粉4.5g（冲服）。

加减：骨痛者，加全蝎10g、蜈蚣2条、乳香10g、没药10g；贫血严重者，加阿胶10g、鹿角胶10g。

4. 热毒炽热证

主证：除骨痛和贫血症状外，伴高热、谵语、狂躁、干呕、腰痛、吐血衄血，咯血尿血，斑疹紫黑或鲜红，舌深绛紫暗，苔焦黄或遍起芒刺，脉细数。

治则：清热解毒，凉血化瘀。

方药：清瘟败毒饮加减。水牛角60g，生地30g，生石膏30g，栀子10g，黄芩10g，知母15g，连翘10g，元参15g，赤芍15g，桔梗10g，生甘草6g。

加减：血尿加小蓟30g，白茅根30g，藕节30g；神昏谵语者，加石菖蒲30g，郁金15g，病情重者，加服安宫牛黄丸。

（二）一般治疗

（1）在发生肾功能损害之前，应鼓励饮水，防止脱水，并维持尿量3L/d。服用碱性药物以碱化尿液，防止异常蛋白质沉积于肾小管。

（2）避免作肾盂静脉造影和使用肾毒性药物。

（3）纠正高钙血症，可静滴生理盐水，并口服强的松25mg，一日3次，大多数病人高钙血症可缓解。一旦血钙正常，激素应尽早减量和撤药。

（4）定期作尿细菌培养计数，及时治疗并发的尿路感染，可减轻肾脏损害。

（5）骨髓瘤所致的肾损害，仅能对症治疗，如肾病综合征时，可用激素、利尿剂等。速尿对维持一定尿量（100ml/h）有帮助。但如能早期治疗骨髓瘤，则有助于肾损害的改善。目前多推荐使用间歇联合化疗，应请血液专科医生协助处理。

（6）应使用别嘌呤醇，直至血尿酸正常，才使用细胞毒性药物治疗骨髓瘤，以避免发生急性尿酸性肾脏病。

（7）当出现肾衰时，应尽早开始透析治疗。

五、临证经验

多发性骨髓瘤所致的肾损害，如能对多发性骨髓瘤能作出早期诊断，进行早期治疗，则有助于肾损害的改善。在使用烷化剂

下篇 临床篇

和激素间歇联合化疗时，配合中药治疗，对改善症状、减轻化疗的毒副作用均有很好的效果。

中医治疗应按上述四个证型进行辨证论证，作者认为不论是阴虚还是阳虚，或气阴两虚，或热毒炽热，都必须重用活血化瘀药物，尤其是虫类破血逐瘀药效尤佳，如水蛭、蟅虫等，是常用的药物。

第八节　常染色体显性遗传性多囊肾

常染色体显性遗传性多囊肾（autosomal dominant polycystic kidney disease，ADPKD）是一种常见的单基因遗传性肾病，发病率为1/1000~1/400。ADPKD多在30~50岁之间发病，因此过去常称为"成人型多囊肾病"，实际上ADPKD可在任何年龄发病，包括妊娠时的胎儿，故"成人型"这一术语并不准确，现已废用。ADPKD临床表现为双侧肾脏发生多个囊肿，囊肿进行性长大，导致肾脏结构和功能逐渐损害。本病可累及多个系统，如肝囊肿、颅内动脉瘤、心脏瓣膜异常及结肠憩室等器官损害，因此，ADPKD也是一种系统性疾病。

一、发病机制

本病的发病机制至今仍不明确，主要有以下几种假说：①螺旋区—螺旋区相互作用假说；②二次打击说；③终止信号假说。具体可归纳为囊肿基因在毒素、感染等环境因素作用下，发生"二次打击"，使多囊蛋白功能丧失，引起细胞周期调控和细胞内代谢异常，上皮细胞增殖，形成微小息肉，阻塞肾小管腔，液体积聚。基膜成分异常，顺应性差，易扩张形成囊肿。细胞极性改变，使Na^+-K^+-ATP酶异位于小管细胞腔膜面，分泌液体，使囊内液体越积越多，囊肿进行性增大。

二、诊断要点

（1）有明确的ADPKD家族史。

（2）基因连锁分析结果阳性。

（3）B型超声检查双侧肾脏皮、髓质有多个液性囊肿。

（4）可有蛋白尿、血尿和白细胞尿，肾功能可有不同程度损害。

（5）常兼有多囊肝、胰腺囊肿、颅内动脉瘤。

（6）近年来，随着分子遗传学技术的进展，ADPKD的诊断已达到症状前和产前诊断水平。

三、治疗

治疗分为早期干预、并发症治疗和肾脏替代治疗。

（一）一般治疗

注意休息，不食巧克力，不饮咖啡，避免应用非甾体类抗炎药物。

（二）对症治疗

ADPKD常有腰痛、囊肿出血、感染、结石、高血压和颅内动脉瘤等并发症。这些并发症以对症治疗为主。

1. 止痛

如疼痛持续或较重时，可予以止痛剂。如果疼痛严重，可考虑手术治疗。

2. 止血

ADPKD患者的肉眼血尿或囊肿出血多为自限性，故一般减少活动或卧床即可。有报道用醋酸去氧加压素和抑肽酶能有效控制严重出血。极少数出血量大的患者需要输血治疗。一些血透患者有反复发作的血尿，应选用小分子肝素或无肝素透析。

下篇 临床篇

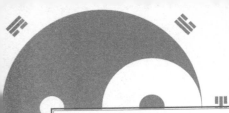

3. 感染

一般水溶性抗生素通过肾小球滤过，近曲小管分泌，脂溶性抗生素通过囊壁弥散进入囊肿。因此，应联用水溶性和脂溶性抗生素。

4. 结石

鼓励患者多饮水，结石如有症状可采用震波碎石，内窥镜取石或手术取石。

（三）控制高血压

高血压作为肾功能损害因素之一，应给予有效监控。药物治疗首选血管紧张素转化酶抑制剂（ACEI），如依那普利5~10mg，每日2次；贝那普利10~20mg，每日1次；培哚普利4~8mg，每日1次，如有咳嗽可换为血管紧张素Ⅱ受体拮抗剂（ARB），如科素亚25~50mg，每日1次，或厄贝沙坦150mg，每日1次。其他降压药如：钙通道抑制剂（CCB）、β受体阻滞剂、中枢性降压药和利尿剂可选择配合使用。对于药物不能控制的高血压，可考虑肾囊肿减压术、肾动脉栓塞术或肾脏切除术。

（四）囊肿穿刺抽液术

在B超的导引下，对直径大于5cm的囊肿行穿刺抽液术，并注入硬化剂，如无水酒精、四环素等，可消除部分症状；对单发性肾囊肿大于8cm以上伴有症状者，囊肿小于5cm或囊肿位于肾盂旁，不宜行囊肿穿刺抽液术。

（五）肾脏替代治疗

控制促进肾功能恶化的因素至关重要。当肾衰竭进展至终末期，需采取替代治疗。透析首选血液透析。

（六）中医治疗

采用中医辨证论治作为辅助治疗，可延缓病程进展，改善ADPKD患者的预后。中医认为，多囊肾病是由瘀积所致，早期多见痰瘀内结的实证，若郁而化热，伤阴动血，便形成虚中夹实之证，疾病后期阴损及阳，气血俱虚而为虚劳。

1. 湿热下注证

主证：发热或不发热，口干口苦，不欲饮水，腰部疼痛，小便频数，淋漓不尽，或涩而痛，舌苔黄腻，脉象滑数。多见于ADPKD伴有感染。

治法：清热利湿。

方药：清热通淋汤（作者经验方）加减。半枝莲30g，金银花30g，龙葵15g，石韦30g，地榆30g，柴胡15g，海金沙15g（包煎），乌药10g，益智仁10g，滑石18g，甘草6g。水煎2次兑匀，分3次服（下同）。

加减：发热重者，加黄柏10g、黄芩10g、连翘20g；血尿加小蓟30g、藕节15g、白茅根30g；小便量少加泽泻15g、车前草30g。

2. 阴虚内热证

主证：腰部肿块，尿赤夹血，混浊如淋，形体消瘦，五心烦热，口干咽燥，或尿时涩痛，小便频数，舌红少苔，脉细数。多见于ADPKD伴血尿者。

治法：滋阴清火，凉血止血。

方药：知柏地黄丸加减。知母10g，黄柏10g，生地15g，山茱萸10g，山药12g，泽泻12g，土茯苓30g，丹皮10g。

加减：伴湿热下注加半枝莲30g、龙葵15g、柴胡15g；血尿明显者，加小蓟30g、藕节15g、白茅根30g；尿色混浊者，加萆薢15g；五心烦热，口干咽燥者，加玄参12g、花粉30g、栀子10g。

3. 阴虚阳亢证

主证：头晕目眩，或头痛，耳鸣，视力减退，烦躁失眠，面色潮红，四肢麻木，甚至突然昏倒、抽搐，舌淡红，苔少，脉细数。多见于ADPKD伴高血压者。

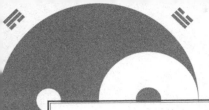

治法：滋阴潜阳，平肝熄风。

方药：杞菊地黄丸加减。枸杞子12g，叶菊花10g，生地15g，山茱萸10g，山药12g，泽泻12g，土茯苓30g，丹皮10g。

加减：如有肝阳上亢，肝风内动之象明显，出现者头晕目眩，视物昏花者，加钩藤15g（后下）、夏枯草12g、生石决明30g（先煎）、珍珠母30g（先煎）；如头晕目眩，或头痛，耳鸣，烦躁失眠，面色潮红等阴虚阳亢症候明显者，加生龟板30g（先煎）、生鳖甲30g（先煎）、酸枣仁30g（先煎）；若见头晕、抽搐、四肢麻木者，加生龙骨30g（先煎）、生牡蛎30g（先煎）。

4.脾肾阳虚证

主证：腰部肿块增大，面色发白，小便短少，全身浮肿，畏寒肢冷，脘腹账满，舌淡体胖，苔白厚，脉沉细。多见于ADPKD晚期。

治法：温补脾肾。

方药：实脾饮加减。厚朴10g，白术20g，木瓜15g，木香10g，草果仁10g，大腹皮15g，制附子15g（先煎），白茯苓30g，炮干姜10g，益母草30g。

加减：浮肿甚者，加二丑10g（捣碎）、车前子15g（包煎）；腹中疼痛者，加粗制元胡10g、川楝子10g。

四、临证经验

中医认为ADPKD是由于先天不足，肾精亏虚，经脉气血阻滞不畅，瘀血留滞，结于肾脏形成症积，随着疾病的发展而见腹部囊肿逐渐增大，出现腰部疼痛。故其病机是肾虚为本，气滞血瘀为病变的主要症结，故治疗上可分早、中、末三期。采用扶正祛邪，攻补兼施的原则，结合患者的具体情况进行辨证论治。

发病初期，正气未衰，邪气未盛，尚可以活血通络温化水湿为主，佐以益气扶正之品。病久不愈，正气渐衰，邪气渐盛，常因复感外邪或饮食不节，情志抑郁而表现为正虚邪实，治疗上应标本兼顾，权衡利弊，攻邪而不伤正，扶正而又不碍邪，攻补兼施，切勿操之过急，犯虚虚实实之戒。病至晚期，正气衰败，邪气肆虐，病机错综复杂，或因邪气壅塞三焦，脏腑功能衰竭而演变为关格等重证危候，此时宜采取中西医结合措施，挽救患者生命。由于肾气不足，脉络瘀阻贯穿于ADPKD的整个发病过程中，所以益气通络，活血化瘀又可作为本病的治疗大法。在辨证论治的基础上加用活血化瘀法治疗。作者常用水蛭粉4.5g，分3次冲服；三七粉4.5g，分3次冲服，既能活血化瘀，软坚散结，又能止血。

ADPKD的遗传机制目前尚不清楚，所以也无特异性治疗方法，主要是预防和治疗并发症，以期延缓肾功能的恶化。近年来，随着分子遗传学技术的进展，ADPKD的诊断已达到症状前和产前诊断水平。

第九节　尿路结石

尿路结石（urinary tract stone）是指发生于肾盏、肾盂以及输尿管、膀胱等部位的结石。是我国常见病和多发病。主要是由于尿液中一些难溶解的物质，因各种原因沉淀、潴留于肾盏、肾盂以及输尿管、膀胱等部位，持续增长形成结石。

一、发病机制

结石形成的机制尚不明确，有以下几种学说：

（一）尿中晶体物过饱和

尿内晶体物质如钙、草酸、尿酸、胱氨酸含量过多，或由于肾重吸收水分过多，导致尿过于浓缩，均会引起晶体物质在尿中浓度过分饱和，导致形成晶体核心，并继续增大或与其他晶体聚

下篇　临床篇

合，逐渐形成结石。

（二）蛋白基质

大多数结石含有蛋白基质，其作用可能是：①形成晶体核心；②固定首始的晶体核于肾盂，并吸附尿中晶体，从而利于晶体核的生长。

（三）抑制晶体核形成及聚集的物质减少

正常尿内含有抑制晶体核形成及聚集的物质，包括某些肽类、焦磷酸盐、黏多糖、二磷酸盐、某些离子（如枸橼酸、镁等）、核糖核酸、T–H蛋白等。尿中这些抑制物质减少，则易于形成结石。

（四）晶体附着

在结石形成中起了重要作用，结晶体须附着在尿路表面，才能停留足够长的时间形成结石，细胞损伤，暴露附着点可能是晶体附着的先决条件。

（五）晶体共生

某种晶体可在另一种晶体上共同生长，但必须两种晶体的面网大小相类似，面网上原子排列也相类似。如草酸盐在尿酸晶体核或磷酸盐晶体上沉积，磷酸盐在草酸晶体核上生长等。这就是临床所见多数结石含1种以上晶体成分的原因。

导致结石形成的其他原因有：①尿的pH值可影响结石的形成，酸性尿有助于尿酸和胱氨酸沉积，碱性尿有助于磷酸钙和磷酸氨镁的沉积；②各种原因引起的尿流瘀积，也会导致结石形成；③尿路感染：分解尿素的细菌所致的尿路感染，在磷酸氨镁结石形成上有重要作用。

二、结石的类型及其特征

钙盐、尿酸、胱氨酸和磷酸铵镁是主要结石类型。尿路结石很少由单纯一种晶体组成，但常以其中一种为主体。草酸钙结石和磷酸钙结石，两者常在同一结石内混合存在。

（一）钙结石

在尿路结石中，以钙结石最为常见，约占全部结石的85%，其中又以草酸钙结石较常见。发病年龄多为青壮年，以男性多见。多有家族史。结石多不透过X线，边缘不规则，尿沉渣内可有草酸钙结晶。草酸钙结石常与磷酸钙结石同在一结石内混合存在。

（二）尿酸结石

尿酸结石占结石的5%~10%，能透过X线，以中年男性较多见，在痛风病人中常见。多有家族史。尿沉渣内有时可见尿酸结晶。结石为圆形、长梭形或立方形，光滑或粗糙，黄或黄褐色，坚实。酸性尿（pH<5.5）易形成，常为多发性结石，多有排石史。

（三）胱氨酸结石

较罕见，占结石的1%左右，为遗传性疾病，常染色体隐性遗传，虽可在任何年龄起病，但多发生于20~30岁。由于含硫，中等度不透过X线，而密度均匀。尿沉渣中可见胱氨酸结晶。结石为不定形，亦可为六角形结晶，光滑，淡黄色，柔软，酸性尿易形成。

（四）磷酸铵镁结石

较常见，占结石的10%~15%，危害性较大。以女性居多，多见于尿路感染患者。其致病菌具有尿素分解酶者（通常是变形杆菌），结石可增长至很大，填塞了整个肾盂和肾盏，呈"鹿角形"表现。中等度不透过X线，且其密度不均匀。尿pH>7.0时，尿沉渣中可见磷酸铵镁结晶。结石灰白色，质脆。

三、诊断要点

（1）发生急性梗阻或结石移动时，可有肾绞痛出现。

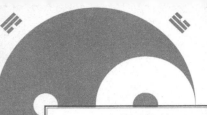

(2) 肉眼或镜下血尿。

(3) 如果并发尿路感染，可有膀胱刺激症状。

(4) 偶有急性梗阻性少尿、无尿。

(5) X线检查：临床上怀疑有结石的可能，首先应作X线腹部平片和静脉肾盂造影（IVP）对诊断很有帮助。结石透过X线的程度，主要与结石的化学成分、大小、厚度和密度有关。含钙结石、磷酸铵镁结石及胱氨酸结石，均不同程度地不透过X线。尿酸结石可透过X线，腹部平片检查呈阴性。静脉肾盂造影可以明确有无结石存在，并能确定其位置和尿路有无梗阻及整个泌尿系情况。

(6) B超检查：B超检查主要是探测输尿管有无梗阻。如有梗阻，常见肾盂积液，须外科处理。当患者因种种原因不能作IVP时B超对结石的诊断亦有帮助。

四、治疗

（一）一般疗法

1. 多饮水

一天进水量需3L，睡前宜饮一大杯水，维持尿量在2000~3000ml以上。尿量多，尿比重<1.010时，能降低尿结石盐类的饱和度；而且大量尿液对尿路的冲刷作用也可防止小结石的留滞，适用于各种类型结石的预防。需强调地是钙结石患者不宜以饮果汁、茶、含糖碳酸饮料等代替饮水，因果汁、茶含草酸盐，而糖有促钙排泄的作用。

2. 饮食治疗

根据结石类型采用恰当的饮食治疗。如钙结石，应避免高钙和高草酸盐饮食，适当减少钠和蛋白的摄入量。但也不可过分限制钙的摄入，因过低的钙摄入可导致草酸盐的吸收增加。尿酸结石采用低嘌呤饮食，胱氨酸结石采用低蛋氨酸饮食。

3. 体育活动

结石小而健康状况好者，可采用体育活动法，如跳跃、跑步、体操、弯腰时叩击肾区及大量饮水等，以增加结石的活动度，有利于结石的排出。由于多数肾结石位于下盏，故体位的变化有利于增加结石排出的可能。大多数发生肾绞痛的患者可能正经历输尿管小结石自行外排的过程。

（二）控制尿路感染及纠正尿路梗阻和畸形

采用相应抗生素治疗尿路感染，采用手术纠正尿路梗阻和畸形。

（三）体外震波碎石（ESWL）

凡结石≥0.7cm者，常用ESWL治疗肾盂、输尿管上段结石。此法利用震波将结石崩裂成碎片，并发症少，成功率高（肾结石达95%，输尿管上段结石达75%）。常见并发症有：①由结石崩裂的碎片导致输尿管梗阻。②疼痛。以上两种并发症与结石的大小有关。③碎石术后败血症。多并发于脓尿、菌尿感染性结石的ESWL患者，故主张这类患者及有尿感病史者于ESWL前2周预防性使用抗生素。④术后镜下血尿相当常见，但严重的肾实质出血及明显肾周血肿较罕见。对过度肥胖、全身出血性疾病、妊娠、肾功能不全（SCr>117μmol/L）者，不宜做ESWL者。

（四）手术治疗

适用于不宜做ESWL或ESWL失败病例。可采取经皮肾镜取石，输尿管镜取石等。

（五）中医治疗

中医认为引起尿路结石的病因病机：①多由气候湿热，或涉水淋雨，或居处潮湿等外在湿热之邪过盛，侵袭人体所致；或因下阴不洁，秽浊之邪侵入膀胱，化生湿热。或因嗜食肥甘酒醴之品，损伤脾胃，湿从内生。凡此种种湿热之邪，侵入人体，蕴结于下焦，尿液受其煎熬，结为砂石，阻塞尿路，损伤脉络，故见

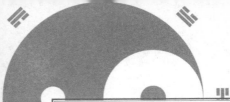

腰痛，石淋或血淋。②气滞、血瘀既是结石形成的原因，又是主要的病理产物。③肾气不足，膀胱气化不利；肾阴亏虚，阴虚火旺则是发病的内因。因此，治疗本病宜从清热化湿，理气活血，滋补肝肾施治。

1. 下焦湿热证

主证：小便短赤，灼热刺痛，淋沥不畅，腰腹疼痛，下牵少腹，或有寒热，恶心呕吐，或伴有血尿，舌红苔黄厚腻，脉滑数。多见于结石活动伴感染者。

治法：清热利湿，通淋排石。

方药：清热通淋汤（作者经验方）加减。金钱草50g，龙葵15g，石韦30g，冬葵子30g，海金沙15g（包煎），乌药10g，益智仁10g，滑石18g，甘草6g。水煎2次兑匀，分3次服（下同）。

加减：若发热恶寒，加金银花30g、半枝莲30g、柴胡15g，以清热解毒；若腰腹疼痛，恶心呕吐，加杭白芍12g、炒枳壳12g、竹沥10g，以解痉止呕，缓解疼痛。

2. 气滞血瘀证

主证：小便急迫，排尿不畅，少腹坠胀，或结石嵌顿造成尿路局部充血、水肿、炎症粘连，肾积水，腰痛固定如刺，尿色深红或夹有血块，舌暗红或有瘀斑，脉沉涩。多见于结石粘连伴肾积水。

治法：利气行滞，化瘀排石。

方药：少腹逐瘀汤合沉香散加减。当归15g，赤芍15g，生地15g，桃仁10g，红花10g，牛膝10g，沉香6g，陈皮10g，冬葵子10g，王不留行30g，小蓟30g，蒲黄10g（包煎）。

加减：若兼有气虚者，加黄芪30g、党参15g，以补气行滞；血尿明显者，加三七粉1.5g、琥珀粉1.5g（冲服），以化瘀止血；肾积水者，加山甲20g、皂刺15g、车前子15g，以散结利水。

3. 肾阴不足证

主证：腰部酸痛，头晕耳鸣，五心烦热，口干咽燥，小便灼热，舌红少苔，脉细数。多见于结石静止期。

治法：滋阴清热，补肾排石

方药：知柏地黄丸加味。知母12g，黄柏10g，生地15g，山萸肉12g，山药12g，丹皮10g，茯苓15g，泽泻15g，女贞子12g，旱莲草12g，海金沙15g（包煎）。

加减：伴血尿加小蓟30g、白茅根30g、藕节15g，以凉血止血；若尿少不畅加猪苓15g、金钱草30g，以利尿排石。

4. 脾肾气虚证

主证：病程日久，疲乏无力，排尿不爽，腰酸隐痛，时作时止，遇劳即发，或尿中细砂排出，舌质淡红，苔白厚，脉象细弱。多见于结石活动间歇发作。

治法：健脾益肾，补气消石。

方药：无比山药丸加减。怀山药12g，党参15g，茯苓12g，泽泻15g，熟地15g，山萸肉12g，菟丝子10g，杜仲10g，牛膝10g，金钱草30g，冬葵子10g。

加减：腰酸隐痛者，加枸杞子10g、巴戟天10g，以补肾壮腰；疲乏无力，食欲不振者，加炒白术12g、鸡内金10g，以补气健脾，兼能消石。

五、临证经验

尿路结石是临床常见病、多发病。对结石横径在0.7cm以下的小结石，尤其是位于输尿管段的结石，采用中医治疗，每能收到较好的疗效。对于结石横径>1.0cm且不规则的结石，或并发严重尿路感染、尿路梗阻、肾积水、肾功能不全的患者，应采取抗感染、碎石或外科手术治疗。

作者采用清热通淋汤（作者经验方）加减：金钱草50g，龙

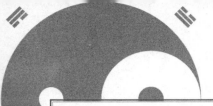

葵15g，石韦30g，冬葵子30g，海金沙30g（包煎），乌药10g，益智仁10g，滑石18g，甘草6g。水煎2次兑匀，分3次服。血尿明显者，加白茅根30g、藕节15g、三七粉4.5g（冲服），琥珀粉4.5g（冲服）；结石固定不移者，加皂刺30g、王不留行30g。并配合适当运动，治疗输尿管结石（横径在0.7cm以下）56例，平均疗程2周。有效率92.85%。

第十节　梗阻性肾病

梗阻性肾病（obstructive nephropathy）简称梗阻肾，是由于泌尿系统管腔受阻引起排尿障碍，尿液逆流入肾内，引起一侧或双侧肾组织结构受损及肾功能减退，甚至导致肾积水及肾功能衰竭的疾病。它是急性或慢性肾衰竭的常见原因之一，也是难治性或反复发作的尿路感染常见的诱发因素。

一、病因

引起梗阻性肾脏病的病因分机械性、功能性、先天性及后天性，和年龄、性别有一定关系。在儿童中以先天性多见；青中年以结石多见；老年患者以前列腺肥大、前列腺癌多见；在60岁以上老人中引起梗阻性肾脏病高达80%。引起梗阻性肾脏病的常见病因有：

（一）先天性畸形

尿道口狭窄、后尿道瓣膜、先天性膀胱颈挛缩、膀胱输尿管反流、输尿管口囊肿、先天性巨输尿管、肾盂输尿管连接部畸形、肾血管畸形等。

（二）结石

肾、输尿管、膀胱、前列腺或尿道结石。

（三）肿瘤

膀胱癌、前列腺肥大或前列腺癌，病变直接引起前列腺出口处梗阻；原发性输尿管肿瘤；子宫颈癌或盆腔恶性肿瘤直接浸润或转移压迫输尿管。

（四）炎症

输尿管结核、外伤性或淋巴性尿道狭窄。

（五）医源性

盆腔内手术时误结扎输尿管；输尿管插管引起暂时性水肿；输尿管镜损伤；滥用止痛药致肾乳头坏死组织脱落引起梗阻等。

（六）神经源性

各种原因的神经性膀胱可继发于脊柱创伤性、糖尿病、多发性硬化症及老年性痴呆症。

（七）其他

原发性腹膜后纤维化；邻近器官病变压迫尿路。

二、尿路梗阻的临床后果

（一）肾积水的后果

正常肾盏及肾盂各含5~10ml尿液，当尿路梗阻持续存在时，梗阻部位之上端发生尿液积聚，尿路开始扩张。输尿管扩张称为输尿管积水，阻塞部位如发生在肾盂输尿管交接处，引起肾盂肾盏积水及扩张，称为肾积水。严重肾积水时该肾明显肿大，触诊可扪及巨大肾脏。肾盂及肾盏显著扩张，可容纳2000~3000ml尿液，髓质几乎完全破坏，皮质变薄而成为硬化环。急性完全性梗阻，肾实质可迅速萎缩，发展成固缩肾，肾盂肾盏轻度扩张。

梗阻肾病理检查可见肾小管扩张而萎缩，间质慢性炎症，肾小球透明变性，结果与肾硬化相似。引起这些功能组织破坏的机制是：

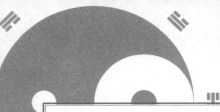

1. 肾内逆流

尿液或造影剂在膀胱内可沿输尿管逆流至肾盂，尤其在排尿动作时，肾盂和肾盏内压力增高，尿液或造影剂易进入肾实质。与膀胱输尿管逆流所引起的逆流性肾病相似，可逆流到肾皮质，结果发生梗阻性萎缩肾。

2. 尿路感染

尿路感染是尿路梗阻最多的并发症。由于感染可加速肾实质破坏，使梗阻上方尿路扩张更为明显。

3. 肾缺血

慢性尿路梗阻不仅因为肾血管收缩而造成慢性肾缺血，而且肾盂肾盏扩张压迫肾的动静脉，也可使肾血流量减少。长期肾血流量减少可引起梗阻肾缺血性萎缩。

4. 压力性萎缩

肾盂及肾盏因梗阻而扩张，内压增高（由正常的0~1.33kPa增高至2.67~4.00kPa，当膀胱或输尿管收缩时可达9.33kPa）直接压迫髓质，使肾乳头变平，髓质萎缩。此时常存在肾小管对水和钠重吸收障碍和尿酸化障碍，出现肾性尿崩症及肾小管性酸中度。

（二）两侧尿路梗阻并发肾衰竭

两侧尿路梗阻可引起急性或慢性肾衰竭。两侧完全性梗阻可突然发生尿闭，出现急性肾衰竭，常伴有肾区钝痛或输尿管绞痛，血清肌酐及尿素氮升高，部分患者可出现无尿与多尿交替的特征。两侧不完全性尿路梗阻多无特殊的症状，但呈慢性进行性肾功能减退，最后发生慢性尿毒症。

（三）单侧或两侧梗阻并发尿路感染

膀胱及其以下部位的尿路梗阻极易继发感染，因为：①膀胱内残余尿量增多，膀胱防御机制障碍，细菌在膀胱内易滋长；②膀胱输尿管逆流及肾盏小管逆流的存在，一旦感染就发生肾盂肾炎，使肾髓质严重损害。尿路梗阻并发感染后，常较难控制，有时须待梗阻解除后，才能控制感染。

（四）尿路梗阻引起高血压

梗阻性肾病和其他肾脏病变相似，在急性梗阻时多有肾素分泌增多，而慢性梗阻的肾损害产生的高血压多为容量依赖性。单侧急性梗阻性肾病约30%患者发生高血压，慢性两侧性梗阻则高血压的发生率更高。

（五）红细胞增多症

实质性肾损害使肾功能明显障碍，患者多伴有贫血。慢性梗阻性肾病患者亦如此。但有少数患者却相反，出现红细胞增多症。这是由于梗阻肾产生过多的红细胞生成酶所致。如将梗阻肾切除后红细胞增多症就很快消失。

（六）梗阻后利尿

见于双侧下尿路梗阻解除后，每日尿量可达3000ml以上。高压性慢性潴留解除后梗阻后利尿命名为慢性膀胱减压，通过膀胱压力量容曲线形态说明，压力下降后，水和钠盐排出，一般利尿持续2周。

三、诊断要点

（1）有些患者可有引起梗阻的原发病表现；有些患者可有梗阻表现，如腰腹部胀痛、肾脏肿大；有些患者可完全没有症状，直至出现尿毒症。

（2）并发尿路感染时，可有尿路感染症状，多为顽固性，反复发作。

（3）急性梗阻可发生急性肾功能衰竭。

（4）慢性不完全性梗阻，可有多尿、夜尿、远端肾小管酸中毒，晚期可发生尿毒症。

（5）X线、B超及同位素肾检查对诊断很有帮助。

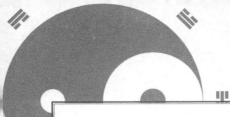

四、治疗

梗阻性肾脏病的治疗原则是解除尿路梗阻，使尿路通畅；或减轻梗阻症状；防止尿路感染；保存肾功能。其方法如下：

（一）解除尿路梗阻

1. 解除上尿路梗阻

单侧急性梗阻如急性输尿管结石或血块梗阻，通常是暂时性的，约90%可自行缓解。对估计可自行排出，肾功能又良好者，可作对症治疗并定期复查。如结石引起严重肾积液或结石较大（直径>0.8cm）出现嵌顿现象者，应手术取石，排除积液，保护肾功能免受损害；双侧同时梗阻可同时手术或先作一侧手术。对一侧手术者应作好监测工作，一旦发现对侧感染积脓，应立即施行治疗。

2. 解除下尿路梗阻

若病情允许可立即行手术解除，若全身状况不佳或出现尿毒症时，应先插导尿管或造瘘引流尿液减压，待全身状况改善后能耐受手术时，再行手术纠正。

（二）防止尿路感染

解除尿路梗阻有利于控制感染。尿路感染易并发败血症，因此对未并发感染者，应尽快解除梗阻；已发生或反复发生尿路感染的梗阻患者，应根据尿细菌培养和药敏试验选用敏感抗生素，并同时采取措施保证尿路通畅。控制感染应彻底，一般主张抗菌治疗尿培养转阴后应坚持6周左右的小剂量抗生素治疗，以达到根除感染灶的目的。

（三）梗阻解除后利尿的治疗

梗阻解除后数小时至1d内开始出现多尿，每日尿量可达4~5L或更多，一般经过4d之后便可自行减轻。但若尿量过多，可引起脱水及电解质紊乱，治疗时应适当补充液体，防止低血压、低血容量、低血钠及低血钾的发生。

（四）中医治疗

1. 清热通淋汤（作者经验方）加减

金钱草50g，龙葵15g，石韦30g，冬葵子30g，海金沙15g（包煎），乌药10g，益智仁10g，滑石18g，甘草6g。水煎2次兑匀，分3次服。适用于尿路感染合并结石所致的梗阻。若有发热恶寒，加金银花30g、半枝莲30g、柴胡15g，以清热解毒；若腰腹疼痛，恶心呕吐，加杭白芍15g、炒元胡12g、竹沥10g，以解痉止呕，缓解疼痛。本方有清热利湿，通利小便之功效。

2. 桂枝茯苓丸（《金匮要略》）加减

桂枝10g，赤芍30g，土茯苓30g，丹皮15g，桃仁12g，红花10g，炮山甲10g，皂刺10g，川牛膝15g。水煎2次兑匀，分3次服。适用于前列腺增生肥大所致的尿路梗阻。若气虚加黄芪30g、红景天15g；若肾虚加仙茅12g、仙灵皮12g、巴戟天12g；若大便秘结者加大黄10g（后下）。本方有活血化瘀，软坚散结之功效。

五、临证经验

梗阻性肾病是由很多原因引起的尿路梗阻发展而来的肾脏损害，而引起尿路梗阻的原因多数可以消除，若不及时解除梗阻，就会导致完全不可逆性肾脏功能损害和肾实质破坏。因此，本病中西医结合治疗的结合点，主要是防治梗阻。其措施主要是积极治疗引起尿路梗阻的原发疾病，特别是及时去除结石、肿瘤、尿路畸形等病因，使尿流保持通畅，使肾脏不要继续受到压迫和损害，因此，对直径>0.8cm的结石、肿瘤、尿路畸形等，手术是首选的治疗方法，中医中药可用于小结石的排除和外科手术后的善后调理。

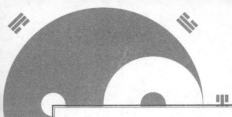

第八章　肾小球疾病常见病理类型及其临床特征

经皮肾穿刺活体组织病理诊断是当今肾脏病诊断学的一个重要组成部分，是病理学的一个重要分支。经皮肾穿刺技术的开展，在肾脏病学和肾脏病理学的发展方面，起到了极为重要的作用。虽然肾穿刺活体组织检查是一种创伤性检查方法，但随着医学的发展，穿刺针的改进和影像定位的日益精确，禁忌证已越来越少。肾穿刺活体组织检查的普遍开展，可以了解各种不同时期和不同严重程度的肾脏疾病的病理改变，为研究肾脏病的病因、发病机制提供了条件。肾脏疾病的病理学分类与临床分类相结合，亦为临床医生制订治疗计划提供了依据。目前，医学界广泛采用的肾脏疾病病理学分类方法，仍是WHO1982年制订的肾小球疾病病理学分类标准：

（一）轻微病变性肾小球肾炎

在我国常称为微小病变性肾病。

（二）局灶性节段性病变

在我国常分为局灶性节段性肾小球肾炎和局灶性节段性肾小球硬化。

（三）弥漫性肾小球肾炎

包括：

（1）膜性肾病。

（2）增生性肾炎。①系膜增生性肾小球肾炎；②毛细血管内增生性肾小球肾炎；③系膜毛细血管性肾小球肾炎；④致密沉积物性肾小球肾炎；⑤新月体肾小球肾炎。

（3）硬化性肾小球肾炎。

（四）未分类的肾小球肾炎

肾小球疾病的病理类型与临床之间有一定联系，随着肾活检的广泛开展，认识的不断深化，临床和病理之间可找到更多的规律。但二者之间又常难以有肯定的对应关系，同一病理类型可呈现多种不同的临床表现，而相同的一种临床表现可来自多种不同的病理类型。因此，肾活检是确定肾小球疾病病理类型和病变程度的必须手段，而正确的病理诊断又必须与临床密切结合。以下介绍我国临床常见的几种病理类型及其临床特征。

第一节　微小病变性肾病

微小病变性肾病（minimal chane disease，MCD）是一个病理学诊断名称，可以是原发性，也可以为继发性。原发性微小病变性肾病，从临床和病理形态学特点上看，本病是一个独立的临床病理实体，被命名为微小病变性肾病。

一、病理特征

光镜下肾小球基本正常，或呈轻微改变，毛细血管壁薄而精致，近端肾小管上皮细胞可见玻璃样颗粒沉积，通常无局灶性肾小管萎缩、小管基膜增厚和间质纤维化。电镜下有广泛的肾小球毛细血管上皮细胞足突融合和裂孔闭塞为特征。免疫荧光检查阴性。本病的发病有免疫介导过程参与，尤其是与T细胞功能失调有关。

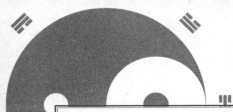

二、临床特征

（1）本病为儿童原发性肾病综合征最常见的病理类型，约占80%。15岁以下儿童的发病率为（3~5）/10万人，高发年龄是3~7岁，男性患儿多见。

（2）在成人原发性肾病综合征患者中，本病约占30%，随着年龄的增大而发病率逐渐减少，但老年人发病率又呈增高趋势。

（3）本病常有前驱的上呼吸道病毒感染史，与蛋白尿发生的间隔期很短；有些患者可有过敏性体质，或曾有预防接种史。

（4）常有典型的肾病综合征表现，一般无持续性高血压、血尿及肾功能损害。有大量蛋白尿，尿蛋白具有高度选择性，90%病例对糖皮质激素治疗敏感，起效快（2周左右），但复发率也高，可达60%。成人患者起效较慢（6~20周），但复发率较低。

对难治性肾病综合征（RNS）包括经常复发（初治后6个月内复发2次或1年内复发4次以上）、激素抵抗（激素口服4~6周无明显疗效）和激素依赖（激素治疗过程中或激素停药后14d内2次复发），宜采用激素+环磷酰胺+中药或激素+环孢素A+中药治疗。

糖皮质激素多应用泼尼松，有肝功能损害者可用泼尼松龙。激素治疗成功的关键是首始用量要足，大剂量诱导用药时间要长，减药速度要慢。对激素依赖和抵抗者，可同时应用免疫抑制剂治疗，常用环磷酰胺、环孢素A、霉酚酸酯（骁悉）等。

三、中西医结合分阶段一体化治疗

（一）大剂量激素首始治疗阶段

初发病例首始激素用量一定要用足量，才能诱导其迅速缓解。成人泼尼松的用量1mg/(kg·d)，小儿用量为1.5~2.0mg/(kg·d)，年龄越小则用量越大，但每天不超过80mg，凌晨一次顿服，连服6~8周。由于激素为阳刚之品，大剂量长期服用会导致人体阴亏阳亢，产生阴虚火旺的症候，临床表现为兴奋失眠，潮热盗汗，五心烦热，食欲亢进，口干舌燥，满月脸，多毛痤疮，舌质暗红，脉象弦数或细数。此阶段应采取滋阴降火法治疗，常用养阴健肾汤（作者经验方）加减。药用：生地30g，玄参15g，丹皮10g，地骨皮15g，女贞子15g，旱莲草15g，知母15g，黄柏10g，益母草30g，地龙15g（成人量）。每日1剂。既能拮抗外源性激素引起的反馈抑制作用，减轻和减少大剂量激素所致的副作用，又能提高患者对激素的敏感性。

（二）激素减量阶段

大剂量激素连续治疗6~8周后，开始每周递减原剂量的10%，成人每周减量一般为5mg。如果经8周大剂量激素治疗病情不见好转，甚至恶化，即应按此递减法继续减量，直至停药。如部分缓解（尿蛋白减少<3g/d，或较疗前减少一半以上，水肿等症状有所减轻），在减量至小剂量后［成人0.5~0.75mg/(kg·d)，小儿0.75~1mg/(kg·d)］可将2d的药量合为隔日凌晨一次顿服，持续3~6个月，视病情而定。也可加用细胞毒药物，常可提高缓解率，减少复发。细胞毒药物临床常选用环磷酰胺（CTX），其用法是：CTX0.2g加入生理盐水20ml中，静脉注射，隔日1次，或2~3mg/(kg·d)口服，累积量应小于150mg/kg。此阶段由于激素的减量，可出现不同程度的激素撤减综合征，并用CTX时可导致血白细胞减少，患者常出现疲乏无力，腰膝酸软，头晕耳鸣，手足心热，口干咽燥，舌红少苔，脉象细数等气阴两虚证，治宜益气养阴，活血通络，常用益气健肾汤（作者经验方）加减。药用：黄芪30~60g，太子参15g，当归20g，生地20g，女贞子15g，旱莲草15g，益母草30g，白茅根30g，莪术15g。每日1剂。通过激素减量阶段，阴虚火旺症候逐渐缓解，但由于"壮火食气"，对人体正气的耗损非常严重，因此这一阶段重在益气养阴，这即可防止激素撤减综合征，又可减轻细胞毒药物的副作用。方中重用黄

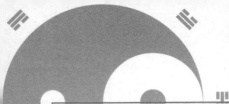

芪，是由于该药具有提高血浆白蛋白水平，改善血脂代谢紊乱和血液高凝状态，减轻蛋白尿和降低IL-6的作用。黄芪与当归合用，可补气生血，减轻CTX对骨髓的抑制，升高血白细胞。

（三）激素维持治疗阶段

在完成小剂量激素治疗阶段后，每2周递减小剂量激素量的10%至维持量（成人隔日晨服0.4mg/kg，小儿隔日晨服0.8~1mg/kg）时，持续服用4~6个月，RNS持续服用12个月。此阶段激素剂量已接近人体生理剂量，副作用较少，患者常表现疲乏无力，腰酸腿软，食欲不振，怕冷甚至畏寒肢冷等气虚甚至阳虚症候，证型由气阴两虚证转变为脾肾气（阳）虚证，治疗上就应温肾健脾，活血化瘀，常用温阳健肾汤（作者经验方）加减。药用：红景天15g，锁阳15g，淫羊藿15g，菟丝子10g，女贞子10g，益母草30g，莪术15g。每日1剂。可巩固疗效，防止复发。鉴于本病大剂量长期使用激素，患者阴液受损较重，因此，我在应用温阳药时多选用温而不燥之品，如淫羊藿、巴戟天、锁阳、菟丝子、肉苁蓉等，以防大热大燥之品损耗刚刚恢复的肾阴。

肾病综合征患者存在有高血黏状态，因此，在三个治疗阶段中，均应加入活血化瘀药，可明显提高疗效。

环孢素A：用量小儿为每日6mg/kg，成人每日5mg/kg，联合小剂量激素治疗，尿蛋白转阴后2周逐渐减量，总疗程为6~12个月。本药对大部分难治性、反复发作性微小病变性肾病患者，能诱导其缓解，但不能解决其复发问题。

第二节　系膜增生性肾小球肾炎

系膜增生性肾小球肾炎（mesangial proliferative glomerulonephritis，MsPGN）是一个病理形态学诊断名称，是一组以光镜下肾小球呈弥漫性系膜细胞增生和/或系膜基质弥漫增宽，而毛细血管壁正常为特征的肾小球肾炎。MsPGN可分为原发性和继发性两大类。

原发性肾小球疾病包括：①突出的IgA在系膜区沉积（IgA肾病）；②突出的IgM或C_3在系膜区沉积；③Ig和/或C_3的其他模式沉积；④没有Ig或C_3沉积。

继发性者包括：①链球菌感染后肾小球肾炎的消散期；②系统性红斑狼疮；③过敏性紫癜；④类风湿性关节炎；⑤遗传性肾炎；⑥肺出血—肾炎综合征；⑦Kimura病；⑧糖尿病肾病。

由于IgA肾病相对较多，约占原发性MsPGN的50%，故通常把IgA肾病单独分出，而将其余的原发性MsPGN，统称为非IgA MsPGN，即肾小球系膜区看不到IgA沉积的MsPGN，在我国最为常见，约占原发性肾病综合征的1/2。

一、病理特征

光镜下的特征是不同程度的弥漫性系膜细胞增生，伴系膜基质增多，早期以系膜细胞增生为主，后期伴系膜基质增多，甚至以系膜基质增多为主。全部肾小球的所有小叶受累程度一致，肾小球毛细血管壁及基底膜正常。当肾小球系膜细胞增生时，间质及肾小管基本正常，当系膜病变进展时，可出现间质炎症细胞浸润及纤维化、肾小管萎缩，肾血管一般正常。

根据系膜细胞增生程度，非IgA MsPGN可分为轻、中、重度三级。①轻度：增生的系膜宽度不超过毛细血管的直径，毛细血管呈开放状，无挤压现象；②中度：增生的系膜宽度超过毛细血管的直径，毛细血管腔呈现轻重不等的挤压现象；③重度：增生的系膜在弥漫性指状分布的基础上，呈团块状聚集，系膜基质明显增多，在团块状增生聚集的部位，毛细血管结构破坏，血管消失。

免疫病理检查非IgAMsPGN又可分为四型：

下篇 临床篇

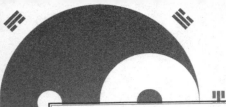

（1）以IgM、C_3在系膜区沉积为主者，占21%~29%。称"IgM肾病"。

（2）以IgG、C_3沉积为主者，占非IgAMsPGN的57%~60%。

（3）只有C_3沉积，占非IgAMsPGN的7%~19%，称为单纯性C_3MsPGN。

（4）免疫病理检查阴性，没有任何免疫复合物，称为寡免疫复合物肾病，占非IgAMsPGN的3%~27%。

电镜下可见系膜细胞及基质增生，有20%~50%的肾活检标本于系膜区见到电子致密物。

二、临床特征

（1）好发于青少年，男性多于女性。

（2）约50%患者在前驱上呼吸道感染后急性起病，甚至表现为急性肾炎综合征。

（3）临床表现多样化，有以下五种类型：①无症状性蛋白尿；②孤立性血尿，有70%~90%患者为镜下血尿，约30%为反复发作的肉眼血尿；③蛋白尿合并血尿；④肾病综合征，占24.1%~57.4%；⑤慢性肾炎，占27.3%~35.3%。

（4）免疫学检查：血清IgA、IgG不高，IgM可升高，补体C_3正常。

三、治疗

（一）治疗原则

（1）积极防治感染灶，去除诱因。对上呼吸道感染等前驱症状应积极治疗。对孤立性或反复发作的肉眼血尿，宜行扁桃体摘除术。

（2）调节免疫反应，减轻肾脏损害。包括使用激素、环磷酰胺、雷公藤多甙等。

（3）抑制系膜细胞增生及抑制系膜基质合成，是治疗非IgAMsPGN的重要环节。除上述药物外，可用血管紧张素转换酶抑制剂、肝素等。

（4）对症治疗，包括利尿、降压、抗凝等。

（5）保护肾功能，延缓肾衰进展。

（二）根据临床类型进行治疗

（1）对无症状性蛋白尿、孤立性血尿及非肾病综合征范畴的蛋白尿和/或血尿者，按"隐匿性肾炎"治疗。

（2）对慢性肾炎型，按"慢性肾炎"的中医辨证论治予以治疗。

（3）对肾病综合征型，按"难治性肾病综合征"的中西医结合分阶段一体化治疗。

（三）按肾脏病变轻重施治

（1）肾脏病变轻，肾功能正常的肾病综合征患者可按"微小病变性肾病"治疗方案进行。对难治性肾病综合征患者，应采用激素+环磷酰胺+中药治疗。

（2）肾脏病变重，肾功能基本正常的肾病综合征患者，应采用激素+环磷酰胺+中药治疗。

（3）肾脏病变重，肾功能不正常的肾病综合征患者，不宜使用激素及环磷酰胺，可用ACEI、抗凝、中药治疗。

四、临证经验

系膜增生性肾小球肾炎在我国发病率较高，其病程迁延，起病隐匿，临床表现错综复杂，有无症状性蛋白尿、孤立性血尿以及慢性肾炎综合征表现者，应以中医辨证论治为主要治法，配合西医对症治疗；若表现为肾病综合征型者，应采取激素+细胞毒药物+中药的中西医结合分阶段一体化治疗。在治疗过程中，不论哪种类型，只要患者出现湿热证候（即感染），如扁桃体炎、

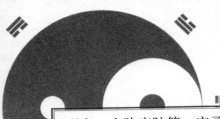

咽炎、皮肤疖肿等，应予积极治疗，彻底治愈，才能阻断抗原的侵袭，使炎症介质得以清除，蛋白尿和血尿方能消除，即所谓"湿热不除，蛋白难消"。若病程迁延，久病入络，必有瘀血内阻，治疗应在辨证论治的基础上，加强活血化瘀药物的治疗，即所谓"瘀血不去，肾气难复"。

中医辨证首先须辨明本虚还是标实，本虚证临证多见有：气阴两虚、肝肾阴虚和脾肾阳虚证；标实证中最常见的是湿热和血瘀。采用中药治疗一定要辨证准确，用药恰当，才能收到好的效果。

第三节　局灶性节段性肾小球硬化

局灶性节段性肾小球硬化（focal segmental glomerular sclerosis，FSGS）是一种临床病理综合征，其特点为非选择性蛋白尿，同时伴局灶性、节段性肾小球硬化和足突的消失。FSGS引起的肾病综合征常常为糖皮质激素抵抗、持续性非选择性蛋白尿和肾功能进行性减退。引起FSGS的原发疾病可以是原发性肾小球病变，也可以是继发性疾病。原发性FSGS可以是在其他病理类型（如微小病变性或系膜增生性肾小球肾炎）的基础上，附加的非特异性病变，也可以是一种独立的疾病（特发性FSGS）。继发性FSGS，可继发于多种全身性疾病，如镇痛药肾病、反流性肾病、人类免疫缺陷性病毒相关肾病、恶性肿瘤、增生性或坏死性肾小球肾炎的晚期。

一、病理特征

光镜下的特征是少数肾小球受损，这些肾小球多在较深的部位，即近髓质的皮质部，其余肾小球正常或弥漫性系膜增生。可见病变呈局灶、节段分布，主要表现为受累节段的硬化（系膜基质增多、毛细血管闭塞、球囊粘连等），相应的肾小管萎缩、肾间质纤维化。免疫病理检查显示IgM和C_3在肾小球受累节段呈团块状沉积。电镜下可见局灶性基膜萎陷和上皮细胞表面剥脱。并可见到肾小球上皮细胞足突广泛融合。

二、临床特征

（1）凡见肾病综合征或单纯性蛋白尿患者伴有近端肾小管功能损害，持续性肾病综合征伴有高血压、镜下血尿、非选择性蛋白尿，对激素不敏感的患者，特别是儿童，应怀疑FSGS，肾活检有助于诊断。

（2）FSGS占儿童肾病综合征的7%~15%，占成人肾病综合征的15%~20%，成人的发病率较高。

（3）起病隐匿，临床上以肾病综合征为主要表现，占初发病例的60%~85%，近50%患者可伴有镜下血尿，约20%可见肉眼血尿。常伴有高血压和肾功能减退。

（4）多数患者可伴有肾性糖尿、氨基酸尿及磷酸盐尿等近曲肾小管功能障碍的表现。

（5）本病对糖皮质激素及细胞毒药物治疗的反应较差，50%~70%治疗无效，逐渐发展至肾衰竭。但约25%轻症病例（受累肾小球较少）或继发于微小病变型肾病者，经治疗仍有可能得到临床缓解。

三、治疗

（1）对在微小病变病的基础上发生的FSGS，标准剂量的糖皮质激素治疗，仍可收到良好的疗效。对系膜增生明显的儿童FSGS-NS病例，根据国际儿童肾脏病研究会（ISKDC）方案治疗，即强的松60mg/(m^2·d)（最大至80mg/d），分次口服4周，接着减至40mg/(m^2·d)（最大至60mg/d），每周连续3d分次口服4周，然

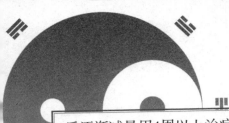

后逐渐减量用4周以上治疗时，其完全缓解率在20%~25%，当延长强的松治疗至6个月时，完全缓解率可上升至50%。成人FSGS-NS者，强的松初始剂量为1mg/(kg·d)（最大至80mg/d），一般维持2~3个月后逐渐减量。至小剂量0.5mg/(kg·d)持续6~12个月，其完全缓解率在>30%~40%。

环磷酰胺（CTX）和环孢素A（CsA），主要用于对激素依赖、抵抗和复发的病例。与激素联合使用，可提高FSGS-NS的缓解率、降低复发率，并可减少激素用量及其副作用。CTX一般剂量为2mg/(kg·d)口服2~3个月，或每次600~1000mg，静脉滴注，每月1次。

环孢素A（CsA）5~6mg/(kg·d)，大部分患者在治疗的1个月内起效，但当CsA减量或停用时75%以上的病例会复发。有报道CsA加小剂量强的松治疗FSGS-NS26周，完全缓解率加部分缓解率达70%，随访52周复发率为40%，78周为60%。提示CsA对肾功能保护较好，是激素抵抗的FSGS治疗有效药物。但长期应用有明显增加肾小管萎缩及间质纤维化的作用，严重限制其应用。因此，在有肾功能不全及小管间质病变严重的FSGS患者须慎用。

霉酚酸酯（骁悉，MMF），是近年来用于治疗原发性NS的新型免疫抑制剂。国内有报道，激素加MMF（起始量1.0~1.5g/d）治疗难治性原发性NS，疗程6个月，能使大部分病例获得缓解。

（2）血管紧张素转换酶抑制剂（ACEI）和血管紧张素Ⅱ受体拮抗剂（ARB）：ACEI能较好地控制血压，降低肾小球囊内压，减少蛋白尿，延缓肾功能衰竭的进程。ACEI与ARB合用，可增强降低蛋白尿的作用。

（3）其他辅助治疗：低蛋白饮食、降脂、抗凝治疗等。

（4）中西医结合治疗：国内王永均对30例FSGS患者根据不同个体采用中西医结合个体化治疗方案，供选择药物有：泼尼松、雷公藤多甙片、血管紧张素转换酶抑制剂、环磷酰胺、非甾体类消炎药、益肾通络方（黄芪、首乌、金樱子、积雪草、桃仁、制军）等，以15例未按上述正规治疗的患者作对照，治疗观察33.35±20.67个月。结果：治疗组完全缓解16例（53.33%），显效8例（26.67%），有效5例（16.67%），无效1例（3.33%），其中10例肾衰竭患者，治疗后8例恢复正常。对照组未见完全缓解或显效，仅7例有效，两组差异显著，中西医结合个体化治疗明显优于对照组。［中国中西医结合肾病杂志，2001；2（6）：330~334］

第四节　膜　性　肾　病

膜性肾病（membranous nephropathy，MN）是成人原发性肾病综合征最常见病理类型之一，约占成人肾病综合征的1/3，属难治性肾病。所谓"膜性"是指肾小球毛细血管壁弥漫性增厚为特征的病理改变，这是由于肾小球基膜上皮细胞下有弥漫的免疫复合物沉积，加之基膜的反应性变化的结果。膜性肾病可以为原发性肾小球疾病，也可以是继发性疾病。原发性膜性肾病中的75%~80%为特发性膜性肾病，其余20%~25%的膜性肾病是由继发因素引起。如感染（包括乙型肝炎病毒、丙型肝炎病毒、疟疾、伤寒和其他感染）、恶性肿瘤（如肺癌、结肠癌、淋巴瘤等）、自身免疫性疾病（如系统性红斑狼疮、类风湿关节炎、干燥综合征等）和化学和药物损伤（如金制剂、青霉胺、非甾体类抗炎药和卡托普利等）等。

一、病理特征

光镜下，典型的膜性肾病表现为肾小球毛细血管壁弥漫性和均匀性增厚，无明显内皮、系膜或上皮细胞增生。早期毛细血管腔通畅，银浸渗染色技术可显示有许多"钉突"状嗜银物质，向

下篇　临床篇

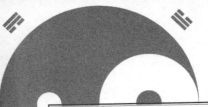

外突出于管腔。当病损进展时，毛细血管壁进行性增厚，并侵犯到毛细血管腔，此时，许多钉突拉长，其中连在一起，形成银一阳性圈，包围着嗜酸性、PAS阴性沉积物。晚期，毛细血管壁变厚，PAS和银染色可出现双轨或虫蚀样改变，并有广泛的间质纤维化和肾小管萎缩。

电镜下可见，肾小球基膜上皮下有不同程度的电子致密物沉积是其特征。是诊断膜性肾病最重要的方法，它不仅能准确地发现基膜的病变性质、范围及严重程度，而且还可进行病变程度的分期。对原发性膜性肾病和继发性膜性肾病，光镜下不宜区别，但电镜下可做出鉴别。免疫荧光检查所见，特征性改变是IgG和C_3呈均一的细颗粒状分布于毛细血管袢，几乎所有的病例都有这种改变。部分患者还可见IgM、IgA或C_4、C_1q沉积。

二、临床特征

（1）原发性膜性肾病是成人原发性肾病综合征最常见病理类型，本病在成人原发性肾病综合征中占25%~30%，在50岁以上者占35%~40%。

（2）本病可发生于任何年龄，约80%~90%的患者诊断时已超过30岁，发病率的高峰为50~60岁。

（3）起病隐匿，70%~85%可表现为肾病综合征；约30%表现为无症状性蛋白尿和/或血尿。

（4）早期血压、肾功能多正常，晚期出现高血压和氮质血症。

（5）膜性肾病常呈难治性肾病综合征（RNS），包括经常复发（初治后6个月内复发2次或1年内复发4次以上）、激素抵抗（激素口服4~6周无明显疗效）和激素依赖（激素治疗过程中或激素停药后14d内2次复发）三个类型。

（6）本病变常呈缓慢进展，有20%~35%患者的临床表现可自行缓解。早期膜性肾病（尚未出现钉突）经糖皮质激素及细胞毒药物治疗后，60%~70%可达临床缓解。但随疾病逐渐进展，病理变化加重，治疗效果很差，尿蛋白难以减少。

（7）本病极易发生血栓栓塞并发症，肾静脉血栓发生率可高达40%~50%。

三、治疗

原发性膜性肾病约有30%的病例可自行缓解，但50岁以上男性患者，大量蛋白尿、高血压和肾功能损害是预后不良的危险因素。无论糖皮质激素还是细胞毒性药物或环孢素A的长期服用，不仅效果很差，而且副作用亦大，因此，这类药物都不是治疗膜性肾病的理想药物。目前，根据循证医学推荐的膜性肾病治疗方案是：

（1）对于临床表现为轻微的膜性肾病综合征患者，可采取限制饮食中蛋白质，给予血管紧张素转换酶抑制剂或血管紧张素受体阻滞剂等非特异性治疗。

（2）对于50岁以上男性患者，有大量蛋白尿、高血压和肾功能损害者，可给予激素联合细胞毒性药物如CTX、苯丁酸氮芥或环孢素A治疗。具体方案是：

①强的松可用至1.5~2mg/（kg·d）。凌晨一次顿服，连服2个月。治疗有效后，迅速逐步撤减激素。

②CTX 1.5~2.5mg/（kg·d），连服6~12个月，CTX治疗期间，如末梢血白细胞<4.5×10⁹/L，不宜使用CTX冲击治疗。

③第1、3、5个月用甲基强的松龙1g/d静脉连续滴注3d后，改用强的松0.4mg/（kg·d），口服27d，第2、4、6个月用苯丁酸氮芥0.2mg/（kg·d），口服，疗程共计6个月。

④环孢素A 4~6mg/（kg·d），口服6~12个月，并依据环孢素A的血浆浓度（100~200ng/ml）调整剂量，开始治疗时并用泼尼松

下篇 临床篇

1~2mg/(kg·d)，口服2个月。治疗有效后，迅速逐步撤减激素。对于合并肾功能不全的患者，一般不主张使用环孢素A治疗，而推荐激素联合CTX或苯丁酸氮芥治疗。

(3) 对于合并中、重度肾功能不全的患者，应以保护肾功能为主，给予低蛋白饮食、血管紧张素转换酶抑制剂或血管紧张素Ⅱ受体拮抗剂等非特异性治疗，或降脂、抗凝等对症治疗，而不主张免疫抑制剂治疗。宜采用激素+环磷酰胺+中药；或激素+环孢素A+中药治疗。

(4) 中医治疗：国内陈以平提出"膜性肾病肾小球基膜上皮细胞下弥漫的免疫复合物沉积，当属中医理论中湿热胶着成瘀"的看法。采用自拟清热膜肾方（党参、白术、当归、益母草、白花蛇舌草、茯苓、苍术等）治疗。如肾衰竭者，加川芎、葛根、制大黄；伴水肿者，加用黄芪注射液40ml/d，静脉滴注，15d为1疗程；伴低蛋白血症者，加黑料豆丸（黑料豆、黄芪等），每次10g，一日3次；伴血瘀者，加活血通脉胶囊，每次4粒，一日3次。陈氏用此方治疗膜性肾病170例，疗程3~156个月（平均18个月）。结果：单纯采用中药治疗的70例，总有效率、减少蛋白尿排泄和升高血浆白蛋白水平方面，与中药联合激素和/或免疫抑制剂治疗组相比，均无统计学差异。提示单纯采用中药治疗，同样取得显著疗效。〔中国中西医结合肾病杂志，2007，8（7）：431~432〕

第五节　系膜毛细血管性肾小球肾炎

系膜毛细血管性肾小球肾炎（mesangiocapillary glomerulonephritis，MCGN）又称膜增生性肾小球肾炎（membranoproliferative glomerulonephritis，MPGN）。病理上以肾小球系膜细胞明显增生、系膜基质增多和毛细血管袢肥厚呈双轨样改变为特征，临床上有持续性的低补体血症。MPGN按其发病原因可分为原发性和继发性两类。这里仅介绍原发性MPGN。

一、病理特征

(一) I型MPGN

光镜下，弥漫性系膜细胞增生和系膜基质增多，导致肾小球毛细血管呈分叶状；增生的系膜细胞和系膜基质扩展、伸展，插入至基膜和内皮细胞之间形成"间位"，导致毛细血管壁增厚。用适当的染色可见有肾小球基膜呈双轨状征象。10%~20%的病例可见新月体形成。电镜下主要特征是系膜细胞和系膜基质在肾小球毛细血管基膜和内皮细胞之间的伸展和间位。系膜区和内皮下可见电子致密物沉积。免疫荧光检查常见C_3呈颗粒状系膜区及毛细血管壁沉积。

(二) II型MPGN

光镜下，弥漫性肾小球系膜细胞和系膜基质增生，增生明显时呈分叶状和毛细血管壁增厚。部分病例可有新月体形成。电镜所见，弥漫性肾小球基膜致密层内高度电子致密物沉积。免疫荧光检查所见，特征性改变是不伴有免疫球蛋白沉积的C_3在系膜区和沿毛细血管袢呈粗颗粒状沉积。

(三) III型MPGN

病理特征为具有 I 型的特征改变的基础上，电镜下可见致密物主要沉积于肾小球基膜内和上皮下，而内皮下沉积较少。

二、临床特征

本病可发生于任何年龄，男女无明显差异。65%~70%为 I 型MPGN，20%~35%为 II 型MPGN。

本病临床表现有很大的个体差异，近20%~30%表现为急性肾炎综合征；约30%表现为无症状性蛋白尿；10%~20%伴有反复

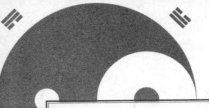

发作的肉眼或严重的镜下血尿；50%患者表现为肾病综合征。Ⅱ型MPGN以急性肾炎综合征起病较为常见。发病时约50%患者有前驱感染史。几乎所有病例均有蛋白尿、血尿。半数以上患者有肾功能损害、高血压及贫血，病情多缓慢进行性进展。70%的Ⅰ型MPGN和几乎全部的Ⅱ型MPGN病例，血清CH_{50}和C_3持续降低，对本病的诊断有重要意义。

三、治疗

（一）MPGN目前仍缺乏有效治疗方法

循证医学结果显示，儿童患者对糖皮质激素反应较好，推荐使用强的松或强的松龙40mg/（m²·d），隔日口服6~12个月，无效者停药。糖皮质激素和免疫抑制剂对成人患者无明显效果，不宜应用。成人患者推荐使用潘生丁225~300mg/d口服，并用阿司匹林15mg/（kg·d），分3次口服，华法林2~4mg/d口服；并给予血管紧张素转换酶抑制剂或血管紧张素受体阻滞剂、降血脂药物等非特异治疗。

（二）甲基强的松龙冲击治疗

甲基强的松龙30mg/（kg·d），最大1000mg，连续3d静脉注射，对60%的Ⅰ型患者有效，特别是早期治疗可见有完全缓解病例。

（三）中医治疗

1. 气虚瘀阻肾络证

主证：疲乏无力，面色少华，眩晕，浮肿，尿中蛋白及红细胞均增多，血压偏高，舌质紫暗，苔白厚，脉沉涩。

治法：益气活血，滋肾通络。

方药：参芪地黄汤合补阳还五汤加减。黄芪30g，生地15g，山茱萸12g，泽兰叶15g，当归15g，赤芍15g，川芎12g，地龙10g，桃仁10g，红花10g，益母草30g。

加减：眩晕甚者，加野菊花10g、枸杞子10g、钩藤12g；血尿明显者，加小蓟30g、藕节15g、白茅根30g。

2. 肾虚脉络瘀阻证

主证：水肿，疲乏无力，腰酸腿软，尿中蛋白及红细胞均增多，肾功能轻度损害，面色暗滞，舌质紫暗，苔白厚，脉沉涩。

治法：益肾活血解毒。

方药：左归丸加减。熟地15g，仙茅15g，仙灵脾15g，肉苁蓉12g，龟板15g（先煎），炮甲片15g（先煎），黄芪30g，当归15g，女贞子15g，旱莲草15g，制大黄10g，生地榆30g，益母草30g。

加减：腰酸腿软者，加杜仲15g、怀牛膝15g；血尿明显者，加茜草根15g、紫珠草30g、三七粉4.5g（冲服）。

四、临证经验

MPGN的大多数患者预后差，病情常呈进行性进展，约50%患者在10年内发展至终末期肾功能衰竭。中药桃红四物汤加味（当归50g，赤芍30g，川芎30g，生地30g，桃仁15g，红花15g，益母草30g，莪术30g，牛膝15g，玉米须50g）治疗有一定效果，但缺乏系统观察，可试用治疗观察。

第六节　新月体性肾炎

新月体性肾炎（crescentic glomerulonephritis）又称毛细血管外增生性肾小球肾炎（extracapillary glomerulonephritis），是以大量（50%以上）新月体形成为主要特点的肾小球肾炎。临床上以进行性肾功能衰竭为特征，常常在起病后的数周至数月间发展至终末期肾功能衰竭。

一、发病机制

新月体形成的机制目前尚存在很多争论，而细胞免疫在新月

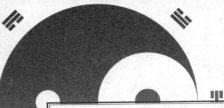

体发生中的作用越来越被人们所重视。新月体形成的触发机制是肾小球基底膜的断裂。抗体的直接作用、补体系统膜攻击成分的激活、活化的巨噬细胞蛋白水解酶活性以及系膜细胞增生挤压等均可使基底膜损伤断裂。使纤维蛋白、巨噬细胞、凝血蛋白、成纤维细胞等向肾小球囊腔移入并沉积。巨噬细胞浸润是新月体形成的关键因素。巨噬细胞通过多种化学趋化物（如纤维蛋白、巨噬细胞趋化蛋白1（MCP-1）、巨噬细胞抑制因子（MIF）、巨噬细胞炎症蛋白1α（MIP-1α）、骨桥接素及多种黏附分子（VCAM-1、ICAM-1、CD_{44}）等在肾小球定位，一旦定位至鲍曼囊，活化的巨噬细胞释放多种因子［如组织因子、肿瘤坏死因子（TNF）、转化生长因子（TGF）及血管内皮生长因子（VEGF）等］参与毛细血管的破坏，引起壁层上皮细胞的增生和T淋巴细胞的激活。

　　T淋巴细胞在新月体形成中的主要作用是介导抗体的识别及巨噬细胞趋化。而凝血系统在新月体形成中的作用为纤维蛋白的交联，在去除纤维蛋白后能制止新月体的形成。DNA拓扑异构酶Ⅰ、Ⅱα、细胞周期调节蛋白A和Bcl-2在新月体性肾炎的研究中也日益引起重视。

　　二、病理特征

　　光镜下的特征是大多数（50%以上）的肾小球毛细血管壁损伤严重，肾小球囊腔内有大量新月体形成，超过肾小球囊腔面积的50%，受累的肾小球超过全部肾小球的50%，才称新月体性肾炎。病变早期为细胞新月体，后期为纤维新月体，导致肾小球硬化和荒废。肾小管、间质发生退行性改变，可伴有不同程度的肾间质细胞浸润和纤维化。电镜下可见毛细血管基膜断裂，纤维素凝聚于肾小球囊内，可见不同部位的电子致密物沉积。免疫荧光检查可见不同免疫荧光复合物沉积。Couser将其分为三种类型。Ⅰ型：抗肾小球基膜抗体导致的抗基膜型肾小球肾炎，IgG和C_3

沿毛细血管壁呈细线状沉积（抗肾抗体型）；Ⅱ型：免疫型复合物肾小球肾炎，IgG、IgA、IgM和C_3等呈颗粒状沿系膜区及毛细血管壁沉积（免疫复合物型），此型在我国常见；Ⅲ型：肾小球内无免疫复合物沉积（免疫缺失型），多由血管炎引起。

三、临床特征

（1）本病男性多于女性，Ⅰ型多见于青年，Ⅱ型常见于青壮年，Ⅲ型多发生在中老年。小儿新月体性肾炎中以Ⅱ型最常见，发病率在80%左右。

（2）患者大多数表现为急进性肾炎综合征，起病急，蛋白尿、血尿、少尿、浮肿、高血压，贫血，全身乏力，食欲减退。在Ⅰ型及Ⅲ型患者常有前驱感染症状。

（3）病情进展快，短期内发展成尿毒症。发病时或发病后即有肾功能减退，血肌酐和尿素氮进行性升高，短期内即见血清肌酐>500μmol/L，很快进入尿毒症期。

四、治疗

新月体性肾炎是一种危重的疾病，应尽早诊断，予以及时而合理的治疗。治疗上必须在使用西药治疗的同时，根据病情发展的不同阶段，进行中医辨证论治，能收到相得益彰的效果。

（一）西医治疗

1. 糖皮质激素和细胞毒药物的应用

（1）抗肾抗体型（Ⅰ型）：应用甲基强的松龙7~15mg/（kg·d）（0.75~1g/d）静脉冲击3d后，强的松60、45、30、20、15、10、5mg/d，各口服1周；同时加用环磷酰胺3mg/（kg·d）（55岁以下患者）或2mg/（kg·d）（55岁以上患者）口服8周；每日置换血浆4L，连续14d或直至抗肾小球基膜抗体转阴，但除非患者同时存在肺出血，否则不主张对无尿且85%肾小球已有新月体形成的病

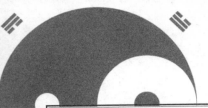

例进行血浆置换治疗。如果抗肾小球基膜抗体持续阳性，可适当延长上述治疗。

（2）免疫缺失型（Ⅲ型）：应用甲基强的松龙7~15mg/（kg·d）（0.75~1g/d）静脉冲击3d后，改强的松1mg/（kg·d）口服，1个月后逐步减量，共维持治疗6~12个月；并及早加用环磷酰胺2mg/（kg·d），口服或静脉注射每月0.5~1.0g/m²，体表面积，逐月增加0.25g/m²，直至最大每月1g/m²，共维持6~12个月，治疗期间根据外周血白细胞计数调整剂量；对于有严重肺出血和经上述治疗无效的病例，可考虑血浆置换治疗；对治疗后缓解的病例，应继续临床随访肾功能和抗中性粒细胞胞浆抗体，如果病情复发，可重复以上治疗。

（3）免疫复合物型（Ⅱ型）：其治疗方案与Ⅲ型新月体性肾小球肾炎相同。

2. 抗凝及抗血栓药物的应用

抗凝及抗血栓药物可抑制肾小球内纤维蛋白沉积和新月体形成，或使纤维细胞新月体病变减轻。常用药物有低分子肝素、尿激酶及抗栓酶等。

3. 血浆置换疗法

血浆置换可清除血浆中的抗原、抗体、免疫复合物、补体及纤维蛋白原，尚可去除血浆中的炎症介质、细胞因子和生长因子。因此，本疗法使用后1~2周，即见症状及肾功能开始好转。每日置换血浆2~4L，隔日1次，3~5次为1个疗程。血浆置换术必须同时应用激素和细胞毒药物强化治疗。

4. 抗细胞因子药物的应用

近年来，细胞因子的研究蓬勃发展，部分学者试用白介素-1受体拮抗剂，发现该药可减轻蛋白尿，改善肾功能，抑制肾小球内细胞增殖，使巨噬细胞明显减少，阻止新月体形成及小管间质病变发生。

5. 血液透析与肾移植

许多患者除肾内纤维化病变之外，尚存在部分活动性病变，早期进行血液透析为免疫抑制疗法创造条件。对不可逆的肾衰竭，可行肾移植，但移植不宜过早进行，移植前最好先行两侧肾脏切除，因移植肾中本病复发率较高。

（二）中医辨证论治

1. 湿热蕴结，肾络瘀阻证

主证：发热，头痛，咳嗽，咽痛，咯血，气促，浮肿，恶心，少尿，便秘，舌质暗红，苔黄厚腻，脉细滑带数。多见于新月体性肾小球肾炎早期，急性发作阶段。

治法：清热解毒，活血化瘀。

方药：清热健肾汤（作者经验方）加减。白花蛇舌草30g，半枝莲30g，青风藤30g，益母草30g，当归15g，赤芍15g，泽兰15g，石韦30g，莪术15g，大黄12g，水蛭粉4.5g（冲服）。水煎2次兑匀，分3次服（下同）。

加减：肉眼血尿加白茅根30g、藕节15g、侧柏叶10g、小蓟30g，以凉血止血；浮肿明显者，加车前子30g（包）、白茅根30g、冬瓜皮30g、葫芦瓢15g、桑白皮15g，以利尿消肿。

2. 气阴两虚，肾络瘀阻证

主证：疲乏无力，腰酸腿软，咽干口渴，五心烦热，大便秘结，舌红少津，苔黄，脉濡数。

治法：补益滋肾，活血化瘀。

方药：养阴健肾汤（作者经验方）加减。黄芪30g，太子参15g，知母10g，黄柏10g，生地30g，山茱萸15g，茯苓15g，丹皮15g，女贞子15g，旱莲草15g，山药15g，丹参30g，水蛭粉4.5g（冲服）。

加减：水肿甚者，加薏苡仁30g、玉米须30g，以健脾利水；血尿重者，加白茅根30g、小蓟30g、藕节15g、大黄炭10g、三七

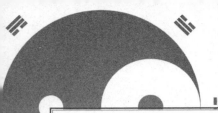

粉4.5g（冲服），以凉血活血止血。

3. 脾肾两虚，肾络瘀阻证

主证：精神委靡，面色晦暗，尿少浮肿，恶心呕吐，口气秽浊，畏寒纳呆，夜尿增多，舌质淡红，苔白厚，脉沉无力。多见于新月体性肾炎晚期。

治法：温补脾肾，化瘀泄浊。

方药：温阳健肾汤（作者经验方）加减。黄芪30g，党参15g，红景天15g，淫羊藿15g，肉苁蓉15g，菟丝子15g，女贞子15g，白术15g，丹参30g，制大黄10g。

加减：皮肤瘙痒者，加地肤子12g、白鲜皮15g、蝉蜕10g、苦参15g，以祛风止痒；恶心呕吐，口气秽浊，加姜半夏10g、紫苏梗30g、生姜10g，以降逆止呕；若水肿甚，同时伴有心慌、气促，胸闷等心包积液，胸腔积液者，可改用真武汤加减，以温阳利水。

4. 肝肾阴虚，肝阳上亢证

主证：头晕目眩，口干欲饮，腰酸乏力，手足麻木，甚至神昏，抽搐，舌质暗红，苔薄白，脉弦细。

治法：平补肝肾，育阴潜阳。

方药：天麻钩藤饮加减。天麻12g，钩藤15g（后下），生石决明30g（先煎），栀子10g，黄芩12g，杜仲12g，牛膝30g，茯神15g，益母草30g，桃仁10g，桑寄生15g，夜交藤20g，水蛭粉4.5g（冲服），羚羊角粉0.6g（冲服）。

加减：神昏者，加石菖蒲12g、郁金15g、胆南星10g、天竺黄10g，以化痰开窍；抽搐者，加生龙骨30g、生牡蛎30g、杭白芍12g、夏枯草30g，以镇肝熄风。

以上四个证型中均应重用活血化瘀药物，如丹参、桃仁、红花、赤芍、益母草、水蛭。

第九章　尿路感染性疾病

第一节　尿　路　感　染

尿路感染（urinary tract infection，UTI）简称尿感，是指尿路的细菌性炎症。尿路感染是所有细菌感染性疾病中最常见的一种，根据我国普查统计，其发病率约占人口的2%，女性一生中患尿感者为20%~30%，老年人患病率为10%。尿感可分为上尿路感染（主要是肾盂肾炎）和下尿路感染（主要是膀胱炎）。有些肾盂肾炎与急性膀胱炎临床表现极相似，不易鉴别，故临床上统称为尿路感染。本节所介绍的是由细菌感染引起的尿路炎症。

一、病因病机

很多微生物侵入尿路均可引起尿感，最常见的致病菌是肠道革兰氏阴性杆菌，其中以大肠杆菌最为常见，占急性尿感的80%~90%。其他依次是变形杆菌、产气杆菌、沙雷杆菌、产碱杆菌、粪链球菌、绿脓杆菌和葡萄球菌。其中绿脓杆菌常发生于尿路器械检查后。变形杆菌、克雷白杆菌常见于尿路结石病患者；至于凝固酶阴性的葡萄球菌（柠檬色和白色葡萄球菌）则多见于性生活活跃妇女。致病菌常为一种，极少数为两种以上细菌混合感染。厌氧菌感染罕见，偶可发生于复杂性尿路感染。

尿路感染通常是上行感染引起，即细菌沿尿道上行至膀胱、输尿管乃至肾脏引起感染。当机体抗病能力下降时，尿路抵抗力

下篇　临床篇

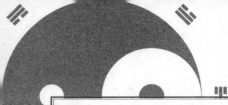

削弱，容易发生尿感。

二、诊断要点

（一）尿路感染诊断的标准

尿感的诊断不能单纯依靠临床症状和体征，而要依靠实验室检查，特别是细菌学检查。凡是有真性细菌尿者，均应诊断为尿感。真性细菌尿是指：

（1）膀胱穿刺尿定性培养有细菌生长。

（2）清洁中段尿定量培养细菌数 $\geq 10^5/ml$，但如临床上无尿感症状，则要求2次中段尿定量培养，结果细菌数均 $\geq 10^5/ml$，且为同一菌种，才能确定为真性细菌尿。如有明显尿频、排尿不适的妇女，尿中有较多的白细胞（>5个/HP），如中段尿含菌数>$10^2/ml$，亦可诊断为尿感。

（二）尿路感染定位诊断的方法及标准

确定为真性细菌尿，只表明有尿路感染，但细菌究竟是来自上尿路（肾盂肾炎）还是下尿路（膀胱炎），则需要进一步确定，即进行尿路感染的定位诊断。尿感的定位诊断方法有多种，但比较准确者还是：

（1）膀胱灭菌后的尿培养，但是这种方法费时、昂贵。目前这种方法仅用于科学研究。

（2）抗体包裹细菌（ACB）检查：肾盂肾炎为肾实质感染，机体可产生抗体将致病菌包裹，而膀胱炎为黏膜浅表层感染，细菌无抗体包裹，用抗体包裹法作尿感的定位诊断，根据国内外报道，其敏感性约80%，特异性约90%。但应注意，ACB法也有假阳性和假阴性。出现假阳性的原因有：①细菌性前列腺炎；②尿标本被白带或粪便污染；③严重出血性膀胱炎。假阴性可见于：①肾盂肾炎初期，抗体尚未产生；②小儿患者的结果不可靠。ACB的阳性标准目前尚不统一，Jones认为200个高倍视野下至少见到2个荧光均匀的细菌为阳性。Thomas等则认为至少有>25%的细菌带有荧光才为阳性。

（3）尿溶菌酶（LZM）和β_2-微球蛋白（β_2-MG）测定，对定位诊断有一定帮助，但阳性率不高。

三、临床表现

尿路感染绝大多数是由上行性感染所致，故尿痛、尿频、尿急等尿路刺激症状是最常见的临床表现；排尿时尿道烧灼感及膀胱区不适感，是下尿路感染的特征；病原体上行至肾，则发生肾盂肾炎（上尿路感染），患者可伴有发热和腰痛或腰酸，甚至出现败血症（血源性肾盂肾炎则先有寒战、高热），尿液混浊或呈脓尿，也可有血尿，肾盂肾炎时多有肾区疼痛及叩击痛，上输尿管点及中输尿管点有压痛。这些症状和体征对上下尿路感染的鉴别虽有一定价值，但不十分可靠，因为无症状性菌尿几近半数为上尿路感染（肾盂肾炎），故应作尿抗体包裹细菌（ACB）、β_2-微球蛋白及尿溶菌酶（LZM）检测，予以鉴别。

根据临床表现，非特异性尿路感染可分为症状性肾盂肾炎、症状性膀胱炎及无症状性菌尿外，尚可分为单纯性和复杂性两类，单纯性尿路感染是指尿路系统无结构或功能异常者，复杂性尿路感染是指尿路系统伴有尿路结石、肾钙沉积症、囊性肾病、尿路梗阻、膀胱输尿管逆流、神经源性膀胱以及尿路结构异常等伴发的尿路感染，多数存在肾盂肾炎。

四、治疗

目前西医治疗尿感是根据尿感的不同临床类型，采用对致病菌敏感的抗生素，制定不同的治疗方案，使尿感的治疗效果不断提高，但同时也带来不少副作用。若中西药有机结合用药，将西药的杀菌、抑菌作用和中药的扶正祛邪作用结合起来，取长补

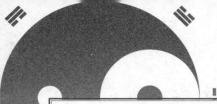

短，不仅可减少抗生素的用药时间和复发率，而且会解除全身中毒症状，有望彻底治愈本病。

（一）西医治疗

1. 急性膀胱炎

仅表现为尿频、尿急、尿痛，而其他方面健康的妇女。亦可先不作尿细菌培养，暂按膀胱炎治疗。治疗方案以三日疗法为好，如采用复方新诺明2片加碳酸氢钠1.0g，一日2次；或氧氟沙星0.2g，一日2次；或羟氨苄青霉素0.5g，每日4次，均连用3d。停药7d后复查，若无症状，尿培养阴性，即已治愈，无需再作治疗；如仍有真性菌尿，则为隐匿性肾盂肾炎，应作尿培养及药敏试验，根据细菌对药物敏感试验结果，选择敏感抗生素治疗14d；如复查时仍有尿频、尿急、尿痛等症状，则需作尿细菌定量培养和尿常规，如皆为阴性，很可能是非微生物所致的尿频、排尿不适综合征；如仅有脓尿而无菌尿，可按衣原体所致之尿频、排尿不适治疗。如为老年妇女，可在上述治疗方案基础上加用雌激素治疗，可恢复绝经后妇女泌尿生殖道黏膜的萎缩，使阴道菌丛重现乳酸杆菌，降低阴道pH值，有利于预防尿感再发。

2. 再发性尿路感染

女性再发性尿路感染很常见，其中80%是重新感染。再发的尿感，应作尿路X线检查，必要时需要作其他泌尿系统有关的检查，以确定尿路有无畸形、梗阻或膀胱输尿管反流等可引起尿流不畅的易感因素。如有畸形或梗阻等应予以纠正，否则尿感治疗后又易于再发。对再发性尿路感染应分清是复发还是重新感染。

（1）复发：经治疗症状消失、尿菌阴转后，在2~4周内又出现尿感症状，尿菌培养与原先的致病菌相同。复发原因主要由于抗菌药使用不妥、肾内浓度不足、L-型细菌形成或尿路结石等因素所致。常见于肾盂肾炎，特别是复杂性肾盂肾炎。治疗应按药敏试验结果，选择敏感抗生素，进行高剂量6周疗法。同时尽一切可能纠正尿路解剖上或功能上的异常，否则尿感不易彻底治愈。

（2）重新感染：尿感经治疗后症状消失，尿菌阴转，在1个月后又出现尿感症状，尿菌培养与原先的致病菌不同，即是重新感染。提示患者机体防御功能障碍。治疗方法与首次发作相同。药物预防应选用低剂量时就有效、副作用少、对大肠内菌丛的构成和对抗菌药物敏感性影响甚少的药物。为了避免抗生素的副作用和提高患者的免疫功能，亦可采用中药治疗。

3. 妊娠期尿路感染

治疗上与一般尿感相近，但宜选用毒性较小的抗菌药物。一般下尿路感染（膀胱炎）及无症状性细菌尿常选用呋喃妥因、复方新诺明和第一代头孢菌素。初发者或单纯性尿路感染，采用三日疗法。复发性尿感应予以敏感抗生素治疗6周。急性肾盂肾炎孕妇可选用第2、第3代头孢菌素静脉使用，并应住院治疗观察。

4. 男性尿路感染

年轻男性，引起尿感的病原体往往是经性传播性微生物如沙眼支原体；而大于35岁的男性，尿感的致病菌主要是各种球菌。50岁以前男性尿感常伴有慢性细菌性前列腺炎，可用复方新诺明12~18周疗程治疗，也可采用环丙沙星0.25g，每日2次。50岁以后，由于前列腺增生，易发生尿路感染，其治疗方法与复杂性尿感相同。

5. 留置导尿管的尿路感染

由于使用导尿管而引起的尿路感染是医院内获得性感染最常见原因。如患者有尿路感染症状，应立即予以强有力的抗生素治疗，并及时改换导尿管。如患者没有尿路感染症状，而仅有无症状性细菌尿，暂不宜治疗，直至导尿管拔除后再作治疗。

6. 无症状性细菌尿

成年人无症状性细菌尿中，只有孕妇需积极治疗，这对保护

下篇 临床篇

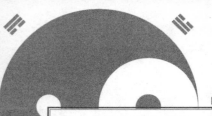

母亲和胎儿均有好处。如有真性细菌尿，不论有无症状，都应给予14d抗生素疗程，用药与妊娠期尿路感染相同。

（二）中医辨证论治

尿路感染性疾病属中医淋证范畴，其病因为湿热，病位在膀胱与肾，病机为肾气虚损，膀胱气化失常，湿热之邪乘虚而侵入膀胱，甚则波及于肾，导致湿热蕴结于肾或膀胱，证属实证居多。根据急则治其标的原则，治疗以清热解毒，利湿通淋为主。对反复发作者，应扶正祛邪。

1. 膀胱湿热证

主证：尿频、尿急、尿痛，小腹拘急，小便混浊或短赤，舌质暗红，苔黄厚腻，脉滑数。

治法：清热解毒，利湿通淋。

方药：清热通淋汤（作者经验方）加减。金银花30g，龙葵15g，石韦30g，地榆30g，海金沙15g（包煎），乌药10g，益智仁10g，滑石18g（包煎），甘草6g。水煎2次兑匀，分3次服（下同）。

加减：有恶寒、发热者，加柴胡10g、黄芩10g、连翘20g；血尿加小蓟30g、藕节15g；脓尿加败酱草30g、生苡仁30g；反复发作者加红景天15~30g。

2. 气虚湿热证

主证：尿感症状时作时止，遇劳即发或加重，疲乏无力，食欲不振，舌淡胖大，苔白厚，脉沉细。

治法：益气健脾，利湿化瘀。

方药：补中益气汤加减。黄芪30g，党参15g，白术15g，当归10g，柴胡10g，半枝莲30g，土茯苓20g，益母草20g，地榆20g，泽兰15g，甘草6g。

加减：腰痛者加焦杜仲15g、炒续断15g；血尿加白茅根30g、紫珠草30g；如有阳虚表现，如畏寒肢冷、舌质淡、舌体胖大、有齿痕，苔白厚者，加附片15g（先煎1h）、桂枝10g。

3. 阴虚湿热证

主证：尿频、尿急、尿痛，尿色黄赤，手足心热，腰酸腿软，咽干唇燥，舌红少苔，脉细数。

治法：滋阴补肾，清热利湿。

方药：知柏地黄丸加减。知母10g，黄柏10g，生地15g，茯苓15g，泽泻15g，丹皮10g，石韦30g，车前草30g，地榆20g。

加减：兼有气虚者加黄芪20g、太子参15g；湿热重者加土茯苓20g、苍术10g；血尿加藕节15g、茜草15g。

五、临证经验

（1）尿路感染是临床上很常见的一类疾病，多数病人在就医时已自行服用抗生素等药物，当症状未能得到控制时才来就诊，因此诊断属哪类病型至关重要，这关系着要采用哪一种治疗方案。所以一定要全面了解病史和用药情况，首先确定患者属上尿路感染，还是下尿路感染，病原菌可能是哪一种，然后采取相应的治疗方案给予治疗，待症状缓解后，停药3d，再作检查。

（2）作者认为以下几点有助于上尿路感染的诊断：①发热超过38℃，有明显的肋脊角疼痛、叩痛及/或压痛；②有尿感复发史者；③单剂（如复方新诺明5片，顿服；或羟氨苄青霉素3g，顿服；或TMP400mg顿服）或三日疗法（如复方新诺明2片加碳酸氢钠1g，每日2次；或羟氨苄青霉素0.5g，每日4次；或氟哌酸0.2g，每日2次，均连用3d）失败者。

（3）中药治疗尿路感染有一定的优势，特别是对抗生素过敏或产生抗药性的患者尤为适宜，笔者多年经验，治疗下尿路感染的疗效，中药起效虽不如抗生素快，但副作用小而少，治疗的整体性强。特别是反复再发的尿感，采用扶正祛邪的方法治疗，既能清热解毒，利湿通淋，又可提高机体的免疫功能，减少再发。

下篇 临床篇

（4）清热通淋颗粒（作者经验方，医院制剂）是我多年来的临床经验方，本方是根据尿感急性阶段湿热蕴结下焦，膀胱气化不利的病机特点，采用清热解毒，利湿通淋的中药所组成。本组52例尿感患者，清洁中断尿培养阳性，细菌计数$\geq 10^5$/ml，临床表现均有膀胱刺激症状，并经尿抗体包裹细菌（ACB）、尿β_2-MG检查排除上尿路感染后，采用清热通淋颗粒治疗，每次1包（5g），一日3次，冲服。连服3d。结果：52例急性膀胱炎全部近期治愈，停药1月内均无复发。治疗期间有5例出现泛酸，3例大便稀，但均不影响继续服药。说明，中医中药治疗急性膀胱炎有较好的疗效，且副作用小（浙江中西医结合杂志，1993年增刊）。

第二节 急性肾盂肾炎

急性肾盂肾炎（acute pyelonephritis）是由细菌侵入肾盂所引起的急性炎症，受累肾盂可能是单侧，也可能是双侧。

一、诊断要点

（1）起病急，尿频、尿急、尿痛、腰痛，肋脊角压痛和叩击痛。

（2）可有轻度发热或寒战、高热，血白细胞显著升高等全身感染中毒症状。

（3）有真性细菌尿；定位诊断支持上尿路感染（ACB阳性，尿NAG酶升高，尿β_2-MG升高，尿白细胞、红细胞管型可见）。

（4）单剂或三日疗法无效。

（5）B超、KUB、IVP检查肾脏无形态学变化。

二、治疗

（一）一般治疗

卧床休息，多饮水，勤排尿。

（二）西医治疗

1. 轻型急性肾盂肾炎

经三日疗法治疗失败的尿路感染，或有轻度发热和/或肋脊角叩痛的肾盂肾炎，宜口服有效抗菌药物14d疗程，常用的抗菌药物与治疗急性膀胱炎的3d疗程相同。一般用药72h即显效，如有效则无须更换药物，可继续用药至疗程结束。如用药72h仍未显效，应按药物敏感试验结果更换抗菌药物。如对磺胺类药物过敏，中药治疗也有相同疗效。

2. 较严重的肾盂肾炎

发热超过38.5℃，血白细胞升高等全身感染中毒症状明显者，患者多是复杂性肾盂肾炎，致病菌多为耐药革兰氏阴性杆菌，宜采用肌注或静脉注射抗菌药物，在未有药物敏感试验结果之前，可暂时使用庆大霉素或妥布霉素1.5mg/kg，每8h 1次或头孢唑林钠0.5g，每8h 1次，必要时可加用或改用头孢噻肟钠2g，每8h 1次。在获得药物敏感试验报告后，可酌情改用肾毒性小且比较便宜的抗菌药物。笔者经验，配合中药治疗，对减轻全身感染中毒症状有明显效果。

3. 重症肾盂肾炎

有寒战、高热，血白细胞显著升高、核左移等严重的全身感染中毒症状，甚至出现低血压、呼吸性碱中毒，疑为革兰氏阴性细菌败血症者，在未获得致病菌的药物敏感试验结果之前，可先选用下述抗菌药物联合治疗：①半合成的广谱青霉素，如哌拉西林3g，每6h静滴1次；②氨基糖苷类抗生素，如妥布霉素或庆大霉素，剂量均为1.7mg/kg，每8h静滴1次；③第3代头孢菌素类，如头孢曲松钠静脉滴注，每次1g，每12h 1次；或头孢哌酮钠静脉滴注，每次2g，每8h 1次。通常使用一种氨基糖苷类，再加一种半合成广谱青霉素或第3代头孢菌素类。后两者与氨基糖苷类联用，有协同作用。如未能排除革兰氏阳性球菌感染，可加用氨

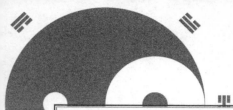

苄西林30mg/kg，每6h静滴1次。配合中药治疗，对改善症状和提高机体免疫力有一定的作用。在病情允许时，应尽快作有关尿路影像学检查，以确定有无尿路梗阻，特别是尿路结石引起的梗阻。如不纠正尿液引流不畅，复杂性肾盂肾炎是很难彻底治愈的。

（三）中医辨证论治

急性肾盂肾炎属中医淋证范畴，其病因为湿热，病位在肾与膀胱，病机为肾气虚损，膀胱气化失常，湿热之邪乘虚而入侵膀胱，波及于肾，导致湿热蕴结于肾，证属实证居多。根据急则治其标的原则，治疗以清热解毒，利湿通淋为主。对反复发作者，应扶正祛邪。

1. 膀胱湿热证

主证：尿频、尿急、尿痛，小腹拘急，小便混浊或短赤，舌质暗红，苔黄厚腻，脉滑数。

治法：清热解毒，利湿通淋。

方药：清热通淋汤（作者经验方）加减。金银花30g，龙葵15g，石韦30g，地榆30g，海金沙15g（包），乌药10g，益智仁10g，滑石18g（包），甘草6g。水煎2次兑匀，分3次服（下同）。

加减：有恶寒、发热者，加柴胡10g、黄芩10g、连翘20g；血尿加小蓟30g、藕节15g。

2. 肝胆湿热证

主证：发热恶寒，寒热往来，尿频、尿急、尿痛，腰痛拒按，恶心呕吐，舌质暗红，苔黄厚腻，脉弦数。

治法：清利肝胆，利湿通淋。

方药：龙胆泻肝汤加减。龙胆草6g，栀子10g，黄芩10g，柴胡10g，生地15g，泽泻10g，车前草30g，地榆20g，忍冬藤30g。

加减：湿热重者加土茯苓30g、连翘15g；恶心呕吐者加竹茹10g、陈皮10g；血尿加小蓟30g、紫珠草30g。

3. 气虚湿热证

主证：尿感症状时作时止，遇劳即发或加重，疲乏无力，食欲不振，舌淡胖大，苔白厚，脉沉细。

治法：益气健脾，利湿化瘀。

方药：补中益气汤加减。黄芪30g，党参15g，白术15g，当归10g，柴胡6g，土茯苓20g，益母草20g，地榆20g，泽兰15g，甘草6g。

加减：腰痛者加焦杜仲15g、炒续断15g；血尿加白茅根30g、紫珠草30g。

4. 阴虚湿热证

主证：尿频、尿急、尿痛，尿色黄赤，手足心热，腰酸腿软，咽干唇燥，舌红少苔，脉细数。

治法：滋阴补肾，清热利湿。

方药：知柏地黄丸加减。知母10g，黄柏10g，生地15g，茯苓15g，泽泻15g，丹皮10g，石韦30g，车前草30g，地榆20g。

加减：兼有气虚者加黄芪20g、太子参15g；湿热重者加土茯苓20g、苍术10g；血尿加藕节15g、茜草15g。

三、临证经验

（1）急性肾盂肾炎，采用敏感抗生素配合中药治疗，对解除患者全身中毒症状、提高尿菌阴转率和减少复发，均有显著的疗效。抗生素的杀菌、抑菌作用虽强，但对细菌产生的毒素缺乏清除作用，也即缺乏解毒作用，尤其对产生耐药性和对抗生素过敏的患者，中药治疗尤为必要。

（2）临床上如有下述情况，便可诊断为急性肾盂肾炎：

①尿急、尿频或/及尿痛的病人，如同时发热超过38℃，有明显的肋脊角疼痛、叩痛及/或压痛。

②以尿频、尿急、尿痛为主要主诉，而无全身症状，外表上

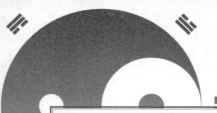

看起来是"健康"的妇女，可先给予3d抗菌疗法，如复方磺胺甲基异噁唑1g，每日2次，口服，共3d，如能治愈，则为膀胱炎，如在停止治疗后1周至1个月内复发（大多数在1周时复查中段尿定量培养和尿常规时，发现复发），则为肾盂肾炎。

（3）清热通淋汤是我多年来的临床经验方，本方是根据尿感急性阶段湿热蕴结下焦，膀胱气化不利的病机特点，采用清热解毒，利湿通淋的中药所组成。本组18例患者，清洁中段尿培养阳性，尿菌计数≥10^5/ml，尿抗体包裹细菌（ACB）阳性和尿β_2-MG升高，符合急性肾盂肾炎的诊断标准。采用清热通淋颗粒（作者经验方，医院制剂），每次1包（6g），一日3次，冲服，连服14d。结果：18例急性肾盂肾炎近期治愈16例（88.89%），治疗失败2例（11.11%），此2例均有复杂因素。治疗期间有4例出现泛酸，2例大便稀，但均不影响继续服药。说明，中医中药治疗急性肾盂肾有较好的疗效，且副作用小（浙江中西医结合杂志，1993年增刊）。

第三节　慢性肾盂肾炎

慢性肾盂肾炎（chronic pyelonephritis）是由细菌感染肾脏所致的慢性炎症，病变主要侵犯肾间质和肾盂、肾盏组织。由于炎症的持续进行或反复发生导致肾间质和肾盂、肾盏组织的损害，瘢痕形成，以致肾脏萎缩和出现功能障碍，并以肾小管功能障碍较肾小球明显为其特点。本病多发生于复杂性尿路感染的患者。

一、诊断要点

（1）有急性肾盂肾炎病史，尿细菌培养长期阳性，细菌计数≥10^5/ml。

（2）反复发作的低热，疲乏，腰酸痛，肋脊角叩痛及输尿管上段压痛。

（3）夜尿增多，呈低比重尿，尿渗透压低。

（4）肾盂静脉造影显示：局灶性粗糙的皮质疤痕及相应部位下面的肾乳头收缩和肾盏的扩张和变钝。

二、治疗

慢性肾盂肾炎常发生在尿路有复杂情况下，如尿路梗阻，膀胱、输尿管反流等，若复杂情况得不到纠正，慢性肾盂肾炎很难彻底治愈。

（一）西医治疗

在有症状性尿感发作时，即予以治疗，方法详见《尿感》一节。症状性尿感再发频繁者，宜采用长程低剂量抑菌疗法，方法是每晚睡前排尿后，口服一个单剂量的抗菌药。可选用复方新诺明半片，或呋喃妥因50mg，或氟哌酸0.2g，服用1年。如有可能手术纠正尿路梗阻，应尽量争取。

（二）中医辨证论治

1. 气阴两虚，湿热留恋证

主证：尿频、排尿不适或小便淋沥不畅，时有发作，间歇性低热或手足心热，口干舌燥，腰部酸痛，食欲减退，倦怠乏力，舌质暗红，苔少或苔根黄腻，脉细弱或细数无力。

治法：益气养阴，清热利湿。

方药：参麦地黄汤加减。太子参15g，麦冬10g，生地15g，山茱萸10g，山药15g，丹皮10g，土茯苓20g，地榆20g，益母草20g，忍冬藤20g，乌药10g。水煎2次兑匀，分3次服（下同）。

加减：腰酸痛加桑寄生15g、续断15g；低热加鳖甲15g、知母10g、黄柏10g；血尿加小蓟30g、紫珠草30g。

2. 肝肾阴虚，湿热稽留证

主证：尿频、排尿不适或小便淋沥不畅，时有发作，头晕耳鸣，视物模糊，腰部酸痛，低热或五心烦热，口干舌燥，或有血尿，舌红苔少，脉象细数。

治法：滋补肝肾，清热化湿。

方药：知柏地黄丸加减。知母10g，黄柏10g，生地15g，山茱萸10g，山药15g，丹皮10g，地骨皮15g，土茯苓20g，地榆20g，益母草20g。

加减：眩晕耳鸣加野菊花10g、钩藤10g；血尿加小蓟30g、紫珠草30g。

3. 脾肾气虚，湿浊缠绵证

主证：每因劳累则见尿频、排尿不适或小便淋沥不畅，腰部酸痛，食少神疲，少腹坠胀，甚则畏寒肢冷，夜尿增多，面浮肢肿，舌淡苔白，脉象沉细。

治法：健脾益肾，清利湿浊。

方药：无比山药丸加减。山药30g，茯苓15g，生地15g，菟丝子15g，沙苑子12g，生苡仁15g，蒲公英15g，怀牛膝10g，焦杜仲12g，泽泻12g。

加减：浮肿加车前子15g（包煎）；畏寒肢冷加附片10g（先煎）、桂枝10g；少腹坠胀加黄芪15g、党参15g、升麻6g。

4. 肝胆郁热，湿热内蕴证

主证：尿频、尿急、尿痛或小便淋沥不畅，反复发作，发热寒战，腰部胀痛，恶心纳呆，舌红苔黄腻，脉滑数。

治法：疏肝利胆，清热利湿。

方药：大柴胡汤合猪苓汤加减。大黄10g（后下），柴胡12g，黄芩12g，杭白芍12g，清半夏10g，枳壳12g，猪苓15g，土茯苓20g，地榆20g，滑石20g（包煎），甘草5g。

加减：恶心呕吐加竹茹10g、生姜10g；发热寒战加金银花30g、连翘20g；腰痛加焦杜仲15g、山甲15g、川芎10g。

三、临证经验

（1）以往临床上按急性肾盂肾炎病史的长短（超过半年或1年）来诊断慢性肾盂肾炎，这是不正确的。慢性肾盂肾炎诊断要点应是：①有慢性间质性肾炎的临床表现；②影像学检查，有肾盂、肾盏纤维化和变形；③有确切的尿感病史和真性细菌尿。本病的临床表现差异很大，有以反复发作的尿路感染为主要表现；有以反复发作的低热为主要表现；有以多尿、夜尿增多或酸中毒为主要表现；亦有以高血压为主要表现，因此，临床上一定要详细了解病情，如有可疑，应作进一步检查。

（2）慢性肾盂肾炎的肾脏病理改变为肾间质疤痕形成，肾盂、肾盏纤维化和变形，这种改变符合中医的"血瘀症积"，因此在辨证论治的基础上加入活血化瘀、软坚散结的中药，如桃仁、红花、山甲、皂刺、三棱、莪术、水蛭、䗪虫，能促进肾脏血液循环，提高治疗效果。

第四节　尿道综合征

尿道综合征又称无菌性尿频、排尿不适综合征，是指仅有尿频、尿急及/或尿痛的症状，而中断尿细菌定量培养阴性，并排除结核菌、真菌和厌氧菌等感染者。

尿道综合征又可分为：①感染性尿道综合征。是由微生物引起的感染，如支原体和衣原体感染。②非感染性尿道综合征。经检查确切排除微生物引起的感染。本节主要介绍非感染性尿道综合征。

引起本病的原因不明，可能与下列因素有关：①焦虑性神经官能症；②尿流动力学的异常，如逼尿肌和括约肌功能失调；③过敏或化学激惹，如尼龙内裤、外用避孕药具、洗洁液、除臭喷

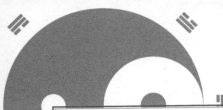

雾剂等；④非特异性膀胱三角炎。

一、诊断要点

(1) 多见于中年妇女。

(2) 有尿频、排尿不适的症状。

(3) 确切排除尿路细菌、真菌、衣原体感染。

(4) 有使用抗生素而无效的病史。

二、治疗

本病预后虽无大碍，但病情缠绵，甚是痛苦，中医治疗本病有独特的疗效，是首选的治疗方法。

中医学认为，本病多由情志抑郁，肝气不疏，肝郁化火，或思虑过度，耗伤心营，水火失济，心肾不交，冲任不调，致使三焦决渎失控，膀胱气化失调所致。

(一) 辨证论治

1. 肝郁气滞证

主证：尿频、排尿不适，少腹胀满，胸闷不舒，烦躁失眠，情绪激动，月经不调，舌红苔白，脉弦细。

治法：疏肝解郁，安神清淋。

方药：丹栀逍遥散加减。丹皮10g，栀子10g，当归15g，杭白芍12g，柴胡10g，茯神15g，白术15g，地榆15g，龙齿30g，滑石15g，甘草6g。水煎2次兑匀，分3次服（下同）。

加减：少腹胀满者加乌药10g、小茴香10g；烦躁失眠加酸枣仁30g、合欢皮20g；闭经，舌有瘀点者加桃仁10g、红花10g、益母草20g。

2. 冲任不调证

主证：尿频、排尿不适，精神抑郁，情绪不宁，面部潮热，背部畏寒，月经不调，舌红苔白，脉弦细。

治法：调理冲任，安神清淋。

方药：二仙汤加减。仙茅10g，仙灵脾10g，巴戟天10g，全当归15g，知母10g，黄柏10g，龙齿30g，合欢皮20g，益母草20g，地榆15g。

加减：烦躁失眠加酸枣仁30g、丹参15g；血压高加钩藤15g，地龙10g。

（二）辅助治疗

安定2.5mg，每日3次；谷维素20mg，每日3次。

三、临证经验

（1）无菌性尿频、排尿不适综合征（尿道综合征）多见于中年妇女，尿频较排尿不适的症状更为突出，有长期使用抗生素治疗而无效的病史。这些病人多有明显的心理因素，当注意力分散时尿频、排尿不适的症状可明显减轻。中医认为本病多由情志抑郁，肝气不疏，肝郁化火，或思虑过度，耗伤心营，水火失济，心肾不交，冲任不调，致使三焦决渎失控，膀胱气化失调所致。采用疏肝解郁，或调理冲任，佐以调理膀胱气化，兼清湿热的治法，每能收到很好的疗效。

（2）调理冲任的二仙汤是治疗更年期综合征及更年期高血压的经验方（《中医方剂临床手册》），具有温肾阳、补肾精、泻肾火、调理冲任的功效。笔者采用此方加减治疗尿道综合征收到了很好的疗效。治疗18例尿道综合征，冲任不调型。1个月后完全缓解6例，2个月后完全缓解9例，3个月后完全缓解3例。停药后6个月，随访到12例患者，均未复发。

第五节　真菌性尿路感染

真菌性尿路感染是由真菌所引起，在健康人罕见，在体弱多

下篇 临床篇

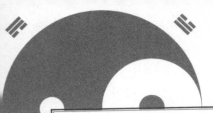

病的人，免疫功能极低而长期使用广谱抗生素、糖皮质激素或免疫抑制剂者常能发生。发病率占尿路感染的0~4.5%。全身性真菌感染，常可经血流侵及泌尿系，但局限于尿路的真菌感染常为上行性感染，临床较罕见。许多真菌都可以引起尿路感染，以白色念珠菌常见。糖尿病、恶性肿瘤、免疫功能障碍和自身免疫性疾病患者，尤易继发本病。

一、诊断要点

（1）存在有真菌感染的易感因素，如长期使用抗生素或免疫抑制剂、患糖尿病等。

（2）有尿路感染症状或尿中白细胞增多。

（3）尿细菌培养阴性，而真菌镜检阳性或培养阳性，血清念株菌抗体测定有助于诊断。

（4）本病临床表现差异很大，轻者可无症状或仅有尿路感染的表现，重者甚至发生肾衰竭。常见的临床类型有：①肾盂肾炎型。临床表现与细菌性肾盂肾炎相似。②膀胱炎型。常继发于细菌性膀胱炎治愈后，有时在膀胱内可见真菌球。③输尿管梗阻型。真菌球移行至输尿管，可发生肾绞痛，若双侧完全梗阻则出现无尿、肾盂积水等。④肾乳头坏死型。急性肾乳头坏死时，可出现寒战、高热、肉眼血尿，尿频、尿急、尿痛，甚至出现肾绞痛及少尿。

二、治疗

早期诊断，恰当治疗，效果较好。

（一）祛除不利因素

治疗或控制基础疾病，除去医源性因素，均有助于真菌性尿路感染的痊愈。

（二）药物治疗

全身或局部使用抗真菌药。

（1）两性霉素B为广谱抗真菌药，全身给药仅用于严重病例0.1~1.0mg/（kg·d），最初数日，每日0.1~0.25mg/kg，以后逐渐加量，以5%葡萄糖液，静脉滴注，4周为1疗程。下尿路感染可用50mg/L溶液，冲洗膀胱。连用7~10d。

（2）氟康唑0.1~0.2g，每日1次，口服，连用10~14d。

（3）大蒜素0.15%注射液40~100ml加于5%葡萄糖液中静脉滴注，连用10~14d。

（4）酮康唑0.2g，每日2次。

（5）万古霉素（trichomycin）5万~10万单位，每日4次，口服。

（6）对下尿路感染采用制菌霉素0.2g/L溶液，冲洗膀胱，每日数次。克念菌素0.5mg/ml，冲洗膀胱亦有很好疗效。

（三）碱化尿液

适服用苏打片碱化尿液，可抑制真菌在尿中的繁殖。

（四）清热通淋汤（作者经验方）加减

金银花30g，龙葵15g，石韦30g，地榆30g，海金沙15g（包），土茯苓30g，乌药10g，益智仁10g，滑石18g（包），甘草6g。水煎2次兑匀，分3次服。

加减：有恶寒、发热者，加柴胡10g、黄芩10g、连翘20g；血尿加小蓟30g、藕节15g。

第六节　淋菌性尿道炎

淋菌性尿道炎（gonorrhea）由奈瑟（Neisser）淋病双球菌感染引起，是最常见的性病。成人淋菌性尿道炎几乎全由不洁性交传播，入侵的淋球菌在泌尿生殖系内生长繁殖，引起症状。

下篇　临床篇

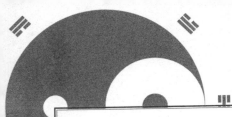

一、诊断要点

（一）有不洁性交史
患者通常有不洁性交史。

（二）有典型的临床表现

1. 潜伏期

在不洁性交3~5d（潜伏期2~10d）后发病。

2. 局部症状

（1）尿道口红肿，伴瘙痒及稀薄白色黏液分泌物。

（2）排尿不适及排尿时尿道口刺痛或烧灼痛，排尿后减轻，排尿次数增多，尿液混浊。患者常因尿痛激烈而不敢排尿，以至发生尿潴留。

（3）尿道口溢脓，以清晨为重，由浆液性至黄色黏稠脓性或血性分泌物，聚集于尿道口，可引起尿道阻塞。

（4）尿道黏膜外翻，腹股沟淋巴结红肿疼痛、化脓。

（5）炎症从前尿道扩展到后尿道时，常引起尿频、尿急、尿痛，排尿终末血尿。

3. 全身症状

少数患者可有低热、乏力、食欲不振等，症状多于1周后减轻。约18%的男性淋病性尿道炎无明显症状，女性症状较男性多，尿道旁腺多伴同发病，出现肿胀、流脓。

（三）实验室检查发现淋球菌
检查淋球菌的方法主要有：

1. 显微镜检查

取分泌物涂片，革兰氏染色镜检，如白细胞内有大量革兰氏阴性双球菌，伴有少数细胞外双球菌，即有诊断意义。其阳性率在男性为95%~99%，女性为55%~65%，无症状者阳性率很低。

2. 即时免疫荧光染色

取病人分泌物立即行免疫荧光染色寻找抗原,其结果同革兰氏染色涂片。

3. 培养

分泌物涂片阴性者可作培养。

4. 生化反应

(1) 氧化酶试验:在生长4~48h的淋球菌菌落的培养基上滴加氧化酶试剂,淋球菌菌落可变成紫红色或黑色。

(2) 糖发酵试验:在培养基中加糖类和指示剂,淋球菌分解葡萄糖,使培养基pH降低,而指示剂颜色改变。

二、治疗

急性期患者以抗生素治疗为主,绝大多数抗生素对淋球菌有疗效。

(一) 首选喹诺酮类抗生素

如诺氟沙星0.8~1.0g,氧氟沙星0.4g(女性0.6g)或环丙沙星0.4g~0.6g,一次口服(肝肾功能障碍者、孕妇及少年儿童禁用),重症可用5~7d。

(二) 壮观霉素 (spectinomycin)

壮观霉素0.2g(宫颈炎用4.0g),一次肌注,重症可用5~7d。

(三) 罗氏芬

罗氏芬1.0g,一次静注。

(四) 其他抗生素

(1) 氨苄西林3.5g,口服。

(2) 阿莫西林3.0g,口服。

(3) 青霉素G480万单位,一次分两侧臀部注射。

(4) 头孢噻吩2.0g,肌注。

以上4种药物可任选一种,使用1次,但需同时口服丙磺舒

下篇 临床篇

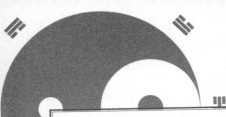

1.0g。

（五）尿道洗涤法

淋病性尿道炎于亚急性期后，常用0.25%~1.0%硝酸银或1.0%~2.0%弱蛋白银溶液，每次注入尿道5ml，留置2~3min后引出，并于20~30min不排尿，每日1次。

（六）尿道扩张术

慢性淋病性尿道炎引起尿路狭窄，可行尿道扩张术。

（七）清热通淋汤（作者经验方）加减

金银花30g，龙葵15g，石韦30g，地榆30g，海金沙15g（包），土茯苓30g，乌药10g，益智仁10g，滑石18g（包），甘草6g。水煎2次兑匀，分3次服。

加减：有恶寒、发热者，加柴胡10g、黄芩10g、连翘20g；血尿加小蓟30g、藕节15g。

第七节 衣（支）原体尿道炎

衣（支）原体尿道炎俗称非淋病性尿道炎，均属性传播疾病。衣原体是一种寄生于胞浆内的微生物，呈球形，现证实至少有15种血清亚型，其中D~K8种亚型可引起非淋病性尿道炎。分解尿素支原体及人型支原体是简单的原核生物，有非常小的染色体组。

非淋病性尿道炎主要由不洁性交传播，新生儿在分娩时，通过感染本病的母体阴道患病。本病好发于中、青年性旺盛期，25岁以下患者占60%。

一、诊断要点

（一）有不洁性交史

患者通常有不洁性交史。

（二）有典型临床表现

（1）潜伏期1~3周。

（2）局部表现：

①男性：同淋菌性尿道炎，唯程度较轻。部分可并发前列腺炎、附睾炎及睾丸炎。

②女性：表现为妇科疾病，以黏液脓性宫颈炎最明显，也常伴前庭大腺炎、阴道炎，甚至盆腔炎。

（3）全身表现：

①结膜炎，视力下降。

②多发性关节炎或Reiter综合征。

（4）衣（支）原体血清学检查及培养阳性。

（5）淋菌镜检和培养阴性。

二、治疗

本病用敏感抗生素治疗，但疗程要长，治疗期间禁止性生活，其配偶也需相应治疗。抗生素可选用：

（1）四环素0.5g，每日4次，连服7d，然后0.25g，每日4次，服14d。

（2）多西环素0.1g，每日2次，连服7d。

（3）红霉素，剂量和疗程同四环素，尤适于孕妇。疗程结束后1周，进行复查。

（4）中药：清热通淋汤（作者经验方）加减。金银花30g，龙葵15g，石韦30g，地榆30g，海金沙15g（包），土茯苓30g，乌药10g，益智仁10g，滑石18g（包），甘草6g。水煎2次兑匀，分3次服。

加减：有恶寒、发热者，加柴胡10g、黄芩10g、连翘20g；血尿加小蓟30g、藕节15g。

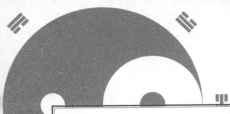

第八节　滴虫性尿路感染

　　滴虫性尿路感染（urinary tract infection caused by tri-chomonad）主要的病原体是阴道滴虫，它能寄生在女性的阴道、尿道和男性的尿道、前列腺内，引起尿道炎、膀胱炎、阴道炎和前列腺炎等，偶可由发炎的膀胱上行感染侵犯肾脏，甚至引起肾周围脓肿。

一、诊断要点

　　(1) 有尿路刺激症状，如尿频、尿急、尿痛和终末血尿。
　　(2) 尿道瘙痒感及排尿后少量乳白色分泌物。
　　(3) 本人（或配偶）有滴虫性阴道炎。
　　(4) 新鲜尿或尿道口分泌物涂片，可找到滴虫，而尿细菌检查阴性。

二、治疗

（一）甲硝唑

　　为杀滴虫的特效药，常用量0.2g，每日3次，口服，7~10d为1疗程，间隔1月可重复1疗程。

（二）曲古霉素

　　有抗滴虫和真菌的作用，每次10u，一日2次，口服，5~7d为1疗程。

（三）金霉素或土霉素

　　一般认为滴虫侵犯尿路，此先都存在尿路细菌感染，该类药对细菌和滴虫均有效，可与灭滴灵合用或交替使用。0.5g，一日2次，共用10d。

（四）清热通淋汤（作者经验方）加减

金银花30g，龙葵15g，石韦30g，地榆30g，海金沙15g（包），土茯苓30g，乌药10g，益智仁10g，滑石18g（包），甘草6g。水煎2次兑匀，分3次服。

加减：有恶寒、发热者，加柴胡10g、黄芩10g、连翘20g；血尿加小蓟30g、藕节15g。

下篇 临床篇

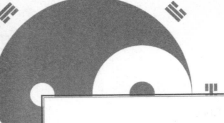

第十章　肾小管—间质性疾病

间质性肾炎（interstitial nephritis）是一个临床病理综合征，以肾间质病变为突出表现，由于间质性肾炎几乎都有肾小管受累，因而又称肾小管—间质性疾病。该组疾病临床相当常见，以临床起病的急缓、伴随的症状和体征以及肾间质纤维化的程度，分为急性和慢性间质性肾炎。

第一节　急性间质性肾炎

急性间质性肾炎（acute interstitial nephritis，AIN）又称急性肾小管—间质性肾炎，由多种原因引起，起病急骤。主要病理改变为肾间质的炎性细胞浸润，肾小管呈不同程度的退行性变，肾小球和肾血管大多数正常或轻度病变。

一、病因病机

急性间质性肾炎的病因可分为以下五类。

（一）药物过敏性急性间质性肾炎和感染

常见为青霉素类、先锋霉素类、非固醇类抗炎药、利尿药、抗结核药、磺胺类以及某些肾毒性中药等多种药物可引起急性间质性肾炎。

（二）急性全身感染所致变态反应性间质性肾炎

常见于金黄色葡萄球菌、链球菌、肺炎球菌所致败血病；钩端螺旋体病；流行性出血热；白喉、猩红热、弓形虫病、伤寒、感染性单核细胞增多症、麻疹、布氏杆菌病、军团菌病、结核病感染、疱疹病毒感染、人免疫缺陷病毒感染等所致的间质性肾炎，是细菌、病毒或其他毒素引起的间质变态反应。

（三）系统疾病伴急性间质性肾炎

常见于系统性红斑狼疮、结节病、干燥综合征等。

（四）恶性细胞的浸润

见于多发性骨髓瘤、淋巴瘤、急性白血病等。

（五）特发性急性间质性肾炎

原因不明，可伴眼色素膜炎。

急性间质性肾炎由药物过敏引起者其发病机制为免疫机制，药物作为半抗原与体内蛋白质（载体）结合，引起机体超敏反应（包括细胞免疫及体液免疫机制两个方面），导致肾间质及肾小管病变。

二、诊断要点

（一）药物过敏性AIN的诊断要点

（1）近期使用肾毒性药物史。

（2）全身过敏表现，如药疹、药物热及外周血嗜酸性粒细胞增多。但是由非甾体抗炎药引起者常无全身过敏表现。

（3）尿化验异常，出现无菌性白细胞尿、血尿及蛋白尿。蛋白尿多呈轻型，但当非甾体抗炎药引起肾小球微小病变性肾病时却常见大量蛋白尿（>3.5g/d），并可由此引起肾病综合征。

（4）肾功能损害：常出现急性肾衰竭，伴或不伴少尿。常因肾小管功能损害，出现肾性糖尿、低比重及低渗透压尿。

一般认为若有上述表现的前两条，再加上后两条中任何一条，临床AIN诊断即可成立。但非典型病例（尤其由非甾体抗炎药引起者）常无第二条，必须依靠肾穿刺病理检查确诊。

下篇 临床篇

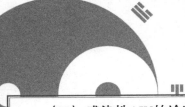

（二）感染性AIN的诊断要点

全身感染时出现尿液改变并伴有进行性肾功能减退，应怀疑败血症性间质性肾炎。

（三）特发性AIN的诊断要点

（1）以往无明确的药物过敏史、感染史，亦无系统性疾病。

（2）突发急性非少尿型急性肾衰。

（3）有中度蛋白尿、糖尿、血沉快及高γ球蛋白血症。

（4）诊断困难时，可作肾活检以明确诊断。

三、治疗

（一）西医治疗

1. 去除病因

药物过敏引起者，应立即停药，感染引起者，尽早通过血培养，明确病原菌并及时消除致病病原菌。

2. 抗过敏治疗

对少数去除病因后恢复不理想的患者，可加用泼尼松口服，每日30~40mg，4~8周后逐渐减量。急性肾衰者，如常规治疗1~2周效果不佳，可试用小剂量甲基强的松龙冲击治疗。

3. 免疫抑制剂治疗

肾活检病理学检查无间质纤维化或仅有轻度、灶状间质纤维化，对糖皮质激素治疗反应较差者，可于激素治疗的2周内加环磷酰胺或环孢素。用药时间不宜过长，以免引起药物的并发症。

4. 急性肾衰竭的治疗

按急性肾衰竭治疗原则处理。

（二）中医辨证论治

急性间质性肾炎的中医病因病机主要是感受湿热、毒热之邪，蕴结三焦，伤及脏腑，阻滞气机，致使肾失开合，膀胱气化失司，脾胃升降失调而致病。或素体虚弱，误用有毒物质中毒，损伤脾肾所致。本病按以下4个证型辨证论治。

1. 热毒炽盛证

主证：头痛身热，或寒战高热，腰部疼痛，小便黄赤，咽干口燥，胸闷腹胀，或伴尿少，尿闭，口中尿臭，或伴皮肤斑疹隐隐，或伴皮肤黄染，或伴恶心、呕吐，腹痛便秘，关节疼痛，舌质绛，苔黄燥，脉滑数。

治法：清热解毒，凉血化瘀。

方药：清瘟败毒饮加减。水牛角60g（先煎），生石膏30g（先煎），知母10g，栀子10g，黄芩10g，黄连10g，赤芍15g，丹皮10g，元参10g，连翘12g，猪苓30g，甘草6g。水煎2次兑匀，分3次服（下同）。

加减：尿少或尿闭患者，同时服用降氮胶囊（自拟方）。大黄7.5g，水蛭7.5g，地龙5g，红花3g，红景天5g，人参5g。共研极细粉末，装入1号胶囊（每粒0.3g）。每次4~5粒，一日4次，冲服。皮肤出斑疹者，加紫草15g、小蓟30g；恶心呕吐，腹胀者姜半夏10g、陈皮10g、竹茹10g、厚朴10g。

2. 湿热下注证

主证：小便黄赤，灼热或涩痛不利，腰痛腹痛，口干不欲饮，大便不爽，或伴发热恶寒，口苦呕恶，舌质暗红，苔黄腻，脉滑数。

治法：清热利湿通淋。

方药：清热通淋汤（作者经验方）加减。金银花30g，石韦30g，龙葵15g，生地榆30g，海金沙10g（包煎），滑石30g（包煎），乌药10g，益智仁10g。

加减：发热恶寒者，加柴胡30g、栀子10g、黄芩10g；口苦呕恶者，加姜半夏10g、竹茹10g、陈皮10g、伏龙肝60g（先煎）。

3. 肝肾阴虚证

主证：头晕耳鸣，五心烦热，腰酸痛，尿频，尿黄，或尿

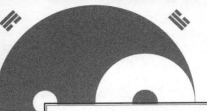

血，口干欲饮，舌质暗红，苔薄黄，脉细数。

治法：滋补肝肾，凉血止血。

方药：养阴健肾汤（作者经验方）加减。生地20g，元参15g，丹皮10g，地骨皮15g，女贞子15g，旱莲草15g，知母15g，黄柏10g，白茅根30g，地龙15g。

加减：潮热盗汗者，加龟板30g（先煎）；心烦失眠者，加炒枣仁30g、夜交藤15g、远志10g、丹参20g。

4. 脾肾气虚证

主证：面色萎黄，神疲乏力，腰酸腿软，头晕耳鸣，腹胀纳差，多尿，夜尿，舌质淡，苔白，脉沉细。

治法：益气健脾，补肾活血。

方药：补阳健肾汤（作者经验方）加减。红景天15g，山药20g，盐锁阳15g，肉苁蓉15g，菟丝子10g，女贞子10g，益母草30g，当归15g，莪术10g。

加减：神疲乏力明显者，加黄芪30g、潞党参15g；腹胀纳差者，加厚朴10g、砂仁10g、炒麦芽15g；夜尿明显者，加金樱子15g、芡实15g。

第二节　慢性间质性肾炎

慢性间质性肾炎（chronic interstitial nephritis，CIN）又称慢性肾小管—间质性肾炎，是一组以肾间质纤维化和炎症及肾小管萎缩病变为主要表现的疾病。

一、病因病机

慢性间质性肾炎的病因多种多样，说明它可通过不同机制致病，常见病因有：①微生物感染，如细菌、病毒、真菌感染所致CIN；②理化因素损伤，如药物（镇痛药、环孢素等）、重金属或放射线照射所致CIN；③免疫性疾病引起，如干燥综合征所致CIN；④代谢性疾病引起，如高尿酸血症、高草酸血症或高钙血症所致CIN；⑤病因不明，如巴尔干肾病等。近年来发现含马兜铃酸的中药，如关木通、木防己及马兜铃可引起CIN。

以上原因均可导致双肾缩小，肾实质萎缩。光镜下弥漫性肾间质纤维化伴炎细胞（淋巴及单核细胞）浸润，肾小管萎缩，严重时尚可见到肾小球周围纤维化及肾小球缺血性硬化。

二、诊断要点

（1）起病隐匿，进展缓慢，常有慢性肾盂肾炎并伴膀胱输尿管反流或尿路梗阻病史；或长期接触肾毒素或用药史（如止痛药、环孢素、重金属、含马兜铃酸的中药等）。

（2）肾小管功能损害较早出现或较严重：近端肾小管重吸收功能障碍，可导致肾性糖尿；远端肾小管浓缩功能障碍，可导致夜尿多，尿比重及渗透压减低；肾小管酸化功能障碍，可导致肾小管性酸中毒。

（3）轻度蛋白尿和白细胞尿，尿β_2-微球蛋白排泄增加。

（4）影像学检查：双肾大小不等，外形不规则（疤痕形成），肾盏变形。

（5）肾活检呈慢性小管—间质性炎症伴肾小球硬化。

三、治疗

（一）控制和去除病因

及时解除尿路梗阻；停止药物（镇痛药）应用；积极控制感染；系统性疾病的治疗。

（二）肾小管功能不全为主者

应及时纠正水、电解质和酸碱平衡紊乱。防止因脱水、低血压等使肾功能进一步减退。

下篇 临床篇

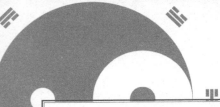

（三）对发展成慢性肾衰者

按尿毒症处理，进行必要的透析疗法和异体肾移植。

（四）中医辨证论治

根据慢性间质性肾炎的临床表现，中医认为其病因病机是由于感受湿热之邪，湿热蕴结下焦，损伤肾络而致病；有因久服肾毒性药物或接触环境毒物，损伤肾阴，肾阴亏虚，虚火内生，热移膀胱而致病；有因情志不畅，肝郁气滞，气郁化火，灼伤津液，损伤肺气，使水津不布，影响膀胱气化而致病。

1. 湿热蕴结证

主证：尿频、尿急、尿痛，小便黄赤或血尿，腰痛，或伴发热恶寒，口苦呕恶，或伴大便秘结，舌质红，苔黄腻，脉弦滑。

治法：清热利湿通淋。

方药：清热通淋汤（作者经验方）加减。金银花30g，石韦30g，益母草30g，龙葵15g，地榆20g，冬葵子15g，乌药10g，益智仁10g。水煎2次兑匀，分3次服（下同）。

加减：若大便秘结、腹胀者，加生大黄10g（后下）、枳实10g，以通腑泄热；若伴有发热恶寒，口苦呕恶者，加柴胡12g、黄芩10g、姜半夏10g，以和解少阳；若有感染性疾患，加连翘12g、白花蛇舌草30g、半枝莲15g，以清热解毒；若血尿明显，加小蓟30g、白茅根30g，以凉血止血；若腰痛甚者，加焦杜仲15g、续断15g，以壮腰强肾；有血瘀者，加桃仁10g、红花10g、丹参20g，以活血化瘀止痛；若肾功能不全者，加服金水宝。

2. 阴虚火旺证

主证：腰酸腿软，头晕耳鸣，手足心热，心烦失眠，小便短赤带血，舌质红，少苔，脉细数。

治法：滋阴降火。

方药：知柏地黄丸合二至丸加减。知母15g，黄柏10g，生地15g，山茱萸10g，牡丹皮12g，茯苓15g，女贞子15g，旱莲草

15g，白茅根30g，藕节15g，小蓟20g，地榆15g，淡竹叶10g。

加减：若潮热盗汗者，加龟板30g（先煎）、青蒿12g、鳖甲30g（先煎），以滋阴清虚热；若手足心热，口干者，加北沙参15g、麦冬15g、五味子10g，以滋阴降火；若失眠多梦明显者，加炒枣仁30g、合欢皮15g，以宁心安神。

3. 肺胃热盛证

主证：烦热多饮，多尿，咽干口燥，大便干，舌边尖红，苔薄黄，脉洪数。

治法：清热润肺，生津止渴。

方药：消渴方加减。黄连10g，天花粉30g，生地30g，藕汁10ml，生石膏30g，知母10g，太子参15g，甘草6g。

加减：烦躁失眠，小便频数者，加麦冬15g、五味子10g、炒枣仁30g，以润肺而清热；若大便干结者，加郁李仁10g、何首乌15g，以润肠通便。

4. 肾气虚弱证

主证：面色苍白，神疲乏力，腰酸腿软，头晕耳鸣，小便不畅，或点滴不爽，排出无力，舌质淡，苔白，脉沉细。

治法：补肾益气。

方药：肾气丸加减。附片10g（先煎），肉桂3g（研末冲服），熟地15g，山茱萸10g，山药15g，丹皮10g，茯苓15g，泽泻15g，怀牛膝10g，车前子30g（包煎）。

加减：若小便少甚至无尿者，加当归15g、桃仁10g、红花10g，以活血化瘀，改善肾血循环。若恶心呕吐，烦躁不安者，加用大黄灌肠煎：生大黄30g（后下），附片15g（先煎），龙骨30g（先煎），牡蛎30g（先煎），蒲公英30g。水煎2次兑匀，浓缩至200ml，保留灌肠，每日1~2次。

下篇　临床篇

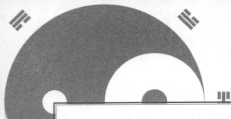

四、临证经验

慢性间质性肾炎不同于急性间质性肾炎，它起病隐袭，进展缓慢，常被原发疾病（如慢性肾小球疾病、慢性肾盂肾炎）所掩盖，应注意鉴别。一般来说，慢性肾小球疾病早期常有水肿和高血压，而慢性间质性肾炎早期多无水肿和高血压；前者尿蛋白以中分子、大分子等肾小球性蛋白尿为主，且常伴有各种管型尿，24h尿蛋白定量多大于1.5g；后者以肾小管性小分子蛋白尿为主，24h尿蛋白定量多小于1.5g，且常在0.5g以下，尿沉渣仅有少量白细胞，管型少见；前者以肾小球功能损害显著，至晚期才出现肾小管功能不全；而后者以肾小管功能损害为主，且其发生早于氮质血症。慢性肾盂肾炎和慢性间质性肾炎临床上虽然均可有尿路刺激综合征，但前者必须在病史上和细菌学上有确凿的尿路感染证据，且很少引起慢性肾功能减退；而后者多伴有尿路梗阻，或膀胱输尿管反流，且常伴有肾功能进行性减退。

慢性间质性肾炎的治疗，西医强调病因治疗，纠正水、电解质及酸碱平衡，对维持内环境平衡起重要作用，但疗效难以持久；中医重在整体调节，扶正祛邪，或祛邪安正，或攻补兼施，作用缓和而持久，对恢复和改善肾小管—间质功能有较好的疗效，副作用小，可长期服用。若将中西药二者有机结合取长补短，充分发挥各自的优势，一定会进一步提高疗效。

第三节　尿酸性肾病

尿酸性肾病（uric acid nephropathy，UAN）是以嘌呤代谢紊乱，或尿酸排泄障碍，引起高尿酸血症所致的肾损害。临床上主要有以下三种形式：①慢性尿酸性肾病（尿酸盐肾病、痛风肾病、痛风性间质性肾炎）；②尿酸性肾结石，或两者可同时并存；

③急性尿酸性肾病（肾小管尿酸沉积、尿酸性急性肾衰竭）。近年来国内报道尿酸性肾病有增多趋势，而且许多病例确诊时已进入肾功能衰竭期。本病以男性中、老年多见，男女之比为20:1。患者多为肥胖、伴高脂血症、高嘌呤饮食及/或酗酒者。多伴发高血压病、冠心病、糖尿病等。

一、病因病机

尿酸是嘌呤代谢的终末产物，正常情况下人体合成的尿酸 2/3 由肾脏排泄。嘌呤代谢紊乱或尿酸排泄障碍均可引起高尿酸血症。血尿酸>357μmol/L时称为高尿酸血症，每日尿尿酸>3599μmol/L称为高尿酸尿症。高尿酸血症是产生尿酸性肾病的基础，其严重程度与血尿酸升高的幅度和持续的时间成正比。主要病因可分为原发性和继发性高尿酸血症两种：

（1）原发性高尿酸血症：由先天性嘌呤代谢紊乱引起，部分遗传缺陷的病因比较明确，部分则未能确定。目前认为以下几种酶的缺陷可能与原发性高尿酸血症的发生有关：①磷酸核糖焦磷酸合成酶活性增高，使ADP对其抑制减弱，嘌呤合成加快，血尿酸升高；②次黄嘌呤—鸟嘌呤磷酸核糖转换酶缺乏或活性降低，从而生成大量嘌呤，使尿酸升高；③谷酰胺磷酸核糖焦磷酸转移酶或黄嘌呤氧化酶活性增加，使嘌呤合成加速。

（2）继发性高尿酸血症：常由恶性肿瘤（骨髓和淋巴系统增生性疾患）化疗或放疗引起。亦可伴随于某些疾病，如牛皮癣、Ⅰ型糖原沉积病。

高尿酸血症时，当尿pH<5.5及/或体内脱水可引起尿酸盐沉积在肾髓质，引起间质性肾炎，也可在远端小管及集合管中形成结晶而阻塞泌尿道。至晚期可导致间质纤维化及肾萎缩。较大的结石可致尿液引流不畅，导致继发性肾盂肾炎而进一步加重肾功能的损害。

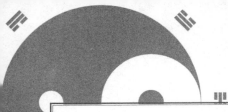

二、诊断要点

（1）常有痛风性关节炎或痛风结节、尿酸性尿路结石。

（2）尿和肾功能检查呈慢性间质性肾炎表现。

（3）高尿酸血症（男>420μmol/L，女>360μmol/L）尿尿酸>1.0g/24h。

（4）急性尿酸性肾病见于恶性肿瘤化疗中，常表现为急性肾衰。

（5）排除慢性肾衰所致的继发性高尿酸血症。其特点是：①发病年龄较早，多见于30~50岁；②男女发病率无显著性差异；③血尿酸的水平较高，多>595μmol/L；④尿尿酸排泄较少，多<400μmol/L；⑤病史中痛风少见。

三、治疗

尿酸性肾病的治疗主要包括抑制尿酸合成、促进尿酸排泄和保护肾脏功能。配合中药即可提高疗效，又能减轻西药的副作用。

（一）一般治疗

1. 调整饮食和生活习惯

避免进食富含嘌呤和高蛋白质的饮食，如动物的心、肝、肾、脑、海鲜，蛤蟹，果仁，扁豆，菠菜等高嘌呤食物，以减少尿酸的来源。多食蔬菜、水果、鸡蛋、牛奶等不含或少含嘌呤的食物。避免劳累、饮酒和受凉等。

2. 大量饮水

以促进尿酸排泄。

3. 碱化尿液

碳酸氢钠1.5~3.0g/d，分3次服，或枸橼酸钠合剂30~60ml，一日3次，使尿pH值保持在6.2~6.8。

（二）药物治疗

1. 促进尿酸排泄

丙磺舒、磺吡酮、苯溴马隆等均可促进尿酸排泄。丙磺舒开始剂量为每次0.25g，每日2次，2周后增至每次0.5g，一日3次。已有肾结石和肾功能不全者慎用。磺吡酮从每次50mg，每日2次，逐渐增至每次100~200mg，每日2~3次。此两种药副作用较多，目前多采用苯溴马隆，25~100mg/d，作用强，副作用小，不影响肝、肾功能。

2. 抑制尿酸合成

别嘌醇200~400mg/d，分3次口服。对GFR<50ml/min的痛风肾患者，可长期使用别嘌醇维持治疗。恶性肿瘤化疗、放疗时，预防性使用别嘌醇0.2~0.6g/d，可预防急性尿酸性肾病的发生。

（三）急性肾衰竭的处理

除应用大剂量别嘌醇600~800mg/d及一般肾衰处理措施外，宜及早进行透析治疗。

（四）中医辨证论治

1. 湿热下注证

主证：四肢关节疼痛，小便灼热不畅，口苦咽干，尿中有时夹有沙石，甚至腰痛尿血，寒热起伏，口苦咽干，尿少色深，舌质红，苔黄厚，脉滑数。多见于痛风石伴发感染者。

治法：清热利湿，通淋排石。

方药：八正散合石韦散加减。车前草30g，萹蓄15g，瞿麦15g，金钱草30g，石韦30g，土茯苓30g，海金沙15g（布包），益母草30g，苍术10g，黄柏10g。

加减：若寒热起伏者加金银花30g、紫花地丁30g、蒲公英30g，以清热解毒；肉眼血尿加小蓟30g、白茅根30g、藕节15g、茜草15g，以凉血止血；身体强壮者，加大黄10g，以导尿酸由肠道排出；若尿血不止，耗伤正气，出现面色萎黄，舌质淡，脉细

下篇 临床篇

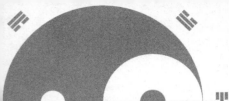

数，加黄芪30g、当归15g、制首乌15g，以调补气血，标本兼治。

2. 瘀血阻络证

主证：关节疼痛，痛有定处，局部有灼热红肿，可有蛋白尿、血尿、轻微浮肿，舌质暗红，或有瘀点，脉弦数。多见于痛风性关节炎伴轻度肾损害。

治法：活血祛瘀，通络止痛。

方药：桃红四物汤合三妙丸加减。桃仁10g，红花10g，当归15g，生地15g，赤芍15g，川芎10g，苍术12g，黄柏10g，川牛膝12g，益母草30g，莱菔子15g。

加减：若关节疼痛甚者，加青风藤30g、海风藤15g、络石藤15g、威灵仙15g、秦艽10g、乳香10g、没药10g，以通络止痛；血尿加小蓟30g、白茅根30g、藕节15g，以凉血止血。

3. 脾肾气虚，水湿不化证

主证：关节疼痛，面色萎黄，疲乏无力，腰酸腿软，夜尿清长，面浮肢肿，舌质淡胖，苔白厚或白腻，脉沉缓。常见于慢性尿酸性肾病伴轻度肾功能损害。

治法：健脾补肾，行气利水。

方药：参苓白术散合济生肾气丸加减。黄芪30g，党参20g，茯苓15g，炒白术15g，怀山药15g，砂仁6g，苡米仁30g，车前子15~30g（布包），川牛膝12g，熟地15g，威灵仙15g，草决明15g，益母草30g。

加减：关节疼痛明显者加当归20g、海风藤15g、络石藤15g，以养血祛风止痛。

4. 脾肾阳虚，湿浊留滞证

主证：畏寒肢冷，精神疲惫，脘腹胀满，食欲不振，恶心呕吐，面浮肢肿，舌质淡胖，苔白厚或白腻，脉沉细。常见于慢性尿酸性肾病伴肾功能衰竭。

治法：温补脾肾，利湿泄浊。

方药：温脾汤合真武汤加减。附片10g，党参20g，炒白术15g，茯苓15g，生大黄10g（后下），陈皮10g，姜半夏10g，藿香10g，苏梗10g。

加减：若频繁呕吐，不能进药，可用中药大黄排毒汤灌肠，组方为：生大黄30g、附片15g、牡蛎30g、红花10g、红景天15g，以温阳泄浊。或进行血透。

四、临证经验

痛风与饮食不节的关系很大，有研究发现高尿酸血症、高甘油三酯血症与肥胖测定的各项指标均呈正相关。中医认为"肥人多痰"，故痛风的发病大多与"痰湿"有关。平素过食大鱼大肉（膏粱厚味）、酗酒，使脾胃经常处于超负荷运转状态，久而久之，脾胃功能受损，运化水谷精微的功能失调，造成脾胃虚弱。中医认为，脾主升清，胃主降浊，升清是将营养物质输送于全身，降浊是把代谢产物和糟粕排出体外。脾胃受损，清浊升降之机紊乱，水湿内停，湿积为浊，便成湿浊。结合现代医学来看，中医所说的湿浊即相当于现代医学所说的尿酸等代谢产物，湿浊积于脉中则为血尿酸浓度升高，形成高尿酸血症；湿浊沉积于关节、滑囊，蕴结化热，而成痛风性关节炎；湿浊沉积于皮下，可形成痛风结节；湿浊沉积于肾脏，可致尿酸性肾病和/或肾结石。湿浊浸淫日久，可致关节畸形、骨质缺损，甚至引起肾功能衰竭。因此，治疗痛风应以清除湿浊，活血通络，调理脾肾为大法。急性发作期以湿热下注型和瘀血阻络型多见，迁延缓解期以脾肾气虚或阳虚为多见。前者以祛邪为主，后者以调理脾肾为主。

在用药方面，急性发作期以祛除湿浊为主，在辨证分型的基础上，选择重用土茯苓、益母草、车前草、桃仁、红花、苍术、黄柏。身强体壮者用大黄导下，使尿酸从肠道排出。脾肾虚弱者选加黄芪、党参、红景天、威灵仙、女贞子、旱莲草等。尽可能不用酸性药物，如吴茱萸、五味子、金樱子等。

第四节　肾小管性酸中毒

肾小管性酸中毒（renal tubular acidosis，RTA）是一个综合征，临床上较常见。由于肾小管功能障碍，肾排酸大大减少，导致代谢性酸中毒。但与肾衰时的酸中毒有所不同的是，血中的硫酸根和磷酸根等阴离子可正常地排泄。因为RTA时，肾小球功能正常或轻度受损，为了维持体液中的阳离子和阴离子的对等，肾脏于是大量的重吸收氯，血清氯浓度升高，故形成高血氯性酸中毒，而阴离子间隙是正常的。一般认为，RTA最少有四个类型：Ⅰ型和Ⅱ型常是遗传性；Ⅲ型罕见，是Ⅰ型和Ⅱ型的混合型；Ⅳ型为获得性，可能是由于低肾素血症性醛固酮降低症，或肾小管对血中盐类皮质素反应力降低所致。

一、病因病机

（一）远端肾小管性酸中毒（Ⅰ型）

本型RTA是由远端肾小管酸化功能障碍引起，主要表现为管腔液与管周液间无法形成高H^+梯度。致成此障碍的可能机制有：①肾小管细胞H^+泵衰竭，主动泌H^+入管腔减少；②肾小管管腔负电位下降，泌H^+入管腔速度减慢（电压依赖型），泌入管腔H^+减少或减慢，均使H^+梯度难以建立；③肾小管细胞膜通透性变化，泌入管腔内的H^+又被动扩散至管周液，使H^+梯度无法维持（梯度缺陷型）。

能引起远端RTA的病因很多，可分为原发性和继发性两大类，前者多见于先天性肾小管功能缺陷，常与遗传相关，后者由各种肾小管—间质疾病继发，尤常见于慢性间质性肾炎。

（二）近端肾小管性酸中毒（Ⅱ型）

本型RTA是由近端肾小管酸化功能障碍引起，主要表现为HCO_3^-重吸收障碍。致成此障碍的可能机制有：①肾小管细胞腔侧H^+-N^+交换（泌H^+重吸收N^+）障碍。细胞泌N^+功能受损时可引起此障碍。②肾小管细胞或管腔内碳酸酐酶活性减低，导致HCO_3^-生成减少。③肾小管细胞基底侧$Na^+-HCO_3^-$协同转运（从胞内转运入血）障碍。造成肾小管细胞泌H^+不足，HCO_3^-生成及入血障碍，从而导致酸中毒。

近端RTA的病因也可分为原发性和继发性两大类，前者常与遗传相关，后者致病的疾病很多，它们能通过肾小管—肾间质诱发本病。近端RTA常伴发复合性近端肾小管功能缺陷，构成Fanconi综合征。

二、诊断要点

（一）Ⅰ型RTA

（1）多见于20~40岁的女性。

（2）高血氯性酸中毒，高钙尿，碱性尿（尿pH值>6.0）。

（3）低钾血症。

（4）小儿可见佝偻病，成人发生软骨症。

（5）无明显酸中毒而低钾血症，肾结石或肾钙化时行氯化铵试验有助"不完全性远端肾小管性酸中毒"的诊断。

（二）Ⅱ型RTA

（1）多见于男性婴儿或儿童。

（2）高血氯性酸中毒。

（3）低钾血症，出现肌无力、多尿、烦渴、遗尿。

（4）尿pH值可降至5.5以下。

（5）尿HCO_3^-排泄率>15%。

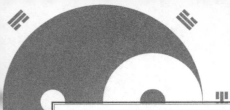

（三）Ⅲ型RTA

（1）有Ⅰ型RTA的特点。

（2）尿HCO_3^-排泄率>15%滤过量。

（四）Ⅳ型RTA

（1）高血氯性酸中毒。

（2）高钾血症。

（3）多数病人伴有慢性肾小管间质肾病。

（4）酸中毒不能用肾小球性肾功能不全解释。

三、治疗

（一）西医治疗

1. Ⅰ型RTA

（1）纠正酸中毒。口服碳酸氢钠，根据病情轻重可服4~10g/d，分4次服用（1g碳酸氢钠约等于$12mmolHCO_3^-$）。或用复方枸橼酸溶液（Shohl溶液，1000ml内含枸橼酸140g，枸橼酸钠98g，1ml约等于$1mmolHCO_3^-$）30~120ml，每日4次，宜用尿pH值和二氧化碳结合力及高钙尿症作指标，来调整剂量。如能充分地治疗，可改善骨病，降低尿钙排泄至小于12mmol/（kg·d）。

（2）纠正电解质失调：有低钾血症者补钾，可用10%枸橼酸钾10ml，每日3次，口服。氯化钾会加重高氯血症，不宜应用。有低钙血症者则补充钙剂，罗钙全0.25μg，每日1次。

2. Ⅱ型RTA

一般不需治疗。当有严重酸中毒时需予以治疗。原发性Ⅱ型RTA的治疗，宜用大剂量的碳酸氢钠补碱，其剂量常需大于4mmol/（kg·d）〔4mEq/（kg·d）〕，这是因为碳酸氢盐在尿中迅速排出。亦可用Shohl溶液。补碱后，可加重低血钾症，因有部分HCO_3^-以钾盐的形式从尿中排掉，应予注意。另一种治疗方法是使用噻嗪类利尿剂，再加上低盐饮食，但可引起轻度体液容量缺乏，从而增加近曲小管重吸收碳酸氢钠，因此可减少碳酸氢钠的用量。若为继发者，应注意其原发病的治疗及其他可能存在的肾小管缺陷的治疗。

3. Ⅲ型RTA的治疗

与Ⅰ、Ⅱ型RTA相同。

4. Ⅳ型RTA的治疗

（1）降低血钾：限制钾的摄入（食物含钾宜小于30mmol/d）或避免用含钾药物（如青霉素VG钾盐，每百万单位含钾1.6mmol）；使用排钾利尿剂，如双氢氯噻嗪或速尿；或用阳离子交换树脂，如聚苯乙烯磺酸钠能在肠道吸附钾而释放钠。

（2）补碱：补充碳酸氢钠$1.5\sim2$mmol/（kg·d），即可纠正酸中毒，也有助于降低高钾血症。

（3）对低肾素血症性低醛固酮血症或肾小管对醛固酮反应性低的病人，使用肾上腺皮质激素，如9α氢化可的松（9α-THC），常须用超过生理剂量才有效。皮质激素可使肾小管产生氨增加，肾小管排酸增加，并增加钾的排泄，可纠正酸中毒和高钾血症。

（4）积极治疗其原发疾病。

（二）中医辨证论治

中医根据RTA的临床表现，概属于"消渴"、"五软五迟"的范畴。其病因病机多因先天禀赋不足，或后天脾胃失调所致。肾为先天之本，胎儿在母体孕育中濡养不足或母体受邪，以至肾气不足，先天亏损。肾虚则膀胱气化不利，开阖失常，酸碱代谢失衡，人体五脏之阴阳皆源于肾，即所谓"五脏之阴非此不能滋，五脏之阳非此不能发"。所以肾气虚弱，可直接导致其他脏腑功能不足。肾藏精主骨，为作强之官；肝藏血主筋，为罢极之本。肝肾同源，精血充盛，则筋骨坚强，活动正常。肝肾不足，气血亏虚，筋骨经脉得不到先天精血之灌溉，故手足无力瘫软或搐搦等症。脾为后天之本，藏营主运化，脾虚失运，水谷精微不

下篇 临床篇

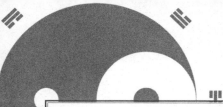

能化生，外泄失度，导致低钠、钙等电解质紊乱。本症以虚症为主，当邪气乘虚而入时，也有湿热下注或热毒与燥屎相结者。

1. 湿浊中阻，胃失和降证

主证：恶心呕吐，食欲不振，疲乏无力，舌质淡红，苔白腻或黄腻，脉细滑。

治法：健脾祛湿，和胃降浊。

方药：香砂六君子汤加味。砂仁10g，广木香10g，党参15g，炒白术10g，茯苓20g，陈皮10g，姜半夏10g，生姜10g，大枣3枚。

加减：恶心呕吐甚者，加伏龙肝30g、藿香10g，以和胃止呕；腹胀纳差者，加厚朴10g、黄连6g，以宽中健胃；若湿盛者，加炒苡仁30g、泽泻15g、佩兰10g、益母草30g，以利湿化瘀。

2. 脾胃热盛证

主证：烦渴多饮，小便频数而量多，大便秘结，恶心呕吐，腹胀腹痛，舌红苔黄，脉数有力。

治法：清胃热，生津液。

方药：白虎汤加味。生石膏30g，知母10g，粳米10g，沙参15g，麦冬15g，花粉15g，甘草10g。

加减：若大便秘结者，加大黄10g、枳实10g、厚朴10g，以泻热通便；若烦渴多饮，脉数有力者，沙参加为30g，加黄芩10g、黄连10g，以清热生津。

3. 肾阴不足，下焦湿热证

主证：疲乏无力，腰酸腿软，尿频涩痛，口干口苦，头晕耳鸣，遗精盗汗，舌质红，苔薄黄或腻，脉细数。

治法：滋阴补肾，清热利湿。

方药：知柏地黄丸加减。知母12g，黄柏10g，生地15g，山茱萸12g，山药15g，茯苓15g，泽泻15g，丹皮10g，枸杞子10g。

加减：若阴虚较甚者，加女贞子15g、旱莲草15g、龟板30g

（先煎），以滋阴清热；湿热较甚者，加车前子15g（布包）、滑石15g（布包）。

4. 脾肾阳虚证

主证：多尿、夜间为甚，腰酸腿软，形寒肢冷，面色㿠白或晦黯，四肢无力，萎软不仁，甚至瘫废，腹胀，恶心呕吐。舌淡红，苔白或黑，脉细弱。

治法：温补脾肾。

方药：右归丸加味。熟地20g，山茱萸10g，山药30g，枸杞子10g，制附子10g（先煎），肉桂4g（研细冲服），杜仲10g，黄芪15g，党参15g，炙甘草5g

加减：若形寒肢冷，四肢不仁，可合用黄芪桂枝五物汤加减；瘫废者可合用补阳还五汤加减；若四肢疼痛较甚，可加骨碎补30g、续断20g，以补肾养骨；恶心呕吐者，加陈皮10g、姜半夏10g、生姜10g，以降逆止呕。

5. 肝肾亏损，髓枯筋痿证

主证：发育迟缓，身材矮小，鸡胸，手足抽搐，或骨骼畸形，或伴目眩发脱，咽干耳鸣，遗精，甚至步履全废，腿胫大肉渐脱。舌淡暗，苔薄白，脉细弱。

治法：补益肝肾。

方药：虎潜丸加味。熟地20g，龟板30g（先煎），鹿角胶10g，人参10g，知母10g，黄柏10g，牛膝15g，锁阳10g，当归15g，白芍12g。

加减：若肾气不足，可加鹿茸3g（挫细粉冲服）；髓海不足，可加阿胶10g（烊化）；手足抽搐者，白芍改为30g；四肢疼痛，骨骼畸形，加骨碎补30g、续断20g；阴虚内热者，加丹皮15g、地骨皮15g；若兼见面色萎黄不华，心悸，怔忡，加黄芪30g、鸡血藤30g，以补养气血。

下篇　临床篇

309

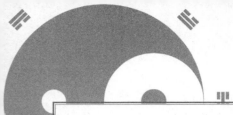

第五节 反流性肾脏病

反流性肾脏病（reflux nephropathy，RN）是由于膀胱—输尿管反流（vesicoureteral reflux，VUR）和肾内反流（intrarenal reflux，IRR）引起的肾实质性疾病。学龄儿童中发病率约0.3%。故RN是相当常见的疾病，是慢性间质性肾炎的常见病因。RN占慢性肾衰竭病因的10.0%。

一、病因病机

反流性肾脏病的确切发病机制目前尚不完全清楚，可能与尿液反流关系极大。引起尿液反流的因素与尿路感染、尿流动力学改变、免疫损伤和间质血管病变有关。

（一）膀胱—输尿管反流（VUR）

正常排尿时，膀胱肌肉收缩压迫膀胱壁内输尿管斜行段而使其关闭，从而防止由于排尿时膀胱内压力增高，而引起尿液反流，起到单向性瓣膜作用。当此机制有缺陷时，便可发生膀胱—输尿管反流，其原因为：①原发性VUR，最为常见，多见于小儿，为膀胱黏膜下—输尿管段的先天性异常；②继发性VUR，是继发于多种原因所致的膀胱颈或尿道梗阻。

（二）VUR及肾瘢痕的关系

VUR引起的肾内反流（IRR）的部位即为后来瘢痕形成的部位。VUR引起IRR及肾瘢痕可受一些因素影响，如年龄、尿路感染、VUR的严重程度、肾乳头类型及有旧瘢痕者易形成新瘢痕。

（三）遗传

原发性VUR常有家族性倾向。VUR患者家属中本病发生率约为15%，而嫡系亲属患VUR或RN的人群中52%在排尿性尿路造影时可见VUR。国外研究表明，携带HLA AW19和AW29抗原者，可能是本病发生的高危人群。有学者认为显性单基因遗传及环境因素综合所致可能性大。

二、诊断要点

（1）多见于小儿和青年女性。

（2）尿路感染是本病最常见的临床表现，占RN的34.5%~54.7%。

（3）蛋白尿为RN的首发表现，随之出现高血压、氮质血症。

（4）大剂量静脉肾盂造影并X线断层摄片显示：①肾盏杵状变形及相应部位的皮质疤痕；②肾皮质变薄常发生于肾两极，单侧或双侧肾体积缩小或形态上不相称（两肾长度相差1.5cm）；③肾盂、肾盏、输尿管扩张，而无器质性梗阻。

（5）排尿性膀胱尿路造影（MCU），半数成人可发现不同程度的膀胱—输尿管反流，小儿发现率则更高。此法的缺点是需插导尿管，有引起尿感的可能。

（6）同位素^{99m}TCDAPA间接法膀胱造影（IVRC）检查，IVRC符合率可达71.4%。

（7）排除继发性膀胱—输尿管反流。

三、治疗

（一）防治尿路感染

（1）定期排空膀胱，最重要的是二次排尿（5min内第2次排尿）。

（2）长程低剂量抑菌疗法治疗，最常用每晚睡前排尿后服复方新诺明半片，连用6个月，然后停药观察，如尿路感染又复发，则重新开始治疗，疗程1~2年。对磺胺过敏者，单用甲氧苄氨嘧啶50~100mg，每晚服。亦可用喹诺酮类药物，如氧氟沙星，每晚服0.1g。

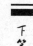

下篇 临床篇

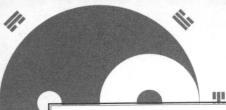

（二）防治脱水

应保证充足饮水。

（三）控制血压

应控制患者血压在正常水平。

（四）中医治疗

1. 膀胱湿热证

主证：小便频数、点滴而下，灼热刺痛，小便黄赤或混浊，或尿中有血，急迫不爽，少腹拘急胀痛，痛引脐中，或伴腰痛拒按，或发热恶寒，口苦呕恶，或伴大便秘结，舌质红，苔黄腻，脉弦滑。

治法：清热解毒，利湿通淋。

方药：清热通淋汤（作者经验方）加减。金银花30g，石韦30g，益母草30g，龙葵15g，地榆20g，海金沙15g（包煎），乌药10g，益智仁10g。水煎2次兑匀，分3次服（下同）。

加减：若大便秘结、腹胀者，加生大黄10g（后下）、枳实10g，以通腑泄热；若伴有发热恶寒，口苦呕恶者，加柴胡12g、黄芩10g、姜半夏10g，以和解少阳；若有感染性病灶，加连翘12g、白花蛇舌草30g、半枝莲15g，以清热解毒；若血尿明显，加小蓟30g、白茅根30g、藕节15g，以凉血止血；若腰痛甚者，加焦杜仲15g、续断15g，以壮腰强肾；有血瘀者，加桃仁10g、红花10g、丹参20g。以活血化瘀止痛；若肾功能不全者，加金水宝。

2. 肝肾阴虚，湿热留恋证

主证：低热或手足心热，头晕耳鸣，口干少津，小便短涩，淋漓不爽，腰膝酸痛，或有头晕头痛，舌质偏红苔薄黄，脉弦细或滑数。

治法：滋补肝肾，兼清湿热。

方药：知柏地黄汤加减。知母10g，黄柏10g，生地15g，山茱萸12g，山药15g，茯苓15g，泽泻12g，丹皮12g，车前子15g（包煎），益母草30g，半枝莲30g，柴胡12g。

加减：头晕头痛，血压升高，加天麻12g、钩藤12g（后下）、野菊花10g、夏枯草15g，以平肝清热；小便短涩，淋漓不爽，加萹蓄30g、瞿麦30g、海金沙12g（包煎），以利湿通淋；大便干结，加生大黄10g（后下），以泻热通便。

3. 气阴两虚，湿热未尽证

主证：小便频数，小腹胀痛，腰膝酸痛，疲乏无力，或劳累后尿频、尿急加重，头晕耳鸣，舌质红，苔少，脉细弱。

治法：益气养阴，兼清湿热。

方药：参芪地黄汤加减。黄芪20g，太子参15g，生地15g，山茱萸12g，山药15g，土茯苓15g，泽泻12g，丹皮12g，车前子15g（包煎），白茅根30g，益母草30g，半枝莲30g。

加减：小便频数，小腹胀痛者，加萹蓄30g、瞿麦30g，海金沙12g（包煎），以利湿通淋；头晕耳鸣者，加天麻12g、钩藤12g（后下）、野菊花10g，以平肝清热；腰膝酸痛者，加杜仲10g、怀牛膝10g，以壮腰健肾。

4. 气虚血瘀，湿热下注

主证：反复发作尿频、尿急、或有尿痛，多由疲劳诱发或加重，口唇及眼周发青，面色黧黑，妇女月经不调，量少色暗，或有血块。舌质暗红，或有瘀斑，脉沉涩。血液流变学检查，血液呈高黏状态。

治法：补气活血，兼清湿热。

方药：补阳还五汤加减。黄芪30g，当归15g，赤芍15g，川芎10g，地龙10g，红花10g，益母草30g，车前子15g（包煎），白花蛇舌草30g，半枝莲30g。

加减：由疲劳诱发或加重明显者，加太子参15g、麦冬10g，以补气而不助热；夜尿多而清长者，加金樱子15g、芡实15g，以

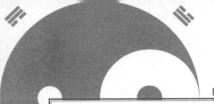

补肾固涩；尿频、尿急、或有尿痛，反复发作频繁者，加萹蓄30g、瞿麦30g、海金沙12g（包煎），以利湿通淋。

四、临证经验

国内对RN的认识较晚，临床报道较少，但本病并不少见。临床上遇有反复发作性尿感，原因不明的高血压、肾小管间质损害，蛋白尿，功能不全以及双肾大小不等病例时，应怀疑有RN的可能性。可先作^{99m}锝–二琉基丁二酸（^{99m}Tc–DAPA）肾扫描检查及反流试验，或大剂量静脉肾盂造影并X线断层摄片，以明确诊断。

膀胱—输尿管反流（VUR）的临床重要性，主要取决于有无肾内反流以及尿路感染。目前，多数学者认为，肾内反流是肾瘢痕形成的主要原因。而肾瘢痕的形成多在5岁以前，儿童患者即便为重度反流，若手术后VUR消失，则肾脏生长基本正常，若持续反流，则肾脏生长明显受影响，而重度反流，可致新瘢痕形成，故早期诊断、早期治疗是提高疗效的关键。

成人重度返流性肾病，宜做手术治疗，但若伴有蛋白尿，即已提示肾小球受损，预后不良，不宜再做手术。采用低蛋白饮食疗法能降低进行性肾衰竭的进程。

第十一章　药物性肾损害

随着现代医药学的发展，临床用药非常广泛，但与此同时药物及其代谢产物经肾脏排泄时，其毒性作用引起了或潜在的增加了肾脏的急性和慢性损害。人们已经开始注意到这种继发于各种治疗药物所引起的肾脏损害。近年来国内外在临床及实验研究方面对药物引起的肾脏损害作了大量的研究，取得了一定的进展，阐明了一些机制，总结出了一部分药物所致肾脏损害的理论和防治经验。应该指出，药物性肾损害是一组可以避免的肾脏疾病，只要了解药物的性质及其代谢途径，掌握其临床特征，做到早期诊断，早期治疗，就可以大大降低其发病率，其中绝大多数可以通过停药而完全或逐渐得到改善，肾功能得到恢复。

第一节　西药引起的肾脏损害

一、药物性肾损害的生理及解剖基础

（1）人体将体内大部分药物及其代谢产物经肾脏排出体外，其过程不仅要通过肾小球滤过，而且也要通过肾小管的重吸收及分泌，这样药物及其毒素可直接接触肾单位的各个部分。

（2）肾脏血流量很大，血浆滤过量也较大，占心脏每搏输出量的20%~25%，而肾脏的重量仅占体重的0.4%，每100g肾组织的血流量约300ml/min。因而大量的药物和蛋白结合或未结合的，

下篇　临床篇

315

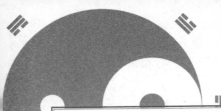

以及药物衍化物，都随血流进入肾脏。

（3）肾小球毛细血管、肾小管有很大的内皮表面总面积，与血浆中药物直接接触机会多，容易发生抗原抗体沉积，如药物成分与蛋白结合形成抗原或半抗原，发生基膜的免疫损害。

（4）肾组织代谢活性较高，含有很多重要的酶，特别容易受代谢抑制物损害，尤其是能与SH基结合的毒性物质。

（5）肾脏的逆流倍增系统，使肾脏的髓质和乳头部位的药物浓度升高，可直接损害肾脏。

（6）尿中pH值的变化，有利于某些药物、毒物发生化学反应，并沉积下来，阻塞通路，易于直接损伤肾脏。

（7）需要应用药物治疗的患者，本身已患有一定的原发病，尤其是当合并感染、循环系统疾病时，通常出现异常性肾血流量或肾前性疾病，此外电解质平衡失调、酸碱紊乱和血浆蛋白异常等，都会引起及加重肾脏的损害。

二、药物性肾损害的发病机制

药物性肾损害的发病机制是多方面的，近年来，不仅从细胞水平，而且从分子生物学水平进行了广泛的研究，阐明了一部分机制。由于肾脏损害的病因较多，所引起的药物不同，肾毒性机制也各有所异。总之，可以归纳为以下几种类型：

（一）直接肾毒性作用

药物及其有关的物质及毒素，直接作用于肾组织、细胞。包括肾小管上皮细胞、肾间质、肾血管及肾小球。这常常与药物的毒性、剂量、接触时间及受累细胞的功能有关。有些药物进入循环后，具有高度的脂溶性，易于穿过细胞膜，具有较大的面积分布；而另一部分药物可与一些蛋白质结合，不易进入细胞，也不通过肾小球滤过，容积分布较低。但当肾功能稍有波动时，自由的、未结合的药物成分增加，药物的分解速度改变，在肾内易于集聚，增加了毒性损害。这种肾毒性作用包括细胞酶系统受损，DNA生物合成受抑制，细胞膜电位破坏、屏障作用丧失等等。一般来讲，由肾小球滤过的药物20%达细胞间隙，80%到达细胞膜，与此同时，转运系统在与其相对应的细胞腔内转运流经肾脏的血浆成分。而药物的毒性损害就是因为这种药物及毒素导致了肾组织细胞内有机离子浓度分布的改变而使转运系统异常，在缺乏对抗异常的转运系统的情况下，最终导致了肾脏损害。肾脏主要的转运系统为对氨马尿酸转运系统（PAH）。总之，药物直接损伤肾脏取决于肾小管上皮细胞内药物的浓度。其中转运系统起到了重要作用。在临床上，几乎所有的药物性肾损害均有此机制参与。

国外在细胞水平的研究上取得了一定的进展。研究证明，细胞内钙离子超负荷可能参与了肾脏损害。这种钙离子使细胞内线粒体和其他细胞器及其结构发生改变。在研究庆大霉素致肾损害中发现，线粒体内钙明显增高，线粒体的细胞呼吸功能降低，较对照组有明显的异常。推测钙来源于细胞外，并随血流进入损伤的膜部位。

（二）免疫机制

动物实验表明，在药物引起的急性间质性肾炎中，沿肾小管基膜有IgG和C_3沉积，间质内见单核、巨噬细胞积聚，肾小管明显损伤。循环血中可查到抗基膜抗体。在人类，新青霉素Ⅰ所致的急性间质性肾炎时，出现了与上述同样的病理改变。因此可以认为，药物或其衍生物作为抗原或半抗原进入机体内，刺激机体产生抗体，发生免疫反应，导致肾脏损伤。包括：①抗原抗体反应，药物可以半抗原形式与肾组织蛋白成分结合，引起抗体反应而损伤肾脏。碳氢化合物可以引起产生抗肾小球基膜抗体，产生肺出血—肾炎综合征。②循环免疫复合物或原位免疫复合物的形成。

下篇 临床篇

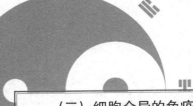

（三）细胞介导的免疫反应

药物性肾损害在体液免疫存在的同时，也包含有细胞介导的免疫损伤，这些可通过特殊细胞的单克隆技术进一步确定所侵入肾间质的具体的细胞，从而可以检测增多的、具有不同功能的T淋巴细胞。细胞介导的免疫损伤有两种主要途径，T淋巴细胞依赖型高敏反应和T淋巴细胞直接细胞毒作用。查血及组织中淋巴细胞亚群及分类，即所知的CD_4^+、CD_8^+等以及两者的比例，可以判断细胞免疫的类型。一般讲，在药物引起的急性间质性肾炎中，T淋巴细胞依赖型高敏反应起了主要作用。CD_4^+、CD_8^+比值是增高的。另外一些细胞因子，尤其是白细胞介素 I 、II、IV、VI和γ-干扰素及多种细胞因子等均可参与此反应。

（四）除体液和细胞免疫之外的免疫机制

有人在受损的肾间质中，偶然发现了补体，因而提示，补体反应可参与药物性肾损害的成因。此外，受淋巴因子的作用，肾小管上皮细胞能够表达HLA-I和HLA-II抗原系统。这就提示了肾脏对外源性抗原的免疫源性，使肾脏对各种药物及毒物的刺激更加敏感。

总之，药物性肾损害的免疫机制是多途径共同作用的结果。

（五）梗阻

药物的代谢产物选择性地肾内聚集，在排泄过程中形成结晶，阻塞肾小管或输尿管而引起梗阻性肾损害，这也是药物所致可逆性肾功能衰竭的一个原因。如抗癌药物所引起的高尿酸血症，磺胺药物引起的肾小管内磺胺结晶等。

三、药物性肾损害的临床表现

药物引起的肾损害可以表现为各种不同的临床表现，如：

（一）以损害肾小管及肾间质为主

（1）急性肾小管坏死和急性间质性肾炎，这两种病变在临床上常表现在一起，但亦可以一种病变为主。急性肾小管坏死（acute tubular necrosis，ATN）是药物引起肾损害中发病率最高的一种，几乎占药源性急性肾功能衰竭的一半以上。其特点为肾功能突然异常，伴有突出的急性肾小管坏死，间质明显的水肿及细胞浸润。电镜下病变处可有细胞内线粒体、微粒体及其他细胞器肿胀、溶解、细胞明显坏死，核变形，小管细胞基膜变薄、断裂，并可分裂成丝状。大体上看，肾脏是肿大的，有水肿，皮质肿胀色苍白，髓质色深充血，有时伴有小的出血点。ATN病变程度可为轻度改变，也可为肾小管广泛坏死。一般与不同的药物和患者的状况有关。重金属制剂肾损害较重，出现广泛的肾小管坏死，主要为汞、铬、砷、铋、铅、铜等，其次为有机溶剂，如甲醇、甲苯、乙二醇等，磺胺类、氨基糖苷类抗生素、两性霉素B、造影剂、环孢素、乙酰氨基酚（扑热息痛）、保泰松、巴比妥等也常引起肾小管坏死。

急性间质性肾炎（acute interstitial nephritis，AIN）的临床特征为突发性的肾功能异常，明显的肾间质内炎细胞浸润，而多数肾小球及血管是正常的。部分患者肾外表现为过敏或高敏现象，一般临床上不具特异性。如患者出现突然的无法解释的肾功能损害，轻者肾小球滤过率降低，重者有明显少尿，此时临床上很像原发性肾小球肾炎或急性肾小管坏死；如果患者出现了明显的肾外症状，可有发热、皮疹、末梢血嗜酸粒细胞增多、关节痛等，结合上述改变及患者的病史，对诊断具有非常重要的意义。但必须指出，许多患者未提示"过敏性反应"的存在，很多情况下没有任何症状表现。因此，无明确病因的急性肾功能衰竭患者，医生应该首先考虑是否为药物引起的AIN。引起AIN最常见的药物，国内以青霉素、头孢类抗生素、利福平、利尿剂、非类固醇抗炎药等常见；国外常见还有噻嗪类及一些细胞毒药物。有资料显示，药源性AIN占临床上急性肾功能衰竭的0.8%~8%。尿检异常是AIN较早的表现，由新青霉Ⅰ、利福平或别嘌醇等引起的AIN通常带有镜下血尿，而且有无菌性脓尿及尿中见白细胞管型。而红细胞管型被认为是原发性肾小球肾炎中特征性改变，在AIN时也常可以出现。多数患者可以有中等量蛋白尿。此外，由非类固醇抗炎药引起的AIN，经常表现较重的蛋白尿及肾病综合征。肾脏形态基本正常或稍有增大。对这些患者作肾活检检查，呈典型的微小病变性肾小球疾病，常有间质的炎细胞浸润。这种类型损伤也可见于干扰素及氨苄青霉素治疗时。对AIN实验室检查，除血肌酐、尿素氮升高及尿检异常外，有些患者还表现为肾小管功能异常的一组症候群，这与AIN时组织学改变是相一致的。如范可尼综合征，包括近曲小管酸中毒、葡萄糖尿、氨基酸尿和磷重吸收功能不全等。此外，还有一部分患者可以出现尿酸化功能异常，尿渗量改变，钠钾分泌及排泄异常，提示远曲肾小管功能的减退。如果临床上发现患者有电解质失衡，应仔细检查肾小管的功能。有些患者，尤其年轻人，肾小管功能障碍表现很不明显，仅肾小球滤过率轻度降低，那么可以通过检查肾小管重吸收的功能，如低分子蛋白尿，来寻找对诊断有价值的早期改变。尿中嗜酸粒细胞的异常，被认为有助于药物引起的AIN诊断。但临床上尿中嗜酸粒细胞常常很难查到，特别是在另一些疾病如感染、移植排异、膀胱癌等时，嗜酸粒细胞在尿中也可阳性。所以，嗜酸粒细胞对AIN的诊断，既不敏感，也不特异。目前国外采用Hansela's染色法查尿中嗜酸粒细胞，阳性率大大提高。

AIN准确的诊断要依靠肾活检，其组织学特点为弥漫的单核细胞浸润，合并肾间质水肿，还有其他炎细胞如淋巴细胞和浆细胞成分，亦可见嗜酸粒细胞，偶见肉芽肿样变。病变从肾髓质中心部向皮质扩散，严重时肾小管基膜也被波及，出现小管炎。AIN合并肾小管损伤是常见的，可见肾小管不同程度的变性、萎缩、坏死，肾小球正常或仅有轻度的系膜细胞增生。常见AIN免疫荧光是阴性的，但有时也可见到免疫复合物及补体沿小管基膜沉积，如新青霉 I 、苯妥英钠和利福平引起的AIN时，肾小球基膜可见有IgG和C_3沉积，有时还可见到抗基膜抗体，到晚期可出现间质纤维化等。

AIN预后较好，停用药物后，肾脏损伤多可停止发展或痊愈。

（2）慢性肾小管间质性肾病（chronic tubulointerstitial nephropathy，CTN）也是主要发生在肾小管间质的病变。但由于发病隐匿，在肾功能尚未出现异常前，易被忽视，引起CTN的药物包括止痛药、细胞毒药物、铅与锂中毒、环孢素、卡托普利和亚硝脲等。CTN病变早期主要以肾小管间质的病变明显，到了晚期肾小球及血管均发生重要改变，临床可出现重度蛋白尿及高血压。CTN一般的发病过程为亚急性或慢性，多数患者就诊的主诉为各种程度不同的肾功能衰竭。国外报告，由CTN引起的终末期肾衰占30%，而患者出现进行性肾功能损害时，往往是那种临床起病较缓慢，肾脏体积已缩小的患者。

CTN主要的临床表现是：①肾小管功能不全，尿浓缩功能、尿酸化功能、保钠排钾功能等均出现障碍；②肾乳头坏死；③慢性肾功能衰竭；④与一些慢性肾炎尿检异常相似的情况；⑤患者也可有头痛、腰背痛，可有胃溃疡、贫血，偶见脾肿大，夜尿增多等。

CTN组织学改变主要为：肾间质不同程度的淋巴细胞、浆细胞浸润，可见水肿及纤维化，间质结构占肾实质比例明显增加，皮质内间质可见成纤维细胞和单核细胞，在较深的髓质亦可见到，并有脂滴出现。肾小管萎缩，严重者肾乳头坏死、硬化，皮髓质囊性变，甚至可见肾小球全球硬化。国内一组资料显示，滥用止痛剂的患者，27.7%出现明显的蛋白尿，且认为单——种成

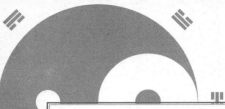

分的止痛剂发生肾损害者较少，即使有肾损害也比较轻，而主要发生在使用合剂的患者，如APC合剂，其中非那西汀为主要的致肾脏损害成分。非那西汀代谢产物醋酚从肾脏排泄时，通过逆流倍增机制，在髓质乳头部位浓度最高，产生毒性，引起乳头坏死，当阿司匹林同时存在时，抑制了前列腺素PGI_2，使肾髓质血管收缩，血流量减少，导致药物损害了肾组织细胞，此机制与临床上CTN表现的肾脏损害现象完全符合。

（二）以肾小球损害为主

1. 肾炎综合征

一般均为急性肾炎综合征，其原因主要与免疫复合物形成及细胞免疫异常有关。停药后多会自行缓解。临床见一些药物引起典型肾脏病理改变，如青霉胺可引起局灶增殖性肾炎，新月体肾炎或坏死性肾炎；甲氧苯青霉素可致增生性肾炎；利福平可引起新月体肾炎；肼苯达嗪可致伴有新月体形成的局灶增殖性肾炎；青霉素、磺胺类以及苯丙胺等均可引起局灶坏死性肾炎。

2. 溶血性尿毒症综合征

比较典型的是由丝裂霉素引起的，一般预后较差，多很快进展至急性肾功能衰竭。

3. 蛋白尿和肾病综合征

应用金制剂、青霉胺、开博通、海洛因、非类固醇抗炎药等，可引起肾小球的各种病理改变而出现大量蛋白尿（一般24h定量>3.5g），以至肾病综合征。这一类型的肾脏损害其病理改变与原发性肾小球疾病相似。多数患者表现为下列类型之一：

（1）微小病变：多由非类固醇抗炎药物引起，以非诺洛芬最常见。临床上以60岁以上患者，既往有肾损害及应用利尿药病史者，更易发生这种肾脏损害。这类肾脏损害，一般在停药后蛋白尿逐渐消失，肾功能有改变者可以恢复，但恢复至正常需要数周，特别是组织学恢复正常很慢。可以适当选用激素促进恢复。

一部分患者转变为慢性肾功能衰竭。再重复用药接触同类药物时肾病综合征则可复发。

(2) 膜性肾病：临床上这类病变最常见的是用金属盐和青霉胺治疗的患者。金属盐应用后约3%的患者发生蛋白尿，在近端肾小管可见到金属盐，有时可能损害较轻，不累及肾功能。发病多于用药后1~9个月，停用药物后，蛋白尿消失很慢，需要6~12个月，同时金属盐从肾中消除亦很慢。用青霉胺约7%患者出现蛋白尿，发生高峰在用药后6~12个月期间，停药后6~12个月蛋白尿消失，再用药时症状复发。蛋白尿与药物剂量有关，但与浓度无关，在巯甲丙脯酸引起的肾损害中，2.3%也表现为膜性肾病。药物引起的膜性肾病可能由免疫反应所介导，虽然药物作用机制不同，可作为半抗原产生原位免疫复合物，也可以直接激活补体，改变免疫调节作用。

(3) 局灶节段硬化性肾小球病变：这类病变以海洛因肾脏损害最常见，基本表现同原发性肾脏病变，可有大量蛋白尿合并不同程度的肾功能衰竭，也可出现高血压，预后较差，几乎75%患者可发展至慢性肾功能衰竭，需血液净化治疗。

(4) 肾病综合征合并急性间质性肾炎：布洛芬、消炎痛、苯妥英钠、氨苄青霉素、利福平等多种药物均致肾小球改变类似微小病变。预后差，需要血液净化治疗。

(5) 狼疮样综合征：药物引起典型的系统性红斑狼疮的肾改变很轻，但偶有发生，其药物有异烟肼、普鲁卡因酰胺、肼屈嗪、甲基多巴、苯妥英钠、青霉胺、别嘌醇和奎尼丁等，引起的肾脏损伤从膜的病变到增殖性病变，停药后均可恢复。临床表现为：皮疹、关节痛、发热、血沉快、贫血、血白细胞减少，有的可发生急、慢性肾功能衰竭。

（三）以血管损害为主

两性霉素B可直接收缩肾血管，减少肾血流量，降低肾功能；

下篇 临床篇

麦角新碱可引起小动脉和毛细血管闭塞与血栓；环孢霉素亦可引起血管损害，该药急性中毒时主要引起肾血管改变。

（四）以梗阻性肾脏损害为主

各种盐类结晶，在肾小管内沉积下来，可导致肾小管内梗阻。如磺胺类药物，90%以原型由尿排出，药物或其不溶性代谢物沉积于远曲小管内，引起肾小管内梗阻。近年来，全身性或生殖系统的疱疹病毒感染，大量应用无环鸟苷，在静脉给药时，因其明显的不溶性，可发生肾小管内梗阻，引起急性肾衰竭。

（五）急性肾功能不全综合征

环孢素（CsA）、血管紧张素转换酶抑制剂及非类固醇抗炎药物常会引起急性肾衰竭。目前越来越引起人们的重视，其临床和实验已阐明了一些机制。普遍认为：输送至肾小球的血容量和压力减低是发生肾损害的基础和实质。血管的张力变化控制灌注压是维持肾内平衡的决定性因素。而输入小动脉张力主要由扩张血管的前列腺素系统控制，在肾素—血管紧张素系统控制下，当肾血流量减少（心衰等）时，局部血管紧张素释放，并被血管紧张素转换酶活化，引起输出小动脉收缩，协助维持肾小球的灌注压和滤过率。此控制机制在药物作用下，影响了前列腺素合成或影响血管紧张素Ⅱ的产生，都会改变肾小球内灌注和滤过，发生肾缺血，导致急性肾功能不全。在低血容量、血白蛋白减少、肝功能不良、血管性疾病时，应用利尿剂及环孢素的患者和老人，都具有引起这种急性肾衰的危险，用药时应特别注意。而非类固醇抗炎药是引起此类病变的最常见药物，它抑制了前列腺素的合成，使肾功能恶化。

（六）慢性肾功能不全综合征

药物引起的慢性肾功能不全见于所有的药物，但以止痛药最常见。表现为慢性肾乳头坏死及间质性炎症。临床上表现为肾功能缓缓进行性下降，因乳头病变常常造成泌尿通道梗阻。妇女比男性发病率高5倍，因病史可以很长，因而50岁左右为高发年龄。临床上除慢性肾功能不全症状外，常表现为盐丢失，代谢性酸中毒，各种高血压。

四、药物性肾损害的诊断

药物性肾损害的早期发现具有重要意义，因为许多肾脏损害在停药以后可以好转或不再恶化。一般来说，药物性肾损害的诊断多不困难，首先根据病史，特别是用药史，用药的类别，接触用药的时间，机体是否存在着致病的一些危险因素，既往是否有过肾脏疾病，是否有过肾功能不全等等，并通过特征性的系统性的临床表现，借助于肾脏活检，诊断基本可以明确。

（一）尿液检查

尿比重、尿渗透压测定、尿液浓缩实验等，初步可以检测有无肾小管损害及功能异常。尿沉渣检查具有一定的价值，如果患者有用药史，有关节痛、发热、皮疹、中等量蛋白尿及肾功能有改变，尿检见红、白细胞或白细胞管型，尿中又查到嗜酸性粒细胞及脱落的上皮细胞，诊断基本可以确定。

尿蛋白测定：小管性蛋白尿一般每24h不超过2g。进一步检查，尿蛋白电泳，尤其是盘状电泳可以显示低分子蛋白尿或混合性蛋白尿。典型的小管损害，主要表现为低分子蛋白尿。当累及肾小球时，可出现混合性蛋白尿。由于单纯的低分子蛋白尿极少见，如果发现有单纯的低分子蛋白尿，结合用药病史，对诊断很有意义。

如临床表现为急性肾功能不全，尿沉渣可见颗粒及上皮管型，多提示急性间质性肾炎。如为血尿则应考虑血管炎及尿路梗阻类疾病。如患者临床表现为急性病变，应考虑是否为肾前性损害、尿路梗阻、慢性间质性肾炎所导致的肾小球硬化。

下篇 临床篇

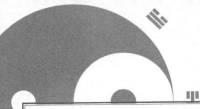

（二）尿蛋白中特殊成分检查

近年来，国内外已广泛开展了对尿蛋白中特殊成分的测定，对诊断很有意义。

1. 尿氨基酸测定

药物直接损害肾小管，使近曲肾小管重吸收功能发生改变，出现氨基酸尿。

2. 尿酶测定

尿酶来源基本有4种：①血清低分子酶（分子量<40 000）可以经肾小球滤过，不能被肾小管完全重吸收，因而尿中可以少量出现。②泌尿道上皮细胞可以分泌少量酶，均为分子量较小的物质，上皮细胞损伤后可在尿中出现这种酶。③泌尿道分泌这种酶很多，且男女不一样，在男性尿中查出这类酶意义比女性大。④肾小管细胞内含有大量的碱性磷酸酶。NAG酶是一种近曲肾小管细胞内的酶，这种酶的测定在药物性肾小管损伤的诊断中占有重要位置。特别是对其同工酶NAG–B的测定更能早期诊断相应部位的肾脏损害，这已经在动物实验中得到了证实。还有β_2–微球蛋白及一些大分子蛋白等都可较早反映损伤的存在。

五、药物性肾损害的防治

在药物引起的肾损害治疗中，最重要的是及时停药，即使患者依赖其药物，也应尽早停用，改用其他替代疗法治疗。停药后肾损害轻者可逐渐恢复及改善。如止痛药性肾病的预后就与停药时机十分相关。据观察，停药后血肌酐在229.8~309.4µmol/L，肾功能多可恢复正常，如>309.4µmol/L，则肾脏损害难以停止。因此可以说，及时停药是治疗药物性肾损害的关键。

（一）以中毒为主的肾损害的治疗

关键是早期、快速促使体内排除药物及毒物，常用的方法是：①利尿：例如大剂量造影剂引起的肾损害，在密切注视血压、脉搏和中心静脉压的同时，静脉注射速尿，并在30~60min内静滴林格液500ml，保持尿量>500ml/h。尿量不足时可重复上法治疗。如有少尿性肾炎时，应注意调节液体量。②血液净化治疗：包括血液透析、吸附、血浆置换等。即使肾功能损害不重，也应该积极采取血液透析，以除去体内药物。如血肌酐707μmol/L，伴有心衰、高钾血症、恶心、呕吐、中枢神经系统症状等，具备其一者，均为透析指征。当药物与体内血浆及组织蛋白结合率较高不宜透析时，应选择吸附疗法。苯妥英钠、氨甲蝶呤等就需要这种治疗。

（二）以过敏为主的肾损害的治疗

过敏性肾损害的病因是细胞或体液免疫所致，因此除了停药外，激素治疗是十分必要的。对慢性和轻症患者可以口服泼尼松20~40mg/d治疗；而对一些重症或伴急性肾功能不全者，宜采用冲击治疗，用甲泼尼松龙100mg加入250ml液体中，1h内静滴，连续3d后改用口服法继续治疗。另外，还可根据肾组织中或外周血液中淋巴细胞亚群的分类，即CD_4与CD_8比例，来确定是T辅助细胞或T抑制细胞为主的反应，选择不同的免疫抑制药物加以治疗。

药物性肾损害的预防，应注意的是，原来就有肾脏疾病的患者，在药物的使用和选择上更应格外慎重，应注意以下几点：

（1）对已有肾脏疾病的患者，抗生素的选择应首选青霉素，其肾损害极少见。如无效时可考虑加用头孢菌素类，但应选择第2、3代的药物。即使如此每日用量也应<4g。原则上讲，肾功能低下的患者，不用头孢菌素类抗生素，必须使用也应减量，延长间隔，同时监测血肌酐和肌酐清除率。还应注意这类药物与速尿合用时会增加头孢菌素类药物的肾毒性。在肾功能正常者，也应避免联合应用头孢菌素类抗生素与氨基糖甙类抗生素。

（2）血管紧张素转换酶抑制剂的应用：临床上常用此类药物降低血压、减少蛋白尿、改善肾功能。但当血肌酐>350μmol/L时

下篇 临床篇

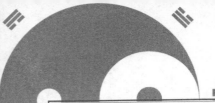

使用此类药物，可引起肾功能急剧恶化。因此，肾功能不全时，应禁用此类药物。

（3）有些以肾病综合征为主要表现的药物性肾损害，可选用环孢素治疗，用于抑制免疫反应。但应注意该药有升高血压、升高血肌酐的副作用，但停药后多可改善，如果用药时间长、用药量大，可引起肾间质甚至肾皮质的纤维化。所以用药时最好选用最小有效剂量。

总之，药物性肾损害是比较常见的，只要稍加注意，临床上不难预防。

（三）中医辨证论治

中医认为药物性肾损害是由于用药时间长、用药剂量大，引起药毒伤肾所致。治疗上早期以解毒、利尿为主；中期以益气补肾，升清化浊为先；后期以健脾补肾，化瘀降浊为本。

1. 药毒伤肾，气化不利

主证：腰膝酸楚，尿频尿急，淋漓不尽，口干口苦，大便偏干，舌质红绛，苔色黄腻，脉象滑数，尿中蛋白或管型。

治法：解毒利尿，化湿泄浊。

方药：八正散加减。萹蓄15g，瞿麦15g，滑石12g（包），车前草30g，生甘草10g。水煎2次兑匀，分3次服。

加减：小便灼痛者，加海金沙15g（包煎）、冬葵子15g，以通淋止痛；尿中蛋白或管型，加玉米须30g，穿山龙30g，以祛风化湿；血尿加小蓟30g、藕节15g，凉血止血；腰膝酸楚加杜仲15g、怀牛膝10g，以补肾强腰止痛。

2. 毒浊伤肾，清浊不分

主证：腰膝酸痛，倦怠乏力，溺出白浊如脓或夹瘀片，或腰腹急痛欲溺，面浮肢肿，心悸气短，头晕耳鸣，血压偏高，舌红苔腻，脉象弦滑。

治法：益气补肾，分清化浊。

方药：清心莲子饮加减。太子参15g，生黄芪30g，茯苓15g，石莲子30g，麦冬10g，地骨皮15g，车前子10g（包煎），山药15g，芡实18g，川萆薢15g，玉米须30g，生甘草6g。

加减：兼肾结石者，加金钱草30g、鸡内金10g，以化石通淋；血压升高者，加天麻10g、钩藤10g、怀牛膝10g，以平肝潜阳；面浮肢肿，加泽泻15g、大腹皮15g、益母草15g，以利尿消肿；腰腹急痛欲溺者，加元胡10g、郁金10g、枳壳10g，以理气活血止痛。

3. 心肾虚衰，湿阻血瘀证

主证：溺浊年久不愈，腰膝酸痛，倦怠乏力，面色苍黄或黧黑，面浮肢肿，或胃脘疼痛，吐血便血，心悸头晕，精神恍惚，或口中溺味，恶心呕吐，舌质暗红，舌苔白浊，脉细滑。

治法：补益心肾，化浊活血。

方药：真武汤合济生肾气汤加减。炮附子10g（先煎），白术15g，茯苓15g，赤芍15g，车前子10g（包煎），干地黄15g，泽泻15g，怀牛膝10g，生黄芪30g，桂枝10g，丹参15g。

加减：浮肿明显者，加猪苓30g、大腹皮15g，以化湿利水；肌酐、尿素氮升高者，加生大黄10g（后下）、益母草15g、冬虫夏草10g、以补益肾气，通便泄浊；恶心呕吐者，加苏梗10g，藿香10g，黄连4.5g，以化湿止呕；腰膝酸痛加杜仲15g、怀牛膝10g，以补肾强腰止痛；血压升高者，加天麻10g、钩藤10g、怀牛膝10g，以平肝潜阳；胃脘疼痛，加元胡10g、枳壳10g，以理气活血止痛；双肾萎缩者，加红花10g、川芎10g、莪术10g，以活血化瘀。

第二节　中草药引起的肾脏损害

近年来，中草药引起的毒副作用，特别是对肾脏的损害屡有报道，已引起国内外学者的高度重视。目前报道较多的是含有马兜铃酸中草药造成的肾脏损害。因此，可以将这类肾病称为"马兜铃酸肾病"。

一、有关含有马兜铃酸中草药的研究

在我国传统中草药中，有数十种植物类药材含有马兜铃酸类及马兜铃内酰胺类成分，其中被中国药典收录或由卫生部、国家食品药品监督管理局批准药用的药材包括马兜铃、关木通、广防己、青木香、天仙藤、寻骨风、朱砂莲等，分别具有清热利湿、解毒消肿、清肺降气、行气活血、祛风止痛等不同作用。此外，个别非马兜铃科马兜铃属植物类药材中也发现含有少量马兜铃酸类成分，如北细辛和华细辛。近年来有学者研究细辛也含有一定量的马兜铃酸，故也应引起注意。由这些药材配伍制成的中成药品种多样，为广泛用于治疗慢性疾病的常用药物，它们在临床上多被用于治疗消化系统、泌尿系统、呼吸系统、心血管系统等疾病。

以往国内报道的马兜铃酸肾病以急性肾小管坏死为主，这类临床事件多为短期内大剂量使用的结果。但实际上含有马兜铃酸中药引起的肾损害，更多的是长期用药所致，损害以肾小管—间质病变为主。

二、马兜铃酸肾病的发病机理

马兜铃酸肾病的发病机理目前尚不十分清楚，大多数学者从临床病理结果推测以马兜铃酸的细胞毒作用为主。可能因其药物成分具有"胞浆毒"特性，长期滞留于细胞内，使急性中毒发展为慢性中毒。马兜铃酸的细胞毒作用可分三条途径致病：①肾小管上皮细胞的坏死、程序化死亡（即细胞凋亡），或小管上皮细胞变性、萎缩，这些均促使肾间质成纤维细胞活化，进而肾间质细胞基质过多蓄积，最终导致肾间质的纤维化。②直接启动或促进肾间质成纤维细胞活化，肾间质细胞外基质产生过多，致肾间质的纤维化。③肾小管上皮细胞活化和转分化，小管上皮细胞的活化，可促进肾间质成纤维细胞的活化，而小管上皮细胞的转分化则可直接促进肾间质细胞外基质的增多，最终皆导致肾间质的纤维化。

除马兜铃酸的细胞毒直接作用外，马兜铃酸的DNA加成物可以促进肾间质纤维化过程的发生，而其他原因引起的肾病中未发现有DNA加成物。此外，肾小血管壁缺血损伤和近端肾小管刷状缘内中性内切酶含量减少或肾组织血清素增高，均有可能与肾间质纤维化有关。

三、马兜铃酸肾病的临床及病理表现

马兜铃酸肾病的临床表现多种多样，根据临床及病理表现特点，谌贻璞等将其分为急性型、肾小管功能障碍型和慢性型三类。

（一）急性马兜铃酸肾病

患者多在短期内大剂量或一次性服用含有马兜铃酸的中药后发生。临床表现为少尿或非少尿性急性肾衰竭，可伴有近端及远端肾小管功能障碍，如肾性糖尿、低渗透压尿，且尿酶明显升高。尿常规显示轻度蛋白尿、少量红、白细胞及管型。肾外表现可出现恶心、呕吐、上腹部不适等消化系统症状；贫血、血小板减少、肝功能异常等血液系统症状；以及视、听力障碍、震颤等神经系统症状。其病理表现为急性肾小管坏死。光镜下肾小管上皮细胞重度变性、坏死、崩解，部分仅残留裸露基底膜，肾间质水肿，偶见散在淋巴细胞浸润，肾小球无明显病变或轻度系膜增生，小动脉内皮细胞肿胀。免疫荧光检查阴性。电镜下肾小管上皮细胞微绒毛脱落，线粒体小脊消失，部分细胞器崩解，基底膜

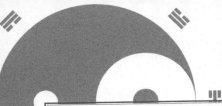

裸露,肾间质水肿,肾小球系膜基质轻度增多,无电子致密物沉积。

(二) 肾小管功能障碍型马兜铃酸肾病

患者常间断小剂量服用含有马兜铃酸的中药数周至数月,出现乏力、口渴、多饮、多尿、夜尿增多等症状。实验室检查提示肾小管性酸中毒和/或范可尼综合征,同时伴肾小管浓缩功能障碍,而血清肌酐及尿素氮基本正常。病理表现为肾小管变性及萎缩。光镜下肾小管上皮细胞变性、扁平,部分崩解、脱落和管腔扩张,部分萎缩。肾间质无明显病变,有时可见轻度水肿或轻度灶状纤维化,肾小球无明显病变,或轻度系膜增生,小动脉内皮细胞肿胀。免疫荧光检查阴性。电镜下肾小管上皮细胞微绒毛脱落,线粒体肿胀,部分细胞器崩解及脱落,肾小球无明显病变或轻度系膜增生。

(三) 慢性马兜铃酸肾病

患者多在持续小剂量服用含有马兜铃酸药物后出现肾功能损害,但也可由重症急性马兜铃酸肾病不愈发展而来,肾功能损害常隐袭进展,速度不一,有的需数年才进入肾衰竭,但是不少病例半年至1年即可达尿毒症。肾功能损害出现后及时停服含马兜铃酸药物,也不能制止病变进展,肾功能仍持续恶化。患者出现肾功能损害后,首先出现夜尿增多,而后逐渐出现各种肾衰竭的症状。尿化验常发现肾性糖尿、低渗透压尿,轻度蛋白尿、少量红、白细胞及管型,肾功能化验早期肾小管功能损伤更明显(如尿β_2-微球蛋白测定等近端肾小管功能检查,及尿浓缩试验等远端肾小管功能检查等),后期出现氮质血症,直至尿毒症,常伴轻—中度高血压,贫血出现早。B超可见肾脏体积缩小,且两肾大小可不对称。病理表现为分布不均一的寡细胞性肾间质纤维化。光镜下肾间质多灶状或大片状纤维化,偶有少量散在或小灶状淋巴及单核细胞浸润;肾小管多灶状或大片状萎缩或消失。肾小球无明显病变或呈缺血性基底膜皱缩及硬化,小动脉管壁增厚，管腔狭窄。免疫荧光检查阴性。电镜下肾间质病变区有大量束状胶原纤维，肾小管基底膜增厚、分层，部分肾小球基底膜缺血性皱缩、硬化。

值得注意的是长期小剂量服用含有马兜铃酸药物，不但可以导致慢性马兜铃酸肾病，而且还可以致癌，尤其是泌尿系统及消化系统癌症，如膀胱癌、肾盂及输尿管癌等。

四、马兜铃酸肾病的诊断

诊断马兜铃酸所引起的进行性肾小管—间质损伤应符合以下几点：

（1）有确切的含马兜铃酸中药服用史。

（2）无近期或长期使用抗生素、镇痛药、利尿剂的历史，无全身过敏表现。

（3）尿常规多正常或轻度异常，如低比重尿、尿糖增多、无菌性白细胞尿等。

（4）肾小管性蛋白尿，低分子（分子量<20 000以下）的小管性蛋白尿。如中性肽链内切酶（NEP）的减少和视黄醇结合蛋白（RBP）白蛋白、α_1-微球蛋白及β_2-微球蛋白的升高。其中NEP和RBP两项临床意义最大。

（5）贫血、高血压和肾功能损害：贫血的发生与肾功能不相平行，往往早于、重于肾功能损害，这与肾小管—间质损害，使促红细胞生成素减少有关；80%患者有轻度高血压；肾功能损害，主要表现为急性肾衰竭，特别是进行性肾小管—间质损伤。

（6）临床可除外肾小球疾病及系统性疾病伴随的肾小管—间质病变，感染相关间质性肾炎。

（7）肾小管—间质损害的病理变化：急性马兜铃酸肾病以急性肾小管坏死为主；肾小管功能障碍型马兜铃酸肾病，主要为肾小管变性及萎缩；慢性马兜铃酸肾病以肾间质纤维化为主。

下篇 临床篇

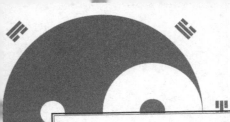

五、马兜铃酸肾病防治

对马兜铃酸肾病应当以预防为主，应用含有马兜铃酸的中药应当慎重，如必须应用，也应从最小剂量开始，短期应用为宜。但对个别敏感的患者，即使小剂量仍能引起肾损害，故应提高警惕，确保安全。

目前尚无成熟的治疗方法，糖皮质激素在延缓慢性马兜铃酸肾病进展上有一定疗效。具体方案如首始量多少，如何减量，维持多久，目前尚无定论，仍需摸索规律。其治疗机理也不完全清楚，可能与其强大的抑制细胞因子作用及抗纤维化作用密切相关。对酸中毒、高血压、肾衰竭等应采取对症治疗。对于进入终末期肾衰的患者，应采取替代治疗，即透析或肾移植。

中药冬虫夏草能促进肾小管上皮细胞再生，可能对急性马兜铃酸肾病的治疗有益。另有报道应用滋补脾肾、益气养阴、养血活血法，方以当归芍药散合知柏地黄汤，加黄芪、太子参、金水宝（虫草制剂）治疗关木通引起的急性肾衰竭取得疗效。

第十二章　肾功能衰竭

第一节　急性肾衰竭

急性肾衰竭（Acute renal failure，ARF）是由多种病因引起的肾功能在短期内急剧下降，导致氮质代谢产物和其他有毒产物在体内潴留的一种临床综合征。表现为：血肌酐、尿素氮进行性升高（血肌酐平均每日增加≥44.2μmol/L）；水电解质、酸碱平衡紊乱，常伴少尿或无尿。ARF的死亡率甚高，一项20世纪90年代的综述文献报道，其死亡率为10%~15%，而对于合并多器官功能衰竭的ARF患者，死亡率为50%~90%不等。近年来随着诊治水平的提高，特别是血液净化疗法的广泛应用，ARF的死亡率有所下降，但仍是肾病内科的急重病证。

一、病因

急性肾衰竭常因下列几种原因引起：

（一）肾前性急性肾衰竭

由于严重外伤出血、烧伤、心源性休克、心肌梗死、心力衰竭等，引起有效血容量不足、心排出量减少、有效血浆容量减少、肾血管阻塞等肾前因素，使肾脏血液灌注量减少，肾小球滤过率降低，肾小管内压低于正常，尿量减少，血尿素氮升高从而出现急性肾衰竭。

下篇　临床篇

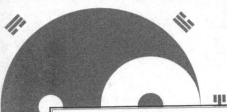

（二）肾实质性急性肾衰竭

由于急进性肾炎、肾微细血管疾病、双侧肾大血管闭塞、急性间质性肾炎及急性肾小管坏死等，导致肾功能急剧下降，出现急性肾衰竭。

（三）肾后性急性肾衰竭

由于结石、肿瘤、血块、坏死肾组织或前列腺肥大等多种原因，导致肾以下尿路梗阻，并使梗阻上方压力增高，甚至发生肾盂积水，肾实质受压致使肾功能急剧下降所致的急性肾衰竭。

二、临床分期

急性肾衰竭临床上通常将其分为少尿期、多尿期和恢复期三个阶段。但在许多病例中并不一定全都出现，特别是非少尿型急性肾衰竭。

（一）少尿期

突然出现少尿（尿量<400ml/d）或无尿（尿量<100ml/d），同时伴有氮质血症，水、电解质、酸碱平衡紊乱。一般少尿期持续5~7d至10~14d，平均10d左右。

（二）多尿期

少尿期后，尿量逐渐增多，6~7d后尿量可多达3000~5000ml/d血尿素氮、血肌酐开始下降，氮质血症症状改善。多尿期因大量水分及电解质随尿排出，可出现脱水及低血钾、低血钠等电解质紊乱。

（三）恢复期

多尿期后，肾功能逐渐恢复，血尿素氮、血肌酐降至正常范围。

三、病情分级

（1）重度：血肌酐>884μmol/L，血尿素氮>24.99mmol/L。

（2）中度：血肌酐为442~884μmol/L，血尿素氮为14.28~24.99mmol/L。

（3）轻度：血肌酐为176.8~442μmol/L，血尿素氮为7.14~14.28mmol/L。

四、诊断要点

（1）急性肾衰竭可由肾前性、肾后性和肾实质性疾病引起。其中肾实质性急性肾衰竭的病因，多见于急进性肾炎、肾微细血管疾病、双侧肾大血管闭塞、急性间质性肾炎及急性肾小管坏死（ATN）等，但以ATN最为常见。因各种病因的治法不同，应予以仔细鉴别，尽早明确诊断，必要时需作肾活检。

（2）肾功能在短时间内急剧恶化，血肌酐水平与日俱增，平均每日增加≥44.2~88.4μmol/L。

（3）由急性肾小管坏死（ATN）引起的急性肾衰竭综合征，可分为少尿型（尿量<400ml/d）和非少尿型（尿量>400ml/d）。如果每日血肌酐上升>177μmol/L、血清钾上升>1mmol/L、HCO_3^-下降>2mmol/L，则可拟为高分解代谢型急性肾小管坏死。

五、治疗

（一）病因治疗

急性肾衰竭病因治疗极为重要，从流行病学看，病因与预后明显相关，因此积极的病因治疗是急性肾衰竭治疗中的首要环节。

1. 肾前性急性肾衰竭的治疗

肾前性肾衰竭主要是血容量减少，致肾脏血液灌注不足，引起少尿、氮质血症，但呈现低尿钠（<40mmol/L），且尿渗透压>450mOsm/$(kg \cdot H_2O)$时，应及时补充液体，扩充血容量，这对预防发生器质性肾衰竭有重要意义。补充液体常用晶体溶液（平衡

下篇 临床篇

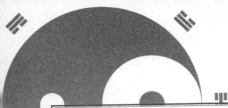

盐溶液、林格氏液），根据病情可辅以胶体液（白蛋白、血浆等）。补液时应监测血钾和酸碱度，及时予以纠正。老年人和心肺功能不全者，补液速度要慢，严密观察心率、呼吸、肺部啰音，以防扩容过快诱发心力衰竭。在肝硬化并大量腹水时，常有血管内容量不足，此时补液应缓慢，并适当补充胶体，补液不当可增加腹水，适量腹腔穿刺放液和补充白蛋白，可减轻腹水而不引起肾功能恶化。对顽固病例，做腹腔—颈静脉回流也是一种选择。

2. 肾实质性急性肾衰竭的治疗

（1）急性肾小管坏死致ARF的病因治疗。ATN在ARF发病中比例最高，最常见。ATN病因多种，应尽早明确诊断，积极治疗。总体原则应注重以下几点：

①抗感染治疗：感染是ATN常见原因和并发症。感染部位常见有胆管感染、腹膜炎、胰腺炎、呼吸道感染、皮肤脓肿、肠道感染、败血症等。根据感染病原体，准确选择敏感抗生素，并且避免肾毒性抗生素的应用。

②抗休克治疗：寻找引起休克的原因，做相应处理。如出血性休克要及时输血补液，纠正血容量缺失，并积极止血，包括药物止血和手术止血。

③清除病灶：若有明确的感染灶，必须积极早期手术清除。

④其他如矫正酸碱失衡、代谢紊乱及营养支持等。

（2）急性间质性肾炎致ARF的病因治疗。

①停用过敏的药物：对确定或疑为过敏的药物，立即停用。

②使用糖皮质激素：若诊断明确，且伴少尿和/或皮疹、发热、嗜酸性粒细胞增多等，可用泼尼松20~30mg/d，用2~3周逐渐减量撤药。若发热、皮疹明显者，可静脉滴注地塞米松或甲基泼尼松龙。

（3）急进性肾炎致ARF的治疗：急进性肾炎的病理改变较

重，累及双侧肾脏，有新月体形成，一旦确诊，应尽早采用甲基泼尼松龙冲击治疗，细胞毒药物常规治疗和抗凝治疗（详见《急进行肾炎》一节），以制止新月体毁坏肾小球，挽救患者的生命。

3. 肾后性急性肾衰竭的治疗

多由梗阻引起，治疗主要是解除梗阻和预防感染，改善并尽可能恢复肾功能。

（二）药物治疗

目前药物治疗ARF虽然尚无特效方法，但综合目前的治疗措施，可从以下四个方面达到本病的治疗目的：①治疗引起ARF的原发病（前已述及）；②预防ARF的发生；③减轻ARF的严重性，降低死亡率；④缩短ARF的病程。因此准确用药是治疗ARF成功的关键。目前常用的ARF治疗药物有：

1. 多巴胺

本药可通过兴奋多巴胺受体，舒张肾血管而提高RBF及GFR；兴奋心脏受体而增加心输出量；抑制TEC Na-K-ATP酶，从而起到利钠、利尿作用。剂量60~80mg，或酚妥拉明20~40mg加入5%葡萄糖500ml中静脉滴注，有解除肾血管痉挛作用。与呋塞米合用有改善肾功能作用。

2. 心钠素（ANP）

是一种强有力的肾血管扩张药物，能持续改善缺血性或肾毒性肾损害的GFR，但ANP不能减轻肾小管坏死程度。

3. 利尿剂

适用于ARF的早期，血容量正常的情况下。方法是：先静脉注射甘露醇60~120ml，如2h后无利尿作用，再重复上述剂量的甘露醇加呋塞米240mg静脉滴注，如2h后尿量仍不增加，则说明已进入少尿期。两药联合使用的机制可能是：①刺激肾髓质产生前列腺素，使肾血管扩张。②肾小管阻塞使肾血管呈持续收缩状态，而利尿剂可祛除管型，减轻肾血管收缩状态。③抑制管球反馈改善肾血流。

（三）对症治疗

1. 严格限制入液量

ARF少尿期必须控制液体的摄入量，防止体液过多发生肺水肿。输液公式为：每日入量=前一天液体排除量+基础补液量。基础补液量为不显性失水减去代谢内生水，每日为500~600ml。

判断入液量是否正确，以下临床指标可以参考：

（1）每日测体重，体重每日应减轻0.3~0.5kg。

（2）使血钠保持在130~140mmol/L。

（3）如有水肿、血压升高和颈静脉怒张等，应立刻纠正。

2. 饮食疗法

ARF合理的饮食治疗可以维持患者营养，增强抵抗力，降低机体的分解代谢。胃肠道反应轻且无高代谢者，低蛋白饮食，每日蛋白质量宜在0.5g/kg以下，应予以优质蛋白质，足够热量以减少负氮平衡。如透析疗法者，蛋白质可增至1g/kg。高营养液因含有大量葡萄糖的高渗液，使用时可加正规胰岛素，每4g糖加1u胰岛素，这样可以防止血糖过高和血液高黏状态。

3. 防治高血钾

脱水、休克和钠缺乏所致急性肾衰竭，采取适当措施包括输液、输血矫正上述病理状况后，随着尿量增加、肾功能恢复，高钾血症也可得到缓解。若持续少尿等因素，高钾血症仍得不到缓解，应尽早考虑透析治疗。

4. 纠正酸中毒

ARF由于大量酸性代谢产物在体内积聚，产生代谢性酸中毒。当临床出现明显酸中毒症状，血清 HCO_3^-<12mmol/L、CO_2CP<12mmol/L或静脉血pH<7.15时，方可补碱。碳酸氢钠的补充量可按下列方法之一：

（1）体重（kg）×0.026×（38–测得的CO_2CP容积）=碳酸氢钠

（g）。

（2） （拟提高碳酸氢根浓度–测得的CO_2CP容积）×0.2g=碳酸氢钠（mmol）。

（3） 简单的方法为初次量用5%碳酸氢钠每千克体重5ml。

（四）透析疗法

透析的适应证：①少尿或无尿（尿量<50~200ml/12h）；②尿毒症症状明显，如恶心、呕吐、嗜睡；③有水钠潴留或充血性心力衰竭症状；④严重高血钾，血钾>6.5mmol/L，心电图出现明显的高钾表现；⑤血肌酐>580.4~707.2μmol/L，尿素氮>28.6mmol/L；⑥严重代谢性酸中毒，血碳酸氢盐浓度持续<10mmol/L，补碱后难以纠正。早期透析，不但可减少其心力衰竭、高钾血症、感染和消化道出血等并发症，而且有利于原发病的治疗和康复，是本病的最佳疗法。透析疗法还能简化治疗，无需严格地限制饮食，可改善患者的一般状态。

（五）中医辨证论治

ARF少尿期，由于患者有恶心、呕吐，少尿，需要限制水分的摄入，不适宜内服中药治疗，可采用中药保留灌肠治疗。但透析的患者可服用中药治疗，以调整机体阴阳气血的平衡，加快病情恢复。

1. 气脱津伤证

主证：尿量减少精神疲惫，汗出黏冷，手足不温，烦躁不安，口干咽燥，血压偏低，舌红少津，脉细数或脉微欲绝。多见于急性肾衰的早期。

治法：益气养阴，生津固脱。

方药：生脉饮加味。人参10g（另煎兑入），麦冬15g，五味子12g，龙骨30g（先煎），牡蛎30g（先煎），炙甘草6g。水煎2次兑匀，分3次服（下同）。

加减：若瘀血明显，唇黑甲青者，加当归15g、丹参30g，以

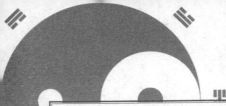

养血活血；若失血血虚者，加黄芪30g、当归15g、炙首乌15g，以补气养血；若汗出黏冷，手足不温，脉微欲绝者，加附片15g（先煎），以回阳救逆。

2. 热毒炽盛证

主证：尿少尿闭，身热头痛，纳呆食少，恶心呕吐，胸闷腹胀，口中尿臭，咽干口燥，烦躁不安，甚则神昏谵语，肢体抽搐，舌质绛红，舌苔浊腻，脉滑数。多见于急性肾衰少尿期。

治法：清热解毒，通腑泄浊。

方药：清瘟败毒饮加减。生石膏30g（先煎），知母10g，水牛角30g（先煎），山栀10g，黄芩10g，黄柏10g，赤芍12g，丹皮10g，玄参10g，大黄10g（后下）。适用于已经透析的患者，以清除体内毒素，缩短病程，促进恢复。

加减：若身热头痛加金银花30g、连翘15g，以清热解毒；若神昏谵语加广郁金10g、石菖蒲10g，以清心开窍；若肢体抽搐者，加羚羊角10g（先煎）、钩藤30g，以平肝熄风；呕血便血者，加地榆炭30g、槐花30g，以凉血止血。

3. 气阴两虚证

主证：全身疲乏，口干思饮，尿多清长，腰膝酸软，手足心热，舌红少津，脉细数。多见于急性肾衰多尿期。

治法：益气养阴，补肾固摄。

方药：益气健肾汤（作者经验方）加减。生黄芪30g，太子参15g，生地15g，山茱萸10g，女贞子15g，旱莲草15g，当归15g，益母草30g，地榆15g，石韦30g。

加减：若以气虚为主，加人参10g、白术15g、山药15g，以益气健脾；若阴虚明显者，加沙参12g、枸杞子10g、知母10g，以滋阴清热；若余邪未尽，湿热留恋，午后低热者，加连翘15g、黄芩10g、藿香10g、白豆蔻10g，以清化湿热。

4. 脾肾气虚证

主证：疲乏无力，少气懒言，食欲不振，腰膝酸软，头晕耳鸣，舌质淡红，苔薄白，脉沉细。多见于急性肾衰恢复期。

治法：益气健脾补肾。

方药：补阳健肾汤（作者经验方）加减。红景天15g，淫羊藿10g，肉苁蓉15g，菟丝子10g，女贞子15g，山药20g，炒白术15g，益母草15g，泽兰15g。

加减：食欲不振者，加砂仁6g（后下）、焦三仙各10g，以化湿健脾；腰膝酸软，夜尿清长者，加杜仲10g、续断10g、金樱子15g、芡实15g，以补肾固摄。

（五）中药灌肠治疗

方药：生大黄15~30g，附片10g，牡蛎30g，红花10g，蒲公英30g。

以上药浓煎成200~300ml，调至适温，通过肛管保留灌肠，保留时间以30min至1h为宜，每日2次，3~7d为1疗程。主要用于急性肾衰少尿期。方中大黄用量以保持大便2~3次/d为宜，不宜过度泻下，以防伤津脱液。

第二节　慢性肾衰竭

慢性肾衰竭（chronic renal failure，CRF）是发生在各种慢性肾脏病（包括累及肾脏的全身性疾病）的基础上，缓慢出现肾功能减退而至衰竭的一种临床综合征。引起慢性肾衰竭的原发疾病有原发和继发性肾小球疾病、慢性间质性疾病、肾血管疾病、尿路梗阻性疾病、先天性和遗传性肾脏病等。据国内文献报道，其原发疾病主要为慢性肾小球肾炎（占64.6%），其次为慢性间质性肾炎（主要是慢性肾盂肾炎，占19%），此后顺序为：高血压肾小动脉性肾硬化、先天性多囊肾、狼疮性肾炎、梗阻性肾脏

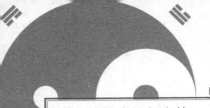

病、糖尿病性肾病等。

一、慢性肾衰竭的发病机制

近年来，随着动物实验模型的深入研究和细胞分子生物学技术的发展，认为CRF的发病与下列因素有关：

（一）健存肾小球血流动力学改变

当肾实质减少后，其健存肾单位出现代偿，此时肾小球毛细血管内压力和流量增加，使肾小球滤过率增加，出现毛细血管一系列损害，特别是系膜区改变，导致肾小球硬化。而肾小球硬化和废弃后，健存肾单位的代偿，又使单个肾小球滤过率增加，形成恶性循环，最终肾小球功能全部丧失。

（二）肾小球基膜通透性改变

当肾小球基膜对通过物质的选择性屏障作用消失后，尿蛋白大量漏出，其结果可使肾小球系膜细胞及上皮细胞受损，肾小管重吸收增加，间质炎症反应，从而导致肾小球硬化及间质纤维化。

（三）肾小管间质损伤

当各种免疫或非免疫因素加重肾小管间质损害，肾小球滤过率功能也逐渐下降。目前，国内外在肾功能进行性减退的机制中，十分强调肾小管间质变化的重要性。肾小管的高代谢引起残余肾单位氧消耗增加，进一步导致脂质过氧化作用增加，造成肾单位损害进行性加重。

（四）脂质代谢异常和肾小球硬化

早已发现CRF患者多存在脂质代谢异常，如低密度脂蛋白（LDL）、极低密度脂蛋白（VLDL）、胆固醇和甘油三酯升高，但只是最近才注意到这些血脂变化在CRF进展中的作用。高脂血症特别是LDL和胆固醇增高，可激活单核巨噬细胞，促进其向内皮下迁徙、聚集，并释放生物活性介质，LDL和氧化的LDL能与系膜上的受体结合产生直接毒性作用，降低细胞膜流动性、刺激巨噬细胞释放多肽生长因子和前列腺素等介质。此外高脂血症使血液黏滞度升高，循环动力学异常和高血压，促进凝血、血栓形成和炎症反应，加重肾小球损害和硬化。

（五）多肽生长因子和细胞因子的作用

各种肾脏病变，不论其始发因素的种类是否持续存在，进展到CRF阶段都有共同的病理特征，即肾小球硬化、系膜基质增多和肾小管间质纤维化。现已发现这是由于启动了细胞和细胞、细胞和基质相互作用的自我调节系统以及产生一系列连锁放大效应而致肾脏损害持续进行性加剧。近年细胞分子生物学的研究表明，系膜细胞、巨噬细胞、血小板和内皮细胞等产生的多种多肽生长因子如转化生长因子、表皮生长因子、胰岛素样生长因子和血小板源性生长因子等以及细胞因子如多种白细胞介素、肿瘤坏死因子等是上述病理过程中的重要中介。它们对系膜细胞和成纤维细胞具有丝分裂原作用，促进增殖和代谢，进而产生更多的多肽因子形成恶性循环，加速细胞外基质增多，肾小球肥大继而硬化。

二、诊断标准

（1）有各种慢性肾脏疾病(包括累及肾脏的全身性疾病)史。

（2）有肾功能减退的临床症状，如疲乏、头昏、厌食、恶心、呕吐、贫血等。

（3）血肌酐、尿素氮升高，内生肌酐清除率（Ccr）降低，HCO_3^-降低和低钙、高磷血症。

（4）B超显示：双肾缩小，皮质变薄。

（5）肾活检有相应的病理改变。

下篇 临床篇

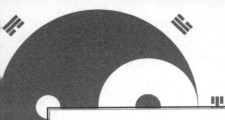

三、临床分期

按照肾功能损害的程度，可分为4期：

（一）肾贮备能力下降期

假设肾功能正常时肾小球滤过率（GFR）为100%，此时仅为正常的35%~50%〔目前临床上常用内生肌酐清除率（Ccr）来反映GFR〕，此期临床上无肾衰竭症状，血肌酐正常。

（二）氮质血症期

是肾衰竭的早期，GFR减少到正常的21%~35%，血肌酐高于正常值，但低于450μmol/L，可有多尿和夜尿，并可有轻度贫血，但通常临床上无明显症状。

（三）肾衰竭期

当GFR减少至正常的11%~20%，血肌酐为451~707μmol/L。贫血较明显，常有夜尿、等张尿以及电解质失调，如轻度至中度代谢性酸中毒、水钠潴留、低钙血症、高磷血症等，一般无高钾血症。可有胃肠道、心血管和中枢神经系统症状。

（四）尿毒症期

是肾衰竭的晚期，GFR为正常的10%以下，血肌酐>707μmol/L，出现尿毒症症候群，出现严重的各系统症状，尤以胃肠道、心血管和神经系统症状更加突出。水、电解质严重失调，常有明显的代谢性酸中毒。

〔注〕血尿素氮（BUN）受多种因素影响，不能作为肾衰竭分期的依据。

四、治疗

目前国内外治疗CRF的非透析疗法普遍采用LPD+EAA/KAA+ACEI/ARB方案治疗，对抑制和延缓CRF的进程及一系列代谢紊乱，有一定的作用。若在此基础上配合中药治疗，对改善临床症状，提高患者生活质量有更好的效果。下面介绍我个人的一点经验。

　　中医学中没有慢性肾衰竭的病名，但依据其临床表现，类似中医的"关格"、"癃闭"、"溺毒"、"肾风"、"肾劳"等病证。本病由于病变迁延日久，病机变化复杂，累及全身多个脏腑，整个病变过程中以正虚为本，邪实为标，属虚实夹杂之候，是本虚标实的重症。本病的病机是肾阳衰微，脾阳亏损，肾阴耗竭，肝阳上亢，最终将累及五脏六腑。邪实主要是水毒湿浊，弥漫三焦，导致气血瘀滞为患，所以脾肾虚衰、水毒湿浊是病机的关键，湿浊、血瘀是贯穿疾病始终之病邪，心肝脾肾是损害的主要部位。故治疗本病应"以本为主，标本结合"，"急则治标，缓则治本"的原则辨证论治。

（一）中医辨证论治（ZBZ）

1. 本证

（1）脾肾气虚血瘀证。

主证：面色萎黄，面浮肢肿，倦怠乏力，脘腹胀满，少食纳呆，恶心呕吐，腰酸膝软，小便不利，舌质暗红，舌体胖大有齿印，苔厚腻，脉沉细或弦细。

治法：健脾补肾，活血降浊。

方药：六君子汤加减。党参15g，茯苓15g，炒白术15g，陈皮10g，姜半夏10g，藿香10g，苏梗10g，杜仲10g，车前子15g（包煎）。水煎2次兑匀，分3次温服（以下同）。同服降氮胶囊（大黄、红花、水蛭等）每次4粒，一日3次，以大便稀，每日2次为宜（以下同）。

加减：气虚甚者加黄芪30g；有畏寒肢冷者加附片10g（先煎）、桂枝10g。

（2）脾肾阳虚寒瘀证。

主证：畏寒肢冷，面浮肢肿，倦怠乏力，脘腹胀满，少食纳

呆，恶心呕吐，腰酸膝软，夜尿清长，舌质暗淡，有齿印，脉沉弱。

治法：温补脾肾，利水活血。

方药：济生肾气汤加减。熟附片10g，肉桂10g，干地黄12g，山萸肉12g，茯苓20g，泽泻15g，山药15g，丹参20g，车前子30g（包煎），怀牛膝15g，益母草30g。每日1剂。同服降氮胶囊。

加减：脘腹胀满，少食纳呆者，加厚朴10g、广木香10g、玉片10g；恶心呕吐者，加藿香10g、姜半夏10g、陈皮10g。

（3）脾肾气阴两虚瘀阻证。

主证：倦怠乏力，口干咽燥，腰酸膝软，五心烦热，夜尿清长，舌淡而暗，脉沉细。

治法：益气养阴，补肾健脾，活血化瘀。

方药：参芪地黄汤加减。生黄芪30g，太子参15g，生地黄15g，山萸肉10g，山药15g，枸杞子15g，制首乌12g，茯苓15g，泽泻15g，益母草30g。每日1剂。同服降氮胶囊。

加减：腰酸膝软，夜尿清长者，加焦杜仲15g、怀牛膝15g、金樱子30g；血瘀明显者，加川芎10g、泽兰15g、红花10g。

（4）肝肾阴虚热瘀证。

主证：头晕，头痛，口干咽燥，腰酸膝软，五心烦热，尿少色黄，舌暗红少苔，脉沉细或弦细。

治法：滋肾平肝，清热活血。

方药：杞菊地黄汤加减。熟地15g，山萸肉10g，山药15g，茯苓15g，泽泻15g，丹皮15g，枸杞子15g，菊花10g，潼蒺藜15g，当归15g，怀牛膝15g。每日1剂。同服降氮胶囊。

加减：血压高者，加生石决明30g（先煎）、地龙15g；腰酸膝软者，加焦杜仲15g、怀牛膝15g。

（5）阴阳两虚瘀阻证。

主证：畏寒肢冷，五心烦热，口干咽燥，腰酸膝软，夜尿清长，舌质紫暗有齿印，脉沉细。

治法：温元阳，益真阴，行气血。

方药：全鹿丸加减。鹿角片12g，巴戟天12g，菟丝子12g，熟地12g，肉苁蓉12g，人参10g，白术12g，茯苓15g，黄芪15g，当归10g，怀牛膝15g。每日1剂，同服降氮胶囊。

加减：腰酸膝软，夜尿清长者，加焦杜仲15g、怀牛膝15g、金樱子30g。

2. 标证

（1）湿浊证。

主证：恶心呕吐，肢体困重，脘腹胀满，少食纳呆，舌质暗红，舌苔厚腻。

治法：和胃降逆，化湿泻浊。

方药：黄连温胆汤加减。黄连10g，姜半夏10g，茯苓15g，陈皮10g，姜竹茹12g，苏梗10g，枳壳10g，生姜10g。每日1剂。同服降氮胶囊。

（2）湿热证。

主证：恶心呕吐，口苦纳呆，身体困倦，脘腹胀满，舌质暗红，舌苔黄腻，脉象弦数。

治法：中焦湿热宜清化和中；下焦湿热宜清利湿热。

方药：中焦湿热者，用藿香左金汤加减。藿香10g，苏梗10g，炒黄连6g，吴茱萸3g，陈皮10g，姜半夏10g，苍术10g，茯苓15g，生姜10g。水煎2次兑匀，分多次口服，每日1剂。

下焦湿热者，用知柏二妙散加减。黄柏10g，知母10g，苍术10g，生苡仁15g，泽泻15g，车前草30g，蒲公英30g。每日1剂。

（3）水气证。

主证：高度水肿，胸水，腹水。

治法：利水消肿。

方药：实脾饮加减。茯苓30g，猪苓30g，炒白术20g，厚朴

下篇 临床篇

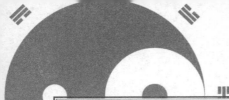

10g，木瓜10g，大腹皮15g，木香10g，炮附片10g，桂枝10g。每日1剂。

（4）风动证。

主证：手足搐搦，抽搐痉厥。

治法：镇肝熄风。

方药：天麻钩藤饮加减。天麻10g，钩藤10g（后下），石决明30g，生牡蛎30g，杜仲15g，怀牛膝15g，夏枯草15g，当归15g。每日1剂。

（二）单方验方

（1）温阳健肾胶囊（作者经验方，原名为肾复康Ⅲ号颗粒）：由红景天、淫羊藿、肉苁蓉、菟丝子、女贞子、山药、猪苓、当归、益母草、莪术等组成。功能：温肾健脾，利水活血，适用于脾肾阳虚血瘀证。每次6粒，一日3次，冲服。

（2）降氮胶囊（作者经验方）：由大黄、红花、水蛭、牡蛎等组成。功能：通腑降浊，活血化瘀。每次4粒，每日3次。

（3）百令胶囊或金水宝胶囊，功效：补益肺肾。适用于慢性肾功能衰竭肾元不足。每次4粒，每日3次。

（三）西医延缓肾衰竭的治疗

1. 饮食疗法

应给予合理的低蛋白饮食和充足的热量，既可减轻CRF患者的高滤过状态，又可保证身体所需热量。

（1）低蛋白饮食（LPD）。蛋白的摄入量应根据病人内生肌酐清除率加以调整，氮质血症期患者每日摄入蛋白量为0.8g/kg，肾功能衰竭期患者每日摄入蛋白0.6g/kg，尿毒症晚期患者每日摄入蛋白量为0.4g/kg。蛋白质应给予60%的富含必需氨基酸的动物蛋白质，如蛋清、鱼、瘦肉和牛奶等，其余40%可选用具有高生物价的植物蛋白，如黄豆、荞麦、蘑菇等。因植物蛋白（尤其是豆类蛋白）具有保护肾功能的作用。米、面中所含的植物蛋白，如有条件可部分采用麦淀粉。

（2）充足的热量。摄入足量的碳水化合物和脂肪，以供给患者机体足够的热量。热量每日约需125kJ（30kcal）/kg，消瘦或肥胖者宜酌情加减。补充热量可多食用植物油和食糖。补充维生素，如维生素B_6每日10~100mg，维生素B_{12}每日500μg和叶酸每日10mg等。

（3）其他。①钠的摄入：除有水肿、高血压和少尿者，一般不宜严格限制。②钾的摄入：只要尿量每日超过1000ml，一般无需限制饮食中的钾。有高钾血症者应积极处理，如限制钾的摄入，口服降血钾树脂和静脉注射葡萄糖酸钙、胰岛素等。当血钾高于7mmol/L时，应进行透析治疗。③低磷饮食，每日不超过600mg。④饮水：有少尿、水肿、心力衰竭者，应严格控制进水量，但对尿量>1000ml而又无水肿者，则不宜限制水的摄入。

2. 必需氨基酸（EAA）或/和α-酮酸（α-KA）制剂的应用

EAA和α-KA的适应证是肾衰竭期患者，用量为每日0.1~0.2g/kg，分3次口服。应用适当的动物蛋白和植物蛋白加EAA或/和α-KA，也是一种最好地选择。

3. 控制全身性和/或肾小球内高压力

（1）轻、中度肾功能不全患者高血压的治疗：此时的肾性高血压发病的主要因素是水钠潴留。因此治疗的首要步骤是限制钠的摄入，每天80~100mmol（相当于食盐5~6g）为宜。药物使用，轻度肾功能不全者用双氢氯噻嗪，初始剂量为25mg/d，最大剂量可用至100mg/d。但在轻、中度肾功能不全时宜用速尿，初始剂量为20mg/d，若无效可加大剂量，最大可用至400~600mg/d，分2~3次用药。使用利尿剂治疗初期，可能会导致GFR下降，但继续使用则肾功能可保持稳定，甚至有所改善。

当上述处理未能有效降低血压时，应加用非利尿性降压药，如β受体阻滞剂、血管紧张素转换酶抑制剂和钙通道阻滞剂是较好的选择。如：①ACEI+利尿剂，如依那普利+氢氯噻嗪；②A-CEI+CCB，如苯那普利+氨氯地平；③ARB+利尿剂，如科素亚+氢氯噻嗪；④β受体阻滞剂+利尿剂，如倍他洛尔+氢氯噻嗪。

（2）终末期肾病（ESRD）患者高血压的治疗：在ESRD患者，进行长期的透析后，如果注意维持水钠平衡和保持合适的干体重，有80%~90%的高血压患者，血压可趋于正常。若透析后血压仍高，应进行降压治疗。当GFR下降至正常的10%~15%时，利尿治疗即无效。此时患者体内的钠和水主要靠透析排出。因此，充分脱水，以保持干体重，就显得十分重要。在透析前已接受降压药治疗者，应尽可能逐渐减量，直至停药。因为长期使用降压药可使透析患者容易发生低血压。约10%的ESRD患者的高血压，经限钠和透析脱水，仍不能控制者，则应加用降压药。由于这些患者常有肾素—血管紧张素—醛固酮系统活性增高，因此β受体阻滞剂和血管紧张素转换酶抑制剂效果较好，其应用方法同上。为减少血液透析中低血压的发生，降压药最好在非透析日使用。值得注意的是，透析患者如不能保持合适的干体重，而有水钠潴留，就会对降压药有抗药性，降低治疗效果，血压得不到控制。如果能给予透析脱水，消除水钠潴留，恢复干体重，则降压药会恢复疗效。

4. 治疗贫血

重组人类红细胞生成素（rHuEPO，简称EPO）：国产EPO安全有效，副作用小，价格便宜，目前已广泛应用于临床。使用方法是：持续性血透患者剂量为150u/（kg·w），分2~3次皮下注射或静脉注射；对非透析患者剂量为100u/（kg·w），分2~3次皮下注射。血红蛋白（Hb）上升速度每月以10~20g/L为宜。若每月上升<7g/L或/和红细胞压积（Hct）上升<0.2时，EPO剂量上调50%；若每月Hb上升>25g/L或/和Hct>0.8时，EPO剂量应下调25%~50%。当Hct≥0.33，或Hb超过110g/L时，为达到目标值。此时，EPO剂量宜减少25%，继续维持用药。

在应用EPO时，患者必须摄取充足的铁，并保持转铁蛋白饱和度≥20%和血清铁水平≥100ng/ml，才能达到血红蛋白（Hb）在110g~120g/L或/和红细胞压积（Hct）在33%~36%的目标值。为此，一定要配合充足的造血所必须的物质，如硫酸亚铁0.2g，一日3次；叶酸10mg，一日3次；维生素B_{12}500μg肌注，一周2次。

使用EPO治疗时，应注意监测血压，以防血压升高；EPO能导致血小板在正常范围内轻度上升，血液黏稠度增高而出现透析器内凝血、瘘堵塞，若采取适当增加肝素用量或采用抗血小板治疗，对可能出现的高凝状态及血瘘堵塞可以预防。

5. 及时治疗并发症

纠正水电解质失调和代谢性酸中毒、心力衰竭、尿毒症、心包炎、感染等。

6. 积极治疗引起慢肾衰的原发病因和去除促使肾衰竭恶化的诱发因素

（1）认真细致地寻找和治疗引起慢肾衰的原发疾病和促使肾衰竭恶化的诱发因素，如正确治疗狼疮性肾炎等原发疾病；解除尿路梗阻；纠正水电解质和酸碱平衡失调，特别是水钠缺失；及时地控制感染、心衰、心律失常；控制高血压；停止使用肾毒性药物等。

（2）肾衰患者使用需经肾排泄的药物时，必须根据患者Ccr的数值，决定药物使用的剂量。在临床上首次使用时可给予一次正常人的药物量，作为负荷量，以后按Ccr查肾衰竭患者用药方法表，可查出其维持剂量。其公式为：Ccr（ml/min）＝〔（140－年龄）×体重（kg）〕÷〔72×血肌酐（mg/dl）〕，女性需乘以0.85（血肌酐国际单位×0.011＝mg／dl）。简易计算方法是：当Ccr在50ml/min以上时，按正常剂量的75%~100%给药；当Ccr在10~50ml/min时，按正常剂量的50%~75%给药；当Ccr在10ml/min以下时，按正常剂量的25%~50%给药。

7. 减少肠道毒素的吸收及促进毒素排出

CRF患者肠道内尿素、肌酐、尿酸、磷等明显高于尿中的浓度，故通过口服泻下药或中药保留灌肠，使肠黏膜分泌的氮质产物排出体外，以减少肠道内毒素的蓄积和促进其排出，这已是目前中医治疗CRF的常用方法之一。降氮胶囊（自拟方）有较好的疗效。利用结肠治疗机行高位结肠透析，更能取得满意疗效。

8. 透析治疗

当血肌酐>707μml/L，并出现尿毒症症状时，即应透析治疗。

五、中西药有机结合一体化治疗方案

（一）肾贮备能力下降期（Ⅰ期）

LPD［0.8g/(kg·d)］+ACEI+ZBZ。

（二）氮质血症期（Ⅱ期）

LPD+ACEI/CBB+ZBZ。

（三）肾衰竭期（Ⅲ期）

LPD+CBB+EAA/KAA+ZBZ。

（四）尿毒症期（Ⅳ期）

LPD+血液透析/腹膜透析。

六、临证经验

（1）慢性肾衰竭早、中期的治疗主要靠中西医结合治疗，以延缓病程的发展，提高患者的生活质量。到了尿毒症期，主要靠替代治疗。治疗慢性肾衰竭一定要认真、仔细地寻找其可以治疗的原发病或可逆因素。在可治疗的原发病中，如各种原因引起的高钙血症、狼疮性肾炎或低钾血症等，应采取及时、有效的治疗。在可逆因素中，如防治感染、控制高血压、解除尿路梗阻、忌用肾毒性药物、纠正血容量不足等可逆因素，是改善慢性肾衰竭的重要环节。

（2）笔者于1997~1999年选择符合早中期慢肾衰诊断标准的患者70例，随机分为两组，治疗组40例采用肾复康Ⅲ号合降氮胶囊治疗，对照组30例用尿毒清颗粒（广东康臣药业有限公司生产），疗程3个月。结果：治疗组与对照组的显效率分别为42.50%、33.33%；总有效率分别为82.50%、73.33%，有显著性差异（P<0.05，<0.01），治疗组治疗后Scr、BUN有显著下降（P<0.01），Ccr显著上升（P<0.05）；对照组治疗后Scr、BUN也有显著下降（P<0.05，0.01），但Ccr无明显改善（P>0.05）。提示治疗组疗效明显优于对照组。（中国中西医结合肾病杂志，2001，(5) 5：275）

（3）2000~2002年我们又选择了104例早中期CRF患者，分组采用LPD+EAA/KAA+肾复康Ⅲ号+固肾排毒液高位结肠透析的中西药综合治疗组74例（其中治疗Ⅰ组采用LPD+EAA/KAA+肾复康Ⅲ号者32例，治疗Ⅱ组采用LPD+EAA/KAA+肾复康Ⅲ号+中药灌肠者42例），并与单纯西药LPD+EAA/KAA对照观察30例。结果：①治疗组的显效率为43.24%，总有效率为87.84%，明显优于对照组的23.33%和63.33%（P<0.01）；②治疗Ⅱ组的显效率为47.62%，总有效率为92.86%，明显高于Ⅰ组的37.50%和81.25%（P<0.01）；③治疗组治疗后Scr、BUN较治疗前有显著下降（P<0.01），Ccr、Hb有显著上升（P<0.05）；对照组Scr、BUN亦有显著下降（P<0.05），但Ccr、Hb上升不明显（P>0.05）。提示中西药综合治疗CRF不论在降低Scr、BUN和提高Ccr、Hb方面均有较好的效果。（中国中西医结合肾病杂志，2002（3）10：596）

下篇 临床篇

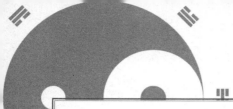

主要参考文献

1. 任应秋.中国医学百科全书：中医基础理论.上海：上海科学技术出版社，1989：47~49

2. 姜春华，沈自尹等主编.肾的研究.上海：上海科学技术出版社，1981：261

3. 孙广仁主编.中医基础理论.北京：中国中医药出版社，2007

4. 朱文锋主编.中医诊断学.北京：中国中医药出版社，2007

5. 叶任高主编.中西医结合肾脏病学.北京：人民卫生出版社，2003

6. 袁伟杰主编.现代肾脏病药物治疗学.北京：人民军医出版社，2001：348~358

7. 刘宝厚.肾脏病与湿热：肾脏病的中医药研究新进展.上海：上海中医药大学出版社，2004：12~13

8. 刘宝厚等.慢性肾炎中医辨证分型的探讨.中西医结合杂志，1991，6：366~367

9. 刘宝厚.慢性肾炎辨证分型、诊断、疗效评定标准.陕西中医，1988，9（1）：封底

10. 刘宝厚，徐景芳等.慢性肾炎130例的疗效分析.中医杂志，1986，(9)：28~30

11. 刘宝厚，刘新等，血液流变学测定在原发性肾小球疾病中的临床意义.中华肾脏病杂志，1987，3（3）：128~130

12. 刘宝厚等.慢性肾小球肾炎中医辨证分型与血液流变学指标的关系.中国医药学报，1987，2（4）：19~21

13. 刘宝厚，戴恩来，曹田梅等.中西医结合治疗原发性肾病综合征及其对血液流变学的影响.中国中西医结合杂志，1994，14（11）：658~660

14. 刘宝厚，甘培尚，杨扬.肾复康1号颗粒治疗慢性肾小球肾炎临床疗效观察.中国中西医结合肾病杂志，2004，5（10）：583~584

15. 李广然，叶任高等.狼疮性肾炎的活动指标.新医学，1998，29：607

16. 叶任高等.改进的环磷酰胺冲击疗法治疗狼疮性肾炎观察.中华肾脏病杂志，1991，7：147

17. 刘宝厚等.慢性肾炎130例疗效分析.中医杂志，1986，27（9）：28~30

18. 叶任高，刘宝厚.慢性肾功能衰竭的中西医结合治疗.中国中西医结合杂志，1993，13（2）：123~124

19. 许筠，刘宝厚.中西医结合治疗106例难治性肾病综合征疗效观察.中国中西医结合肾病杂志，2000，1（1）：28~29

20. 董兴刚.陈以平教授辨治膜性肾病的临床经验.中国中西医结合肾病杂志，2002，3（1）：5~6

21. 刘宝厚.血尿的诊断与治疗.中国中西医结合肾病杂志，2002，3（1）：57~59

22. 刘宝厚.IgA肾病血尿的治疗.中国中西医结合肾病杂志，2002，3（5）：251~253

23. 刘云海.梗阻性肾病的早期诊断与中西医治疗进展.中国中西医结合肾病杂志，2000，1（3）：131~134

24. 张晓明，郑法雷等.马兜铃酸致大鼠慢性肾小管—间质损伤的初步研究.中国中西医结合肾病杂志，2001，2（1）：6~9

主要参考文献

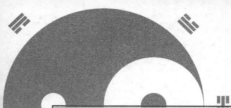

25. 谌贻璞.几种特殊疾病导致的老年人急性肾衰竭.中国中西医结合肾病杂志，2001，2（2）：63~65

26. 刘志红，黎磊石.酶酚酸酯在肾脏疾病治疗中的应用.中国实用内科杂志，2000，20（8）：510~511

27. 许筠，刘宝厚.肾复康Ⅲ号颗粒联合降氮胶囊治疗慢性肾衰竭疗效观察.中国中西医结合肾病杂志，2001，2（5）：275~276

28. 张晓明，郑法雷.马兜铃酸引起的肾脏损害.国外医学：泌尿系统分册，2000，20（3）：101~103

29. 苏震，郑法雷.草药肾病研究进展.中国中西医结合肾病杂志，2001，2（6）：363~365

30. 刘俊，侯凡凡.肾性贫血的治疗.中国中西医结合肾病杂志，2001，2（7）：425~427

31. 陈以平.胡桃夹性儿童血尿的诊断与治疗.中国中西医结合肾病杂志，2002，3（2）：65~68

32. 黄立芳，杨洪涛等.肾小球疾病肾小管—间质损害的研究进展.中国中西医结合肾病杂志，2002，3（2）：121~123

33. 叶任高，阳晓等.弥漫增生型狼疮肾炎中西医结合诊治标准.中国中西医结合肾病杂志，2002，3（4）：189~190

34. 张庆怡，牟姗.狼疮性肾炎的发病机制与治疗.中国中西医结合肾病杂志，2002，3（6）：362~363

35. 张景红，郑士荣.原发性急进性肾炎的治疗.中国中西医结合肾病杂志，2002，3（7）：375~377

36. 刘笑芬，黄英伟.老年肾病综合征临床和病理分析.中国中西医结合肾病杂志，2002，3（7）：399~401

37. 章友康，陈玉青.薄基底膜肾病的诊断与治疗.中国中西医结合肾病杂志，2002，3（11）：623~624

38. 梅长林，李林.常染色体显性遗传型多囊肾病的诊断及治

疗现况.中国中西医结合肾病杂志，2002，3（12）：685~688

39. 许筠.刘宝厚教授对肾病综合征分阶段论治的经验.中国中西医结合肾病杂志，2003，4（1）：4~5

40. 侯凡凡，梁敏.肾实质性高血压的合理治疗.中国中西医结合肾病杂志，2003，4（6）：311~313

41. 陈孝文，刘华锋.急性肾衰竭的药物治疗（上）.中国中西医结合肾病杂志，2003，4（7）：373~374

42. 陈孝文，刘华锋.急性肾衰竭的药物治疗（下）.中国中西医结合肾病杂志，2003，4（8）：435~436

43. 戴希文，饶向荣等.中草药肾损害的现状及对策.中国中西医结合杂志，2001，21（1）：58~60

44. 郑法雷.慢性肾衰竭的营养治疗（上）.中国中西医结合肾病杂志，2003，4（11）：621~623

45. 郑法雷.慢性肾衰竭的营养治疗（下）.中国中西医结合肾病杂志，2003，4（12）：683~684

46. 庄乙君，方敬爱等.中西医结合治疗老年人肾病综合征98例疗效观察.中国中西医结合肾病杂志，2003，4（11）：640~643

47. 叶任高，阳晓等.狼疮肾炎的诊断和治疗近况.中国实用内科杂志，2002，22（9）：515~516

48. 陈楠，陈晓农.局灶硬化性肾小球肾炎的治疗.中国实用内科杂志，2003，23（5）：259~261

49. 余学清，杨琼琼.特发性膜性肾病的治疗.中国实用内科杂志，2003，23（5）：261~263

50. 陈香美，孙雪峰.老年肾脏病的治疗.中国实用内科杂志，2003，23（5）：263~264

51. 杜学海.肾性骨营养不良（上）.中国中西医结合肾病杂志，2004，5（6）：311~313

52. 杜学海，肾性骨营养不良（下）.中国中西医结合肾病杂

主要参考文献

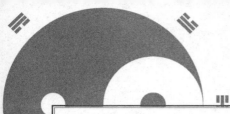

志，2004，5（7）：373~375

53. 许筠.刘宝厚教授治疗慢性肾衰竭临证经验.中国中西医结合肾病杂志，2004，5（7）：376~378

54. 孙伟，周栋.蛋白质饮食与肾脏疾病.中国中西医结合肾病杂志，2004，5（11）：677~680

55. 岳少姮，刘立秋等.骁悉治疗局灶硬化型肾小球肾炎的临床研究.中国中西医结合肾病杂志，2004，5（12）：707~709

56. 陈以平.新月体性肾炎的中西医结合治疗.中国中西医结合肾病杂志，2005，6（5）：249~252

57. 戴恩来.刘宝厚教授运用血液流变学检测方法诊治肾脏病的经验.中国中西医结合肾病杂志，2005，6（12）：685~686

58. 章友康.多发性骨髓瘤肾损害.中国中西医结合肾病杂志，2006，7（3）：125~128

59. 姚翠微，刘华锋等.多发性骨髓瘤肾损害临床与病理特征分析.中国中西医结合肾病杂志，2006，7（5）：279~280

60. 袁伟杰，崔若兰.乙型肝炎病毒相关肾炎的治疗进展.中国中西医结合肾病杂志，2007，8（4）：187~189

61. 陈以平，邓跃毅.特发性膜性肾病.中国中西医结合肾病杂志，2007，8（8）：435~437